血管性认知损害

VASCULAR COGNITIVE IMPAIRMENT

主编

郭起浩　程　忻

主审

董　强

上海科学技术出版社

图书在版编目(CIP)数据

血管性认知损害 / 郭起浩,程忻主编. —上海:上海科学
技术出版社,2019.5
ISBN 978 - 7 - 5478 - 4392 - 5

Ⅰ.①血⋯　Ⅱ.①郭⋯②程⋯　Ⅲ.①脑血管疾病—认知
障碍—功能性疾病—研究　Ⅳ.①R743

中国版本图书馆 CIP 数据核字(2019)第 050772 号

血管性认知损害

主编　郭起浩　程　忻

上海世纪出版(集团)有限公司
上 海 科 学 技 术 出 版 社 出版、发行
(上海钦州南路 71 号　邮政编码 200235　www.sstp.cn)
苏州望电印刷有限公司印刷
开本 787×1092　1/16　印张 18.5
字数:280 千字
2019 年 5 月第 1 版　2019 年 5 月第 1 次印刷
ISBN 978 - 7 - 5478 - 4392 - 5/R·1817
定价:58.00 元

内容提要

血管性认知损害是指由血管因素导致或与之伴随的认知功能损害，从而引起神经、心理、精神方面的各种表现，如失语、抑郁、步态不稳等。现在随着老龄化的加快，脑血管病及认知功能损害两大疾病的发病和患病明显增多。

本书是国内著名的血管专家与认知专家相互协作的产物，共分三部分。前两部分从认知和血管视角，阐述血管性认知损害的流行病学研究、临床研究、危险因素干预研究及其相关研究；第三部分详细介绍国际上发表的有关血管认知损害的 7 个专家共识的概念、发展演变、优缺点以及解读。本书可供神经内科、精神科、老年病科的医生、医学生及相关人员学习参考。

作者名单

主　编

郭起浩　程　忻

主　审

董　强

编　者

（以姓氏拼音为序）

蔡文捷　陈科良　程　忻　丁梦媛
郭起浩　黄　琳　梁小妞　林碧莹
凌倚峰　苏　娅　王　毅　夏名浒
夏忆玮　徐　昳　姚　灏

前　　言

　　血管性认知损害（vascular cognitive impairment，VCI）是一个相对比较新的概念，相关的国内外文献也没有卒中或 Alzheimer 病那样汗牛充栋，之所以要写这么一本书，最初的动机是 2011—2012 年参与了英国 Bristol 大学 Skrobot 教授组织的全球血管性认知损害分类专家共识（VICCCS）的调查，获得许多新颖的材料与观点，觉得有必要介绍给国内同道。另外，作为血管神经病学与神经心理学的交叉学科，VCI 的国际指南、共识或声明居然有 10 多个，其中美国心脏协会（AHA）和美国卒中协会（ASA）的声明有 79 页，这让我们觉得只有用一本专著，而不是杂志上的一篇综述，才能全面介绍其来龙去脉与丰富内容。

　　VCI 的第一个专家共识由 O'Brien 等于 2003 年发表在柳叶刀（*Lancet Neurol*）杂志，它提出了 VCI 的概念与分类，但当时关注的同道还比较少。VCI 开始得到普遍重视是 2006 年发表在 *Stroke* 上的由美国国立神经疾病与卒中研究所-加拿大 VCI 网络共同撰写的共识，把 VCI 研究应该收集的认知数据、影像数据、生物标志物数据做了系统归纳与指导。接着，2011 年出版了 AHA/ASA 针对医疗卫生人员的关于血管性认知障碍和痴呆的科学声明，从血管视角综述介绍 VCI。2014 年一批精神病学家从认知心理的角度解读血管性认知障碍（vascular cognitive disorder，VCD），发表了第四个专家共识。VICCCS 于 2017 年发表了 2 个基于全球 150 多名专家的调查结果的共识，至于调查过程的争议，笔者曾经写过一篇短文做了介绍，经改编作为解读附在共识四后面。此外，还有多个针对某一侧面的共识。

　　国内有关 VCI 患病率、危险因素、预测指标、影像学与认知评估手段、中西药干预、非药物干预等的研究，本书基本没有涉及。原因之一是关于这方面高质量的研究还比较少。另外，大量中药干预 VCI 的研究文献的评价也不是我们的专长，只能藏拙守愚。内容不够完整是本书的一个不足之处，有待再版时补充。本书的结构不同于一般图书，本书以 VCI 概念的发展深化为主线，主要内容以国际进展为基础，有的资料匮乏，而有的重叠错综，所以，这种编排尝试是否成功有待读者判断检验。

由于编写者水平有限，错讹在所难免，诚望广大读者批评指正。希望本书有助于国内同道开展相关临床与科研工作，知己知彼才能百战不殆，持之以恒才能超越平凡。最后，深切感谢编写组同道付出的大量心血与辛劳，深切感谢上海科学技术出版社的支持与鼓励。

上海交通大学附属第六人民医院老年病科　郭起浩
复旦大学附属华山医院神经内科　程　忻
2018 年 12 月

缩略词英汉对照表

缩写	英文名词	中文名词
AAA	aspirin for asymptomatic atherosclerosis	阿司匹林治疗无症状性动脉粥样硬化试验
ABC	aphasia battery of Chinese	汉语失语成套测验
ACE - R	Addenbrooke's cognitive examination-revised	Addenbrooke 认知评估修订版
ACL	aphasia check list	失语检查量表
AD	Alzheimer's disease	阿尔茨海默病
ADAS - cog	Alzheimer's disease assessment scale-cognitive	阿尔茨海默病评定量表-认知分量表
ADDTC	Alzheimer's Disease Diagnostic and Treatment Center	美国加利福尼亚阿尔茨海默病诊断和治疗中心
ADL	activities of daily living	日常生活能力
ADNI	Alzheimer's Disease Neuroimaging Initiative	阿尔茨海默病神经影像计划
ADRC	Alzheimer's Disease Research Center	阿尔茨海默病研究中心
ADVANCE	action in diabetes and vascular disease：preterax and diamicron modified release controlled evaluation	配德利锭和达美康缓释剂对糖尿病和血管疾病作用的评估
AES	apathy evaluation scale	淡漠评估量表
AGES - RS	Age，Gene，Environment Susceptibility-Reykjavik Study	年龄、基因和环境易感性研究
AHA	American Heart Association	美国心脏协会
aMCI	amnestic mild cognitive impairment	遗忘型轻度认知损害
ANAM	automated neuropsychological assessment metrics	自动化神经心理评估量表
ANELT	Amsterdam-Nijmegen everyday language test	阿姆斯特丹-奈梅亨日常语言测验
ANT	animal naming test	动物命名测验
APP	amyloid precursor protein	淀粉样前体蛋白
ARIC	atherosclerosis risk in communities	社区动脉粥样硬化风险
ARWMC	age-related white matter changers	年龄相关性脑白质改变
ASL	arterial spin labeling	动脉自旋标记
ATL	anterior temporal lobectomy	前颞叶切除术

AVLT	auditory verbal learning test	听觉词语学习测验
AVLT-C	auditory verbal learning tes-Chinese	听觉词语学习测验中文版
AVLT-H	auditory verbal learning test-Huashan	华山版听觉词语学习测验
Aβ	β-amyloid	β-淀粉样
BASP	British Association for Stroke Physicians	英国卒中医师协会
BCAO	bilateral common carotid artery occlusion	双侧颈总动脉闭塞
BCAS	bilateral common carotid artery stenosis	双侧颈总动脉狭窄
BDNF	brain-derived nerve growth factor	脑源性神经生长因子
BEHAVE-AD	behavioral pathology in Alzheimer's disease rating scale	阿尔茨海默病理行为评定量表
BIAM	bi-modal interactive activation model	双通道交互激活模型
BNT	Boston naming test	波士顿命名测验
BPSD	behavioral and psychological symptoms of dementia	痴呆的精神行为症状
BPSSD	behavioral and psychological signs and symptoms of dementia	痴呆的精神行为症状和体征
bvFTD	behavioral variant of frontotemporal dementia	行为变异型额颞叶痴呆
BVMT	brief visuospatial memory test	简明视觉空间记忆测验
CAA	cerebral amyloid angiopathy	脑淀粉样血管病
CADASIL	cerebral autosomal dominant arteriopathy with subcortical infarcts and leukoencephalopathy	常染色体显性遗传脑动脉病伴皮质下梗死和脑白质病
CAIDE	Cardiovascular Risk factors Aging and Dementia	心血管疾病危险因素与衰老和痴呆研究
CAMCI	computer assessment of mild cognitive impairment	轻度认知损害计算机评估
CANCOB	Chinese automated neurocognitive battery	中国自动化认知评估与训练系统
CANS-MCI	computer-administered neuropsychological screen for mild cognitive impairment	轻度认知功能障碍的计算机化神经心理筛查工具
CANTAB	computerized Cambridge neuropsychological test automated battery	剑桥电脑化神经心理测试自动评估工具
CARASIL	cerebral autosomal recessive arteriopathy with subcortical infarcts and leukoencephalopathy	常染色体隐性遗传脑动脉病伴皮质下梗死和脑白质病
CBF	cerebral blood flow	脑血流量
CCSMA	Cache County Study of Memory in Aging	卡什郡记忆老化研究
CCTB	computerized cognitive test battery	计算机化认知测试评估工具
CDP	connectionist dual-process	连接双加工模型
CDR	clinical dementia rating	临床痴呆评定量表
CDT	clock drawing test	画钟测验
CERAD-BRSD	Consortium to Establish a Registry for Alzheimer's Disease-behavior rating scale for dementia	美国阿尔茨海默病联合登记协作组织痴呆行为评定量表
CES-D	Center for Epidemiologic Studies-depression scale	流行病学研究中心-抑郁量表
^{11}C/^{18}F-PiB	^{11}C/^{18}F-Pittsburgh compound B	^{11}C 或 ^{18}F 标记的匹兹堡复合

		物 B
CHAP	Chicago and Aging Project	芝加哥健康和衰老项目
CHS	Cardiovascular Health Study	心血管健康研究
CLASP	Cholesterol Lowering Agent to Slow Progression of Alzheimer's Disease Study	降胆固醇药物延缓阿尔茨海默病病程的研究
CMB	cerebral microbleeds	脑微出血
CNTB	computerized neuropsychological test battery	计算机神经心理测试工具
COL4A1	collagen type Ⅳ alpha 1 Chain	Ⅳ型胶原蛋白 α1 链
COL4A2	collagen type Ⅳ alpha 2 Chain	Ⅳ型胶原蛋白 α2 链
COWAT	controlled oral word association test	受控词语口语联想测验
CRD	code replacement delay test	代码替换延迟测验
CRV	cerebroretinal vasculopathy	脑视网膜血管病
CSDD	Cornell scale for depression in dementia	康奈尔痴呆抑郁量表
CSF	cerebrospinal fluid	脑脊液
CSI	cognitive stability index	认知稳定性量表
cSS	cortical superficial siderosis	皮质表面铁沉积
CSVD	cerebral small vessel disease	脑小血管病
CTM	connectionist triangle model	联结主义三角模型
CTT	color trail test	着色连线测验
CVBI	cerebrovascular disease associated brain injury	脑血管疾病相关的脑损伤
CVD	cerebrovascular disease	脑血管疾病
CVLT	California verbal learning test	加利福尼亚词语学习测验
CVLT - Ⅱ	California verbal learning test-Ⅱ	加利福尼亚词语学习测验第二版
CVLT - SF	California verbal learning test-Short Form	简版加利福尼亚词语学习测验
DBDS	dementia behavior disturbance scale	痴呆行为紊乱量表
DET	detection task	识别任务
DLB	dementia with Lewy bodies	路易体痴呆
DMS	delayed matching-to-sample	延迟匹配样本
DPWL	delayed picture word learning	延迟图文学习
DRS	dementia rating scale	痴呆评定量表
DSCILL	digit symbol-coding incidental learning	数字符号转换测验的偶然记忆
DSM	Diagnostic and Statistical Manual of Mental Disorders	精神障碍诊断与统计手册
DSST	digital symbol substitution test	数字符号替换测验
DST	digital span test	数字广度测验
EADC	European Alzheimer's Disease Consortium	欧洲阿尔茨海默病联盟
EPVS	enlarged perivascular space	扩大的周围血管间隙
ERT	enzyme replacement therapy	酶替代疗法
FAQ	functional activities questionnaire	功能活动量表
FAS	phonemic fluency	音位流畅性测验
FLAIR	fluid attenuated inversion recovery	水抑制序列
FTD	frontotemporal dementia	额颞叶痴呆

FTDC	International Behavioural Variant FTD Criteria Consortium	国际 bvFTD 诊断标准联盟
GANBA	global aphasic neuropsychological battery	完全性失语神经心理评定量表
GCAS	gradual common carotid artery stenosis	双侧颈总动脉逐渐狭窄
GDS	geriatric depression scale	老年抑郁量表
GMLT	Groton maze learning test	格罗顿迷宫学习测验
GMSS	geriatric mental state schedule	老年精神状况量表
GOM	granular osmiophilic material	嗜锇颗粒
HAAS	Honolulu-Asia Aging Study	檀香山-亚洲衰老研究
HAMD	Hamilton depression scale	汉密尔顿抑郁量表
HANAC	hereditary angiopathy with nephropathy, aneurysms, and muscle cramps	遗传性血管病伴肾病、动脉瘤和肌肉痉挛
HERNS	hereditary endotheliopathy with retinopathy, nephropathy, and stroke	遗传性内皮细胞伴视网膜病、肾病和卒中
Hhcy	hyperhomocysteinemia	高同型半胱氨酸血症
HIF-1	hypoxia-inducible factor-1	缺氧诱导因子-1
HIS	Hachinski ischemic score	缺血指数量表
HKLLT	Hong Kong word list learning test	香港词表学习测验
HVR	hereditary vascular retinopathy	遗传性血管性视网膜病
HSA	hereditary systemic angiopathy	遗传性系统性血管病
HTRA1	HtrA serine peptidase 1	HtrA 丝氨酸蛋白酶 1
HVLT	Hopkins verbal learning test	霍普金斯词语学习测验
HVLT-R	Hopkins verbal learning test-revise	霍普金斯词语学习测验-修订版
HYVET-COG	Hypertension in the Very Elderly Cognitive Function	高血压对高龄老年人认知障碍影响研究
IADL	instrumental activities of daily living	工具性日常生活能力量表
ICAM	intercellular adhesion molecule	细胞间黏附分子
IDN	identification task	识别任务
IGF	insulin-like growth factor	胰岛素样生长因子
IHR	inducible hypertensive rat	诱导性高血压大鼠
IMT	intima-media thickness	动脉内-中膜厚度
IPA	International Psychogeriatric Association	国际老年精神病学学会
IQCODE	informant questionnaire on cognitive decline in the elderly	认知功能衰退老人的知情者问卷
ISTAART	Alzheimer's Association International Society to Advance Alzheimer's Research and Treatment	国际阿尔茨海默病研究与治疗促进学会
LADIS	Leukoaraiosis and Disability Study	脑白质疏松与残疾研究
LARC	legitimate alternative reading of components	阅读的成分合理选择阅读
LAST	language screening test	语言筛查量表
LEADe	Lipitor's Effect in Alzheimer's Dementia	立普妥对阿尔茨海默病影响的研究

LI	lacunar infarction	腔隙性脑梗死
LIFE	Lifestyle Interventions and Independence for Elders Study	生活方式干预和自理能力研究
LM	logic memory	逻辑记忆测验
LMFG	left middle frontal gyrus	左脑额中回
LMS - I 和 LMS - II	logical memory scale，immediate recall and delay recall	逻辑记忆立即和延迟量表
LOTCA	Loewenstein cognitive assessment	洛文斯顿认知评定量表
MBI	mild behavioral impairment	轻度行为损害
MCI	mild cognitive impairment	轻度认知损害
MDS	memory diagnostic system	记忆诊断系统
MID	multi-infarct dementia	多发脑梗死性痴呆
MMP	matrix metalloproteinase	基质金属蛋白酶
MMSE	mini-mental state examination	简易精神状态检查
MoCA	Montreal cognitive assessment	蒙特利尔认知评估
MoCA - B	Montreal cognitive assessment-basic	蒙特利尔认知评估基础量表
MoCA - BC	Chinese Version Montreal cognitive assessment-basic	中国版蒙特利尔认知评估基础量表
MRC CFAS	Medical Research Council Cognitive Function and Ageing Study	医学研究委员会认知功能与老龄化研究
NACC	National Alzheimer's Coordinating Center	国立阿尔茨海默病协调中心
NFL	neurofilament light chain	神经微丝轻链
NIHSS	National Institute of Health stroke scale	国立卫生研究院卒中量表
NINDS - AIREN	National Institute of Neurological Disorders and Stroke-Association Internationale pour la Recherche er l'Enseignement en Neurosciences	国立神经系统疾病和卒中研究所与瑞士神经科学研究国际协会
NINDS - CSC	National Institute of Neurological Disorders and Stroke-Canadian Stroke Council	美国国立神经疾病和卒中研究所-加拿大卒中协会
NINDS - CSN	National Institute of Neurological Disorders and Stroke-Canadian Stroke Network	美国国立神经疾病和卒中研究所-加拿大卒中网
NOSGER	nurses' observation scale for geriatric patients	老年患者护理观察评分
NPI	neuropsychiatric inventory	神经精神症状问卷
NPI - Q	neuropsychiatric inventory-questionnaire	神经精神症状问卷
NPS	neuropsychiatric syndrome	精神行为症状群
NRS	neurobehavioral rating scale	神经行为评定量表
OBK	one back task	单卡顺序辨别任务
OCL	one card learning task	单卡学习任务
ONB	one back task	相隔一位倒记任务
PADMAL	pontine autosomal dominant microangiopathy and leukoencephalopathy	常染色体显性遗传脑桥微血管病变和白质脑病
PAL	paired associate learning	配对联想学习
PCA	posterior cerebral artery	大脑后动脉

PCG	precentral gyrus	中央前回
PET	positron emission tomogrpahy	正电子发射显像
PIER	Physician's Information and Education resource	医师协会的医生信息和教育资源
PRM	pattern recognition memory	模式识别记忆
PRoFESS	the Prevention Regimen for Effectively Avoiding Second Strokes	有效预防卒中复发的策略试验
PROGESS	Perindopril Protection Against Recurrent Stroke Study	培哚普利预防卒中复发研究
PROSPER	Prospective Study of Pravastatin in the Elderly at Risk	老年人应用普伐他汀的前瞻性研究
PRTT	procedural response time test	程序反应时间测验
PSCI	post-stroke cognitive impairment	卒中后认知损害
PSCIND	post-stroke cognitive impairment no dementia	非痴呆的卒中后认知损害
PSD	post-stroke dementia	卒中后痴呆
PVL	periventrical leukomalacia	室周脑白质软化
PVS	perivascular space	血管周围间隙
PWLT	picture word learning test	图片单词学习测试
RAVLT	Rey auditory verbal learning test	听觉词语学习测验
R-CAMCOG	Rotterdam Cambridge cognition examination	剑桥认知评估鹿特丹版
RCFT	Rey-Osterrieth complex figure test	Rey-Osterrieth 复杂图形记忆测验
RPM	Raven's standard progressive matrices	瑞文标准推理测验
RTI	reaction time index	反应时间指数
RVCL	retinal vasculopathy with cerebral leukodystrophy	视网膜血管病伴脑白质营养不良
RVP	rapid visual information processing	快速视觉信息处理
SAH	subarachnoid hemorrhage	蛛网膜下腔出血
SBI	severe brain injury	重型颅脑损伤
SCOPE	Study on Cognition and Prognosis in the Elderly	老年人认知和预后研究
SD	semantic dementia	语义性痴呆
SHEP	systolic hypertention in the elderly program	老年人收缩压试验
SHR	spontaneously hypertensive rat	自发性高血压大鼠
SHR-SP	stroke prone spontaneously hypertensive rat	易卒中的自发性高血压大鼠
SIVaD	subcortical ischemic vascular dementia	皮质下缺血性血管性痴呆
SP	spatial span	空间跨度
SPARCL	Stroke Prevention by Aggressive Reduction in Cholesterol Levels	积极控制血脂以预防卒中研究
SPRINT	systolic blood pressure intervention trial	收缩压干预试验
SRM	spatial recognition memory	空间识别记忆
SRT	simple reaction time test	简单反应时间测验
STT	shape trails test	形状连线测验
SUMSE	stroke unit mental status examination	卒中单元智能状态检查量表

SVD	small vessel disease	小血管病
SWM	spatial working memory	空间工作记忆
Syst-Eur	systolic hypertension Europe	欧洲收缩压试验
TFNE	transient focal neurological epilepsy	一过性局灶性神经症状发作
TGF	tumor growth factor	肿瘤生长因子
TIA	transient ischemic attack	短暂性脑缺血发作
TIMP	tissue inhibitor of metalloproteinase	金属蛋白酶组织抑制剂
TLA	two-layer assembly	双层集合
TPP	thrombus precursor protein	血栓前体蛋白
TREX	three prime repair exonuclease	3种主要外切核酸酶
VaD	vascular dementia	血管性痴呆
VaMCI	vascular mild cognitive impairment	血管性轻度认知损害
VASCOG	International Society for Vascular Behavioral and Cognitive Disorders	国际血管行为和认知障碍协会
VCAM	vascular cell adhesion molecule	血管细胞间黏附分子
VCD	vascular cognitive disorders	血管性认知障碍
VCI	vascular cognitive impairment	血管性认知损害
VCIND	vascular cognitive impairment with no dementia	非痴呆型血管性认知损害
VEGF	vascular endothelial growth factor	血管内皮生长因子
VFT	verbal fluency test	词语流畅性测验
VICCCS	Vascular Impairment of Cognition Classification Consensus Study	血管性认知损害分类共识研究
vOT	ventral occipitotemporal cortex	枕颞叶皮质腹侧
WAIS-Ⅲ	Wechsler adult intelligence scale	韦氏成人智力量表
WMH	white matter hyperintensities	脑白质异常高信号
WML	white matter lesion	脑白质病变
WMS-R	Wechsler memory scale-revised	韦氏记忆量表修订版
α-GAL	α-galactosidase	α-半乳糖苷酶

目　录

第一部分　认知视角

第二部分　血管视角

第三部分　国内外共识摘编与解读

第一部分
认知视角

　　血管性认知损害，顾名思义，包括认知与血管两个部分。本篇侧重认知与行为评估，包括纸笔版评估与电子版评估，由于语言功能在认知评估中的复杂性与重要性，又单独列出一节。

　　各种评估量表的有效性与局限性，需要大量的临床实践进行验证并改进。如果每一个脑血管病患者都能够完成标准化的、全面系统的评估，医疗质量与科研水平将会上一个台阶。

第一章
血管性认知损害的传统
神经心理测验评估

关于传统神经心理测验在血管性认知损害中的应用,最常见的是美国国立神经疾病和卒中研究所-加拿大卒中网(NINDS-CSN)推荐的神经心理测查方案(neuropsychological protocols),具体方案如下。

60分钟方案包括:动物命名测验(ANT)-语义流畅性、受控词语口语联想测验(COWAT)-音位流畅性(phonemic fluency)、韦氏成人智力量表(WAIS-Ⅲ)-数字符号替换测验(DSST)、连线测验(TMT)、波士顿命名测验(BNT)-第二版(简式)、简单和选择反应时测验、Rey-Osterrieth复杂图形测验(RCFT)-模仿与记忆、霍普金斯词语学习测验-修订版(HVLT-R)或加利福尼亚词语学习测验-第二版(CVLT-Ⅱ)、神经精神症状问卷(NPI-Q)、流行病学研究中心-抑郁量表(CES-D)、认知功能衰退老人的知情者问卷(IQCODE)-简式、简易精神状态检查(MMSE)(表1-1-1)。

表1-1-1 VICCCS对60分钟方案全球调查的认同度百分比

认知域	测 验	百分比
综合	简易智能状态检查(MMSE)	71%
记忆	听觉词语学习测验(AVLT)	75%
语言	动物流畅性测验(AFT)	100%
	受控词语口语联想测验(COWAT)-音位流畅性	86%
	波士顿命名测验(BNT)	93%
空间	Rey-Osterrieth复杂图形测验(RCFT)-模仿	80%
注意/执行	连线测验 A& 连线测验 B(TMT A&TMT B)	95%
	数字符号替换测验(DSST)	85%
	简单和选择反应时测验	96%

续表

认知域	测　　验	百分比
非认知	流行病学研究中心-抑郁量表(CES-D)	71%
	神经精神症状问卷(NPI)	86%

30 分钟方案包括：AFT、COWAT-音位流畅性、WAIS-Ⅲ-DSST、HVLT、TMT、CESD、NPI-Q、MMSE。去掉的是反映空间功能的测验,其他认知领域的测验仅仅是减少测量数量。

5 分钟方案包括：5 个词语的记忆任务,间隔期完成 6 项定向力与 1 个字母的音位流畅性测验,均来源于蒙特利尔认知评估量表(MoCA)子项目。反映的是记忆与执行功能。

一、华人地区方案验证

目前已经发表效度研究的国家和地区包括法国、新加坡、日本、韩国以及我国香港、南京、台湾等地区。

南京刘新峰教授等(2015)针对 NINDS-CSN 神经心理测验方案的验证：50 名正常对照组,50 名轻度卒中患者,平均年龄 60 岁,教育程度大部分是中学程度,年龄、性别、教育程度在两组之间匹配。在 TMT B 中,数字与字母交替,修改为数字与天干地支交替。BNT 的图片与 HVLT 的词语也有个别调整。表 1-1-2 的数值可供我们临床应用时参考。

表 1-1-2　南京针对 NINDS-CSN 神经心理测验方案的验证

测　验　名　称	正常组	卒中组	P 值
动物命名测验(ANT)	17.2±4.0	11.9±4.1	<0.001
数字符号替换测验(DSST)	22.4±7.9	3.4±6.6	<0.001
连线测验 A(TMT A)耗时数(秒)	45.7±15.5	90.7±59.1	0.001
连线测验 B(TMT B)耗时数(秒)	108.2±42.3	176.4±97.4	0.009
波士顿命名测验(BNT)-简式(15 项)	11.4±2.2	8.8±2.7	0.003
Rey-Osterrieth 复杂图形测验(RCFT)-模仿	34.6±1.8	30.2±6.9	0.002
霍普金斯词语学习测验(HVLT)-延迟回忆	7.6±2.6	4.5±2.7	<0.001

续表

测 验 名 称	正常组	卒中组	P 值
Rey-Osterrieth 复杂图形测验（RCFT）-延迟回忆	18.6±6.3	11.9±8.8	<0.001
老年忧郁量表（GDS）	2(1~3)	3(1~7.2)	0.024
神经精神症状问卷（NPI-Q）	2(0~11)	4(0~29.5)	0.008
简易精神状态检查（MMSE）	28.6±1.1	26.3±3.2	<0.001
蒙特利尔认知评估量表（MoCA）-北京版	23.8±2.9	17.9±4.4	<0.001

香港 Wong 等（2012）针对 NINDS-CSN 神经心理测验方案的验证：50名正常对照组，50名轻度卒中患者，年龄、性别、教育程度在两组之间匹配。在TMT B 中，是不同颜色的数字交替连接，即着色连线测验（CTT）。AVLT 并不采用 HVLT，而采用香港中文大学 Chan 教授修订的香港词表学习测验（HKLLT），方法是 16 个词语学习 3 次，30 分钟后延迟回忆。表 1-1-3 的数值可供我们临床应用时参考。

表 1-1-3　香港针对 NINDS-CSN 神经心理测验方案的验证

测 验 名 称	正常组	卒中组	P 值
动物命名测验（ANT）	18.0±4.4	14.3±5.4	0.002
数字符号替换测验（DSST）	35.4±12.7	20.9±15.7	0.001
着色连线测验 A 耗时数（秒）	62.1±36.1	113.4±79.2	0.001
着色连线测验 B 耗时数（秒）	119.8±49.8	192.3±105.7	<0.001
波士顿命名测验（BHT）-简式（15 项）	14.6±0.8	13.9±1.3	0.027
Rey-Osterrieth 复杂图形测验（RCFT）-模仿	27.7±7.1	19.5±10.5	0.001
香港词表学习测验（HKLLT）-学习 3 次总分	24.4±6.1	17.2±6.7	<0.001
香港词表学习测验（HKLLT）- 30 分钟延迟回忆	8.2±3.3	3.7±3.9	<0.001
Rey-Osterrieth 复杂图形测验（RCFT）-延迟回忆	12.8±6.6	6.2±6.8	<0.001
简易精神状态检查（MMSE）	28.6±1.1	25.2±3.3	<0.001
蒙特利尔认知评估量表（MoCA）-香港版	25.6±2.6	19.5±5.9	<0.001

台湾 Lin 等(2016)针对 NINDS－CSN 神经心理测验方案的验证：53 名正常对照组,83 名轻度卒中患者,平均年龄 66 岁,平均教育程度 9 年,年龄、性别、教育程度在两组之间匹配。DSST 是 2 分钟。TMT 只做 A 部分,不做 B 部分。AVLT 采用 HVLT 方法。表 1－1－4 的数值可供我们临床应用时参考。

表 1－1－4　台湾针对 NINDS－CSN 神经心理测验方案的验证

测 验 名 称	正常组	卒中组	P 值
动物命名测验(ANT)	16.4±4.8	11.4±4.6	<0.001
数字符号替换测验(DSST)	43.0±15.3	21.3±13.1	<0.001
连线测验 A(TMT A)耗时数(秒)	54.7±26.8	94.4±66.7	<0.001
波士顿命名测验(BNT)-简式(15 项)	13.8±1.3	12.4±2.2	<0.001
Rey-Osterrieth 复杂图形测验(RCFT)-模仿	30.2±4.4	24.4±10.3	<0.001
霍普金斯词语学习测验(HVLT)-学习	22.3±5.1	16.0±6.1	<0.001
霍普金斯词语学习测验(HVLT)-延迟回忆	6.5±2.9	3.3±3.1	<0.001
霍普金斯词语学习测验(HVLT)-延迟再认	11.5±3.4	9.2±3.1	<0.001
Rey-Osterrieth 复杂图形测验(RCFT)-延迟回忆	16.0±8.7	12.3±10.3	0.003
简易精神状态检查(MMSE)	27.4±2.6	25.0±4.2	<0.001

以上 3 个华人地区方案的验证,均比较了 60 分钟版本、30 分钟版本及 5 分钟版本在正常对照组与卒中组之间的区分度,结果显示三者是相似的。长版的优点是可以识别损害的认知领域,短版的优点是节约时间,有利于基层医生初步筛查。

比较中国三地区 3 个版本的修订,我们可以有以下发现。

(1) AVLT 也有不同的版本。

(2) 把"简单和选择反应时测验"与"音位流畅性测验(列举 F 开头的单词)"都删除了。

(3) TMT B 部分的处理各不相同,有直接删除的,有修订为不同颜色跨文化版本的,也有采用天干地支代替字母表的。由于当代中国老人对于天干地支的排序其实也不熟悉,这个版本的普适性可能存在局限性。

二、方案中每个测验修订分析

(一) MMSE 与 MoCA

尽管认知筛查量表很多,MMSE 与 MoCA 还是使用最广泛的。但是是否可以用 MMSE 与 MoCA 代替全套测验仍存在争议。就国际上的观点,筛查量表是不能代替全套测验的,不管是科研数据还是临床评估,都推荐全套测验。但在我国,由于评定员严重缺乏,而临床有大量的认知障碍患者需要评估,所以,常常只能做简易筛查,有选择地进行全套测验。

因为筛查量表的项目与编制原则都相对简单,现有筛查量表有许多局限性(如许多项目不能用于文盲老人),有些研究者认为可以自己编制有自主知识产权的版本,比如跨文化版本或低教育版本,但这需要认知心理学的理论创新与团队力量的推广,否则很难成功。

对 MoCA 的分界值有争议(表 1 - 1 - 5),22 分似乎比 26 分好。MoCA 不适合低教育老人,有一个适合全部教育程度老人使用的版本是 MoCA - B。MMSE 与 MoCA - B 识别 MCI 与痴呆的分界值见表 1 - 1 - 6。

表 1 - 1 - 5 四种认知筛查量表识别认知障碍的敏感性与特异性

测验 (阈值)	论文数 (患者数)	认知损害 患者数(%)	敏感性 (95% CI)	特异性 (95% CI)	阳性似然 比(95% CI)	阴性似然 比(95% CI)
MMSE (<25/30)	12(1 639)	483 (30%)	0.71 (0.60~0.80)	0.85 (0.80~0.89)	4.73 (3.63~6.17)	0.34 (0.25~0.47)
MMSE (<27/30)	5(445)	195 (44%)	0.88 (0.82~0.92)	0.62 (0.50~0.73)	2.33 (1.72~3.17)	0.19 (0.13~0.29)
MoCA (<22/30)	6(726)	289 (39%)	0.84 (0.76~0.89)	0.78 (0.69~0.84)	3.75 (2.77~5.08)	0.20 (0.15~0.29)
MoCA (<26/30)	4(326)	131 (40%)	0.95 (0.89~0.98)	0.45 (0.34~0.57)	1.73 (1.43~2.10)	0.10 (0.04~0.23)
ACE - R (<88/100)	2(192)	52 (27%)	96.2 (0.90~1.0)	0.70 (0.59~0.80)	3.19 (2.24~4.54)	0.06 (0.01~0.22)
R - CAMCOG (<33/49)	2(421)	90 (21%)	0.81 (0.57~0.93)	0.92 (0.87~0.95)	10.18 (6.41~16.18)	0.20 (0.07~0.52)

注:ACE - R:Addenbrooke 认知评估-修订版;R - CAMCOG:剑桥认知评估-鹿特丹版。引自 Lee R, Corbet S, Johnston C, et al. Stroke, 2014,45(10):3008 - 3018。

表 1-1-6 MMSE 与 MoCA-B 识别 MCI 与痴呆的分界值

MMSE 总分识别痴呆	文盲≤17	小学≤21	中学及以上≤24
MoCA-B 总分识别 MCI	小学≤19	中学≤22	大学≤24
MoCA-B 总分识别痴呆	小学≤13	中学≤15	大学≤16

MoCA-BC 优于 MoCA,项目分析表明:①计算:MoCA 采用的 100 连续减 7 有天花板效应;MOCA-BC 的计算项目更好。②流畅性:MoCA 采用列举动物,超过 11 个满分,容易出现天花板效应;MoCA-BC 列举水果,超过 12 个满分,8~12 个 1 分,8 个以下 0 分,区分度更好。③词语:难度不影响敏感性与特异性。

(二) 听觉词语学习测验

听觉词语学习测验(AVLT)常见的版本有 Rey 听觉词语学习测验(RAVLT)(Rey,1958)与加利福尼亚词语学习测验(CVLT)(Delis,1989)。前者有 15 个意义不能归类的词语(表 1-1-7),学习 5 次,30 分钟延迟回忆;后者有 16 个词语(4 个类别,每个类别 4 个词语)(表 1-1-8),学习 5 次,30 分钟延迟回忆。香港词表学习测验(HKLLT)是根据 CVLT 模式修订的。

表 1-1-7 RAVLT 评分记录纸

词表 A		A1	A2	A3	A4	A5	词表 B		B1	A6	A7 再认
Drum	锣鼓						Desk	桌子			
Curtain	窗帘						Ranger	骑警			
Bell	时钟						Bird	鸟			
Coffee	咖啡						Shoe	鞋子			
School	学校						Stove	火炉			
Parent	父亲						Mountain	山			
Moon	月亮						Glasses	杯子			
Garden	公园						Towel	毛巾			
Hat	帽子						Cloud	云			
Farmer	农夫						Boat	船			
Nose	鼻子						Lamb	羔羊			
Turkey	火鸡						Gun	枪			
Color	颜色						Pencil	铅笔			
House	房子						Church	教堂			
River	河流						Fist	拳头			

表 1-1-8　CVLT-Ⅱ选择的词语

种类	名　称			
动物类	长颈鹿	狮子	老虎	熊
水果类	桃子	橘子	香蕉	苹果
工具类	扳手	凿子	铁锤	锯
乐器类	喇叭	钢琴	小提琴	鼓

为了适应老年人的需要,有 2 个简化的版本:霍普金斯词语学习测验-修订版(HVLT-R)(Brandt,2001)(表 1-1-9)与听觉词语学习测验-华山版(AVLT-H)(Guo,1998)。前者是 12 个词语,学习 3 次,25 分钟延迟回忆;后者是 12 个词语,学习 3 次,5 分钟与 20 分钟分别进行短延迟回忆、长延迟回忆、线索回忆和再认。另外,CVLT 有短版,即 CVLT-SF(Short Form),是 9 个单词,3 个类别,取消词表 B,学习次数 4 次,短延迟 30 秒,间隔 100 倒数说 30 秒,长延迟 10 分钟,有线索回忆与是/否选择回忆。这个版本使用得相对较少。

表 1-1-9　HVLT 评分记录纸

No	项目	N1	N2	N3	间隔其他测验20分钟	N4	N5 线索回忆		N6 再认
1	狮子					动物类	狮子		
2	蓝宝石						马		
3	旅馆						老虎		
4	奶牛						奶牛		
5	绿宝石					珠宝类	绿宝石		
6	棚子						蓝宝石		
7	猫眼石						猫眼石		
8	老虎						珍珠		
9	帐篷					住宿类	帐篷		
10	马						旅馆		
11	洞穴						洞穴		
12	珍珠						棚子		

表 1 - 1 - 10 AVLT - C 评分记录纸

No	项目	N1	N2	N3	N4	N5	N6 线索回忆		N7 再认	
1	大衣				间隔其他测验5分钟	间隔其他测验20分钟	花朵类	蜡梅	R士兵	R长裤
2	司机							海棠	纽扣	R手套
3	海棠							玉兰	R百合	军人
4	木工							百合	西装	R海棠
5	长裤						职业类	律师	耳环	杜鹃
6	百合							司机	R玉兰	R木工
7	头巾							士兵	主任	牡丹
8	蜡梅							木工	荷花	R大衣
9	士兵						服饰类	长裤	R头巾	衬衫
10	玉兰							手套	R司机	R律师
11	律师							头巾	皮鞋	校长
12	手套							大衣	玉米	R蜡梅

注：R：正确。

相比 HVLT，AVLT - C(表 1 - 1 - 10)有它的优点。首先，AVLT - C 设计的短延迟回忆(表中 N4)，使不愿意回答长延迟回忆(表中 N5)的受试者有一个延迟回忆的得分，可以区分长延迟回忆 0 分受试者回忆能力的差异。针对遗忘型轻度认知损害(aMCI)的研究表明，不管是横向还是纵向随访结果，短延迟回忆可以代替长延迟回忆。其次，AVLT - C 的 12 个词语中，既有具体的容易想象的词语(如手套)，也有相对抽象的集合名词词语(如律师)，Binney 的研究发现，相比具体词语，抽象词语是 AD 患者更容易受损的语义范畴。再次，AVLT - C 在国内已经有大量研究论文证实其信度与效度，有不同地域的分界值。

除了各种版本的听觉词语学习测验，有关记忆标准化测验的推荐，VICCCS 针对全球 153 名 VCI 专家的调查，有如下意见：

(1) 大部分不支持以 CVLT 代替 HVLT - R，因为 CVLT 对于老年人难度太高。

(2) RCFT 的延迟回忆步骤，得票率 61%，没有达到 2/3 的多数，不推荐。笔者认为原因不是图形复杂、难度太高，而是没有学习步骤，也没有记忆提醒，回忆成绩有一定的偶然性。

（3）BNT的再认，指命名结束后，在没有事先提醒的情况下，要求回忆这些命名图片的内容，又称为偶然记忆。得票率48%，不推荐。

（4）数字符号转换测验的偶然记忆（digit symbol-coding incidental learning），指做完90秒的数字符号转换后，在没有事先要求回忆的情况下，回忆数字与符号的对应关系。得票率57%，不推荐。

情景记忆的评估，通常由一个语言材料、一个非语言材料组成，比如WMS-简易版，由听觉词语学习分测验与视觉再生分测验组成。非语言材料的分测验，以往我们选择RCFT的延迟回忆，已被证明在预测MCI转化为痴呆方面不够理想。目前采用简易视觉空间记忆测验，这是精神分裂症认知功能评估成套测验的一个分测验，也被多发性硬化认知功能评估指南所推荐。我们正在验证其识别MCI与VCI的价值。

（三）词语流畅性测验

词语流畅性测验（VFT）要求受试者就某一范畴在有限的时间（通常为1分钟）内列举尽可能多的例子，例如，"请你说出所有你记得的花的名字"，你可以说玫瑰、菊花、剑兰等。常用的范畴有动物、水果、蔬菜、服装、交通工具、姓氏、城市名、超市商品、家庭用品和F或A开头的单词。最后一种又称为字母流畅性测验或音位流畅性测验，在英语国家中很常用。如果将语义联想和语音联想结合起来，可以要求列举"C开头的动物"。VFT要求3分钟内写下尽可能多的F或A或S开头的单词。假如受试者停顿15秒，应该重复一下指导语。要记录所有的回答。

在计算列举的正确例子时，应该灵活处理，比如，列举水果，"草莓、蓝莓、莓"正确数是2分，"莓"不计；"莓、橘、梨"是3分，"莓"是正确的，计1分。同样道理，列举动物时，"鲳鱼、带鱼、鱼"正确数是2分，"鱼、鸟、猫"正确数是3分。

音位流畅性测验又称为FAS测验，为列举F、A或S开头的单词，是反映额叶执行功能的测验，可能与这个测验功能相近的是：列举包含汉字"高""水"或"发"的词语、俗语和成语；交替列举流畅性测验，如动物名称与城市名称交替列举（牛—广州—猫—杭州—兔子—北京……）。

姓氏与城市名称交替流畅性测验（表1-1-11）的指导语是："请你列举一些姓氏名称，（10秒后）请你再列举城市名称，（10秒后）再列举姓氏名称，要避免与刚才列举的姓氏重复，尽可能是不同姓氏。"

表 1-1-11 姓氏与城市名称交替流畅性测验评分记录纸

1～10 秒 -姓氏	11～20 秒 -城市	21～30 秒 -姓氏	31～40 秒 -城市	41～50 秒 -姓氏	51～60 秒 -城市

VFT 评分指标包括正确数、错误数、归类程度与语义串联数和类别之间转换次数。

归类程度：反映语义策略运用的能力，如列举"家中用品"时，厨具类、家电类和家具类分别是多少；还反映每个类别的串联程度（semantic cluster），如列举"动物"时，哺乳类、鱼类、鸟类、昆虫类分别是多少，按照类别列举例子所占的比例是多少。不同类别的转移次数是进一步细致分析时的常用指标。

语义串联数和类别之间转换次数：如列举超市商品时，有"苹果、香蕉、可乐、纯水、梨子、猪肉、草纸"，正确数为 7 次，错误数为 0 次，重复数为 0 次，串联数为 2 次，类别之间转换次数为 4 次。

表 1-1-12 是芬兰学者针对动物流畅性试验做的分类与举例（中文版）。有一些交叉重复，不是很严谨。

表 1-1-12 动物流畅性测验的动物分类

种 类	名 称
负重牲畜	骆驼,驴子,马,骡子,牛等
鸟类	天堂鸟,燕雀,鹤,乌鸦,老鹰,金翅雀,鹅,海鸥,喜鹊,鹦鹉,孔雀,云雀,麻雀,八哥,燕子,天鹅,山雀,秃鹫,啄木鸟等
犬科动物	狗,狐狸,鬣狗,狼等
偶蹄动物	麋鹿,驯鹿等
外国动物	羊驼,野牛,骆驼,变色龙,非洲猎豹,鳄鱼,驴子,大象,长颈鹿,大猩猩,河马,羚羊,美洲虎,袋鼠,猎豹,狮子,美洲驼,旱獭,猴子,骡子,鸵鸟,美洲豹,鹦鹉,北极熊,美洲狮,响尾蛇,犀牛,紫貂,乌龟,鲸鱼,野猪,斑马等
家养动物	水牛,猫,奶牛,狗,马驹,山羊,鹅,母鸡,马,小山羊,母马,牛,猪,兔子,公鸡,绵羊,公马等

续表

种　类	名　称
猫科动物	猫,非洲猎豹,美洲狮,美洲虎,猎豹,狮子,美洲豹,美洲狮,虎等
鱼类	鲱鱼,鳕鱼,金鱼,白鲑鱼,鲈鱼,鳊鱼,三文鱼,鲑鱼等
昆虫	蚂蚁,虱子,蝴蝶,蟑螂,蜻蜓,跳蚤,苍蝇,虱蚁,蜘蛛,黄蜂等
无脊椎动物	蠕虫等
宠物	金丝雀,猫,狗,金鱼,豚鼠,老鼠,鹦鹉,兔子等
爬行动物	鳄鱼,青蛙,草蛇,蜥蜴,响尾蛇,蟾蜍,乌龟等
啮齿动物	海狸,豚鼠,仓鼠,野兔,刺猬,貂,鼹鼠,老鼠,麝鼠,松鼠等
水生动物	鳄鱼,鱼类,青蛙,水獭,海豹,蟾蜍,乌龟,鲸鱼等
野生动物	獾,熊,海狸,鹿,貂,狐狸,野兔,刺猬,鼹鼠,老鼠,水獭,狸,老鼠,驯鹿,海豹,狼等

综上所述,NINDS‐CSN 神经心理测验是适合中国人群的。没有统一的分界值推荐,因为中国地域广大、文化背景参差不齐,大城市高教育老人与边远地区文盲人群采用同样的分界值是不可想象的。建议每个地区制订符合当地情况的分界值(表 1‐1‐13)。

表 1‐1‐13　核心测验在上海市区调查所得初中以上受试者的分界值

指　标	−1.5SD			−1.0SD		
年龄分组	50～59	60～69	70～79	50～59	60～69	70～79
记忆:AVLT 长延迟	4	3	2	5	4	3
记忆:AVLT 再认	19	18	17	20	19	18
执行:形状连线测验 A (STT A)耗时数*	70	80	100	80	90	110
执行:形状连线测验 B (STT B)耗时数*	180	200	240	200	220	260
教育程度分组	初中	高中	大学	初中	高中	大学
语言:AFT 总分	10	11	12	12	13	14
语言:BNT 总分	17	19	20	19	21	22

注: $*\bar{x}:+1.5SD$；$\bar{x}:+1SD$。

　　测验也有不同版本,比如 TMT 有 4 种常用版本,MoCA 有 7 种中文版本,此处还是不做排他性推荐,由当地数据说话比较好。

　　新制订的测验推荐见表 1-1-14,选择 1 是必须做的,选择 2 是视情况补充增加的。如果有持之以恒的科研热情、充足的人力财力资源,建议每个认知域采用两个测验相互参照或综合,这比单一测验能更完整反映该认知域受损情况。比如,有相当比例的老年人听力下降,采用听觉词语学习测验可能导致假阳性,以视觉记忆测验(如简易视觉空间记忆测验、Rey-Osterrieth 复杂图形测验-回忆或记忆捆绑测验)弥补,可以更好地反映记忆能力。

　　关于血管性认知损害(VCI)的社会认知,我们没有找到相关研究文献,自己也缺乏充分的实际工作经验,只能根据额颞叶变性与帕金森认知障碍的研究来推测。

表 1-1-14　综合各家指南对于 VCI 的测验推荐

评估认知域	测验选择 1	测验选择 2
记忆	AVLT	简易视觉空间记忆测验(BVMT)
语言	AFT	BNT
空间结构	画钟试验(CDT)	RCFT 或线条方向判断测验
注意	TMT A	DSST 或数字广度测验(DST)
执行功能	TMT B	交替流畅性测验或 Stroop 色词测验(SCWT)
社会认知	博弈测验	眼神或面孔识别测验
整体认知	MoCA 或 MoCA-B	MMSE 或 Addenbrooke 认知功能检查量表(ACE-Ⅲ)
日常生活能力	工具性日常生活能力量表(IADL)	功能活动量表(FAQ)
精神行为	NPI-Q	CES D

参考文献

　　[1] Chen K,Huang L,Lin B,et al. The Number of Items on Each Stroop Test Card Is Unrelated to Its Sensitivity. Neuropsychobiology,2018,77(1):1-7.

　　[2] Huang L,Chen K L,Lin B Y,et al. Chinese version of Montreal Cognitive

Assessment Basic for discrimination among different severities of Alzheimer's disease [J]. Neuropsychiatr Dis Treat. 2018 Aug 21;14: 2133 - 2140.

[3] Chen K L, Xu Y, Chu A Q, et al. Validation of the Chinese Version of Montreal Cognitive Assessment Basic for Screening Mild Cognitive Impairment [J]. Journal of the American Geriatrics Society, 2016.

[4] Cao X, Guo Q, Zhao Q, et al. The neuropsychological characteristics and regional cerebral blood flow of vascular cognitive impairment-no dementia [J]. International Journal of Geriatric Psychiatry, 2010,25(11): 1168 - 1176.

[5] Chen X, Wong A, Ye R, et al. Validation of NINDS-CSN neuropsychological battery for vascular cognitive impairment in Chinese stroke patients [J]. BMC Neurology, 2015,15(1): 270.

[6] Wong A, Xiong Y Y, Wang D, et al. The NINDS-Canadian stroke network vascular cognitive impairment neuropsychology protocols in Chinese [J]. Journal of Neurology, Neurosurgery & Psychiatry, 2013,84(5): 499 - 504.

[7] O'Brien J T, Erkinjuntti T, Reisberg B, et al. Vascular cognitive impairment [J]. West Indian Medical Journal, 2006,14(9): 724.

[8] Hachinski V, Iadecola C, Petersen R C, et al. National Institute of Neurological Disorders and Stroke-Canadian Stroke Network vascular cognitive impairment harmonization standards. Stroke. 2006 Sep; 37(9): 2220 - 2241.

[9] Gorelick P B, Scuteri A, Black S E, et al. Vascular contributions to cognitive impairment and dementia: a statement for healthcare professionals from the american heart association/american stroke association [J]. Stroke. 2011,42(9): 2672 - 2713.

第二章
语言的评估

针对卒中后语言障碍常用的检查方法包括 BNT、VFT、Token 测验。

更详细全面的测验包括各种版本的失语症检查法等，如中国科学院心理研究所胡超群等编制的"临床汉语言语测评方法"、北京医院王新德等编制的"汉语失语检查法(草案)"、北京大学第一医院高素荣编制的"汉语失语检查法(ABC)"、中国康复研究中心李胜利等编制的"汉语失语症标准检查法"、暨南大学附属第一医院陈卓铭等编制的"基于计算机辅助的汉语失语检查法"。涵盖语言表达、理解、复述、命名、阅读和书写 6 项功能，可对失语进行系统评价，根据表现可以确定失语类型，有助于医师进行定位和定性诊断。由于版权的关系，本书没有附全套汉语失语检查法的具体项目。

近年有多个简化的失语症检查法，如语言筛查量表(LAST)(表 1-2-1)。

表 1-2-1　LAST 评分记录表

项目	内　　容	满分	得分
命名[①]	电话机；菠萝；钢笔；鳄鱼；餐叉	5	
复述	乌鲁木齐；邮递员给我的邻居送了一封信	2	
自动言语	从 1 数到 10	1	
表达得分		8	
图片再认	兔子；汤匙(调羹)；香烟；眼睛	4	
言语指令[②]	1. 手指天花板	1	
	2. 把钥匙放到圆珠笔的另一边	1	
	3. 抬起你的右手，把中指放在额头，小指放在鼻尖	1	
理解得分		7	

注：① 别称或缩略算正确(如钢笔说是笔、餐叉说是叉)，图片见图 1-2-1。

② 句子 2 是房间里常见物品，如果没有钥匙与圆珠笔，可以改为其他物品。引自：*Stroke*. 2011；42：1224-1229。

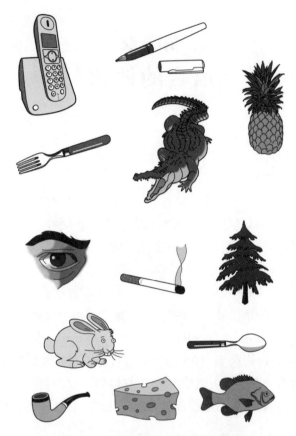

图 1-2-1 LAST 检查时展示图片

反映失语症治疗效果的量表通常增加功能沟通能力评估。

考虑到患者表达困难,常常有一些非文字测验检查认知功能,如 Kohs 立方体组合测验、瑞文标准推理测验(RPM)、卒中单元智能状态检查量表(SUMSE;Hajek,1989)、洛文斯顿认知评定量表(LOTCA)、失语检查量表(ACL;Kalbe 等,2003)、完全性失语神经心理评定量表(GANBA;Van Mourik,1992)、Frenchay 失语筛查量表及 Amsterdam-Nijmegen 日常语言测验(ANELT;1994)。

一、阅读困难

阅读是人脑最复杂的活动之一,是终身学习过程,作为老年人常见的休闲活动,大部分老年人可以轻松完成。通过对表音文字为母语的失读症

(dyslexia)的研究,已经诞生了各种阅读理论模型。

1. **阅读的双通路模型** 阅读时词汇如何从视觉输入通达语义信息是有关词汇加工研究的核心问题之一。阅读的双通路模型(dual-route model)理论认为,由词形通达词义和由词形通达语音再通达词义两条通路同时并存:①直接通路,即词汇-语义通路(lexico-semantic route),单词的视觉形式可以直接激活它的语义信息,语音的提取是语义通达以后的一个附加过程。该通道受损导致表层阅读障碍,典型测验是不规则词(irregular word)阅读成绩低,存在典型的规则化错误(regularization error)(如将 pint 的辅音读成 mint)、同音混淆(如读出 pair 后才理解 pear),或把同音假词当成真词(如把 rite 作为 right 接受为真词);②形-音通路,亦称间接通路、非词典通路,需要将词按形音转化规则(grapheme-to-phoneme correspondence)转化成对应的听觉副本(从亚词汇建构语音)后通达其意义。该通道受损导致语音阅读,仅保留直接通路(词汇-语义通路)理解书面语,对先前没有建立形-义关联的词阅读困难(不常用的词、假词、新的名字,以及那些缺乏固定意思的词),典型测验是假词/非词阅读(pseudo/no-word)成绩低。

2. **阅读的连接主义模型** Plaut 等(1996)假定,对词与非词的发音是以一个高度交互作用的系统为基础的。双通路理论认为规则的单词读音可以通过规则(regularity)产生,而不规则单词的读音是不规则的,所以,对规则单词的读音会更迅速。相反,Plaut 等(1996)认为单词的一致性(consistency)更重要。一致性是指单词的读音与那些拼写相似单词的读音之间的相似程度,一致性高的单词的发音要比那些不一致单词的读音更为准确与迅速,因为有更多可利用信息来帮助人们对这些单词进行正确发音。

3. **阅读的连接双加工模型** 双通路级联模型(DRC)和连接主义模型可以被整合为连接双加工模型(CDP),该模型成功模拟了从正常单纯阅读到获得性失读症的广泛现象(Perry,2007)。CDP＋模型保留了双通路结构,包括了词典通路,但非词典通路通过双层集合(two-layer assembly,TLA)网络实施。TLA 通过训练学习字形和音素之间的规则,对不清楚的规则给予详细说明。CDP＋＋模型是针对多音节单词阅读(如重音分布)的理论(Perry,2010),因为汉字以单音节为主,这里对 CDP＋＋不做详细介绍。

4. **阅读的双通路交互激活模型** Grainger(2009)通过阅读的电生理学研究提出双通路交互激活模型(bi-modal interactive activation model,BIAM)强调的是阅读过程的时间进程,在 DRC 模型基础上增加了听觉通路的词汇认知加工过程,并在正字法(orthographic)表征和语音(phonological)表征通路上分离出亚词汇(sublexical)水平和词汇水平。正字法和语音可以在每条加工路径的不同节点建立连接,最终语义系统的激活是正字法和语音的整词水平加工共同作用的结果。

5. 阅读的多层弥散模型 最近,Froehlich 等(2016)提出了多层弥散模型(hierarchical diffusion modeling),它包括 4 个阅读亚成分,即亚词汇、正字法、语音与词典-语义(lexico-semantic)加工。笔者具体比较了年轻阅读者与年老阅读者在以上 4 个成分方面表现的差异,发现对于有良好阅读能力的受试者,年龄老化的影响是正字法与词典-语义加工的速度加快了,而亚词汇与语音加工的速度减慢了。已有研究显示汉字的亚词汇与拼音文字的亚词汇有本质差别,汉字的声旁亚词汇的加工与独体字和合体字的词汇加工没有明显区别。

二、汉字的特征与汉字阅读障碍

由于文化背景差异,中国人的阅读损害不同于西方国家的受试者。以下描述基于中国大陆通用的普通话。现代汉语的词语可以是一个字,也可以由多个字组成。单个字由笔画的空间排列组成,通常有偏旁与表音部分。除了象形、指事、会意、转注和假代等少部分汉字生成方式,84%是形声字(Yin & Rohsenow, 1994),形声字的形旁表义的透明度不同,声旁表音的程度也不同,可以分为规则字、半规则字、不规则字。汉语阅读过程中的语音是自动激活的,呈现汉字的时候,通常是字形、语音、语义依次激活(Liu, 2003)。一个汉字一个音节,有四声(包括平声、上声、去声和入声),与字母文字不同,汉语没有形-音转化规则(Bi 等,2007),尽管也有学者不同意这个观点。几乎没有英文单词的字母长度效应(length effects)与正字法深度(由形知音的程度)的规律。

综上所述,与拼音文字相比,汉语特有的现象包括:多字组成词、声调、语音自动激活、规则性与假字(词)等更多形式。Weekes 等(1997)指出,汉语阅读有两条通路,语义通路与词典介导的非语义通路,后者与词形表征(如笔画、偏旁、字形)和语音表征(如音节、韵律、声调)直接连接。以这个模型为基础,Weekes 预测,表层失读症以选择性词典-语义通路受损为特征,导致成分合理选择阅读(LARC)错误。

针对汉语阅读的脑结构与脑网络机制的研究已经取得丰硕成果。例如,使用任务态 fMRI 发现语义和同音判断的激活峰值在左脑额中回(LMFG,BA9 区)(Tan, 2001;Mo, 2005),声调激活的脑区为左侧颞上回与壳核

（Veronica 等,2015）。

语义性痴呆(SD)的特征之一是单词理解损害。SD 的临床表现是命名障碍与单词的理解损害(impaired single-word comprehension),伴随普遍的表层失读或失写,但是复述功能保留,口语表达的语法正常。SD MRI 的典型特征是颞叶皮质局限性萎缩(图 1 - 2 - 2)。

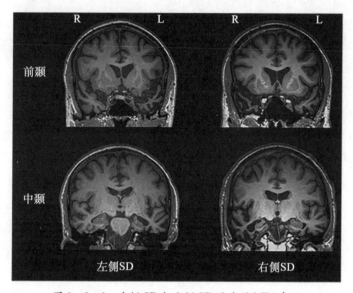

图 1 - 2 - 2 左侧 SD 与右侧 SD 的典型 MRI 表现

通过分析针对表音文字为母语的 SD 患者的核心语义障碍和脑结构、功能异常的关系,Patterson 于 2007 年建立了一个辐射模型(hub-and-spoke model)(图 1 - 2 - 3)。既往研究发现,SD 患者的左侧颞叶灰质萎缩和多种语义测验(包括词图匹配、图片命名等)得分下降有关;然而,关于这些脑区的确切定位,不同研究的报道仍有差异,左侧前部颞叶、颞下回、颞叶腹外侧及梭状回等脑区都曾被报道(Ding 等,2016)。此外,SD 患者左半脑白质下纵束、弓状束的损伤也可能与 SD 患者语义概念受损相关(Agosta 等,2010)。除结构异常外,SD 患者梭状回中部、颞上回和颞上沟、前部颞叶腹侧面和额下回在执行语义相关任务时的活动减弱也可能与患者的语义认知障碍有关(Wilson 等,2014;Agosta 等,2010;Goll 等,2012)。SD 患者左侧梭状回、颞中回和距状皮质的静息态功能活动减弱可能与患者的语义测验得分下降有相关性(Guo 等,2013;Ding 等,2016)。

分布式+中心点视图　　　　　　聚合结构

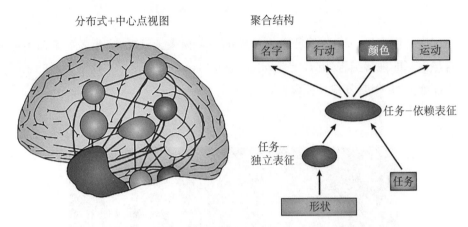

图 1-2-3　SD 语义记忆的神经机制模型（Patterson 等,2007）

在拉丁语系国家,SD 患者的阅读损害模式一般是表层失读症（Funnell,1996；Graham,2000；McKay,2007；Parkin,1993；Patterson,2007；Woollams,2007）,表现为朗读不规则单词有困难,阅读规则单词能力相对保存完好。双通路理论已经被用于分析 SD 的获得性失读症（Coltheart 等,2001）。字形-音素转换的规则化错误是表层失读症的关键特征,这种错误被称为成分合理选择阅读（LARC）错误,靶单词成分新的不恰当的发音,看起来却是一个合理的、更典型的发音（Patterson,1995）。例外词就是形-音关联性不一致的单词,如"sew""iron"及"ceiling",假词就是没有意义表征的一串音节,如"ked""snite"及"dringe"。Brambati（2009）发现例外词阅读准确性与左前颞叶、颞上回、颞中回、梭状回相关,而假词阅读准确性与左颞顶叶区域相关。例外词与假词激活的脑区域有明显的区别。

综合 SD 影像学研究发现,以拉丁语系语言为母语的患者的表层失读现象,一方面可能与患者的左侧颞中回、前部颞叶、梭状回前部、颞上回和颞上沟、角回等脑区的萎缩或功能活动减弱有关（Price 等,2003）；另一方面也伴随着顶内沟、初级感觉运动区等大脑皮质区域的功能活动增强（Wilson 等,2009）。此外,SD 患者左侧上纵束连接额、顶叶的纤维改变,也被发现可能与患者的素-字形转换能力相关（Agosta 等,2010）。

针对 SD 的阅读过程,不同于定位主义的双通路计算模型（Coltheart,2001）与分布式连接主义模型（Plaut,1996）,Hoffman（2015）提出联结主义三角模型（connectionist triangle model）（图 1-2-4）。三角模型假设,视觉、语音、语义这 3 个主要系统在阅读中有不同的贡献。视觉阅读障碍有时被称为

"纯失读症",与左颞枕叶腹侧的病灶相关,在正字法加工任务中,这个部位常常被激活,而且,非正字法加工(如棋盘图像与面孔)也是这个部位被激活,说明这个脑区是更综合的视角加工区。语音失读症可以不涉及书写单词。病灶-症状映射研究提示这些语音失读症患者的阅读损害与额叶和颞叶外侧裂周区皮质病灶有关。SD患者的语义缺损与阅读损害都与前颞叶(ATL)萎缩相关,提示这个区域对于语义知识与例外词阅读都是关键的。前颞叶腹侧,包括颞下回与梭状回,是言语与非言语刺激的语义加工的结点。有关单词阅读的脑部fMRI研究显示ATL很少被激活,但有一个研究是给假词赋予意义,请受试者学习,可以观察到受试者在阅读假词的时候ATL被激活,提示ATL参与了假词的意义习得(Sandak R等,2004),而以往很少把ATL作为阅读神经基础模型的一部分(Price,2012;Taylor,2013)。

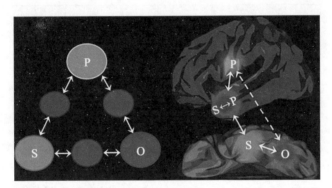

图1-2-4 左边是三角模型的示意图。右边是形、音、义可能的神经映射

S:语义表征(semantic representations);P:语音(phonological);O:正字法(orthographic);虚线代表这个功能连接的白质通路还不清楚

联结主义三角模型的核心思想是,在音、形、义的三角关系中,语义知识在单词正确发音方面发挥整合作用。形→音存在直接通路(O→P),形→音也存在以语义介导的间接通路(O→S→P)。利用动态因果模型(dynamic causal modeling)的fMRI检查结果支持例外词的阅读存在一定程度的语义依赖。患者阅读不规则拼写单词的时候,前颞叶的激活(这个区域是语义加工区)可以预测受试者使用语义知识进行阅读的程度。语义知识起关键作用。不规则单词阅读的功能网络也与语义募集能力一致。音、形、义对应的脑区域是颞枕叶皮质腹侧(vOT)、中央前回(PCG)和ATL。

针对日本与韩国 SD 患者的阅读研究得到有趣的结果。日文与韩文由两种不同的书写系统组成,日本是表音的假名(kana)与表意的汉字(kanji),韩文是表音的韩字母(hangul)与表意的韩汉字(hanja)。所有日本患者都是汉字朗读受损(表现为表层失读症),而假名没有受到影响,低频的、具有不典型字-音联系的最容易受损,这证明日文汉字存在字-音关联或转化(Nakamura 等,2000)。对韩国 SD 患者的研究发现也呈现汉字失读,而表音字母保存完好(Suh 等,2010)。但是,有关日韩的汉字获得性失读的脑机制研究,与我国汉语 SD 患者一样付之阙如。

针对 SD 的阅读认知功能特征,我们的评估任务见表 1-2-2。对于卒中后的失读症,也可以采用这些任务。

表 1-2-2　词汇测试任务(17 个分测验)

测验英文名称	测验中文名称	内　　容
音(6 个分测验)		
1. character reading	汉字阅读*	150 个字,如花、纺,包括音调判断。
2. word reading	词汇阅读**	150 个词,含上述汉字,如花朵、纺织
3. nonword reading	非词阅读	20 个非词,如起男、肥剌
4. phoneme decision visual	视觉音素判断	80 个字,问是否含有某声母或韵母
5. word repetition	词汇复述	46 个词汇,如集体主义,之所以
6. nonword repetition	非词复述	50 个非词,如汽涂、扩河
形(5 个分测验)		
7. progressive orthographic decision visual	渐进字猜读***	30 个字
8. orthographic decision auditory	听觉字形判断	60 个字,问受试者是否含有某偏旁
9. delayed copy word	词汇延迟抄写	10 个真字,显示 2 秒后抄写
10. delayed copy nonword	非词延迟抄写	10 个假字,显示 2 秒后抄写
11. character decision	真假字判断(视觉)	120 个真假字(假字为 bmp 格式)
义(7 个分测验)		
12. lexical decision visual	真假词判断(视觉)	70 个真假词,如深刻、彩冷
13. lexical decision auditory	真假词判断(听觉)	70 个真假词,如到能、伴奏

续表

测验英文名称	测验中文名称	内　　容
义(7 个分测验)		
14. synonymy triplet task（visual）	同义词判断（视觉）	96 个词,分别以视觉、听觉呈现,如小孩、儿童、老头 3 个词语哪两个更接近
15. synonymy triplet task（auditory）	同义词判断（听觉）	
16. antonym triplet task（visual）	反义词判断（视觉）	60 个词,分别以视觉、听觉呈现,如高大、矮小、降低 3 个词语哪两个意义相反
17. antonym triplet task（auditory）	反义词判断（听觉）	

注：＊150 个字(规则字、不规则字、形声字、非形声字各 50 个)。录音并自动记录每个汉字的阅读速度,记录读音、音调与反应时间。对于音调错误的字,在阅读结束后,请受试者再回答是否为去声(falling tone)。

＊＊对比字词的阅读来研究语义对正字法的影响,词汇的选择严格控制词长、词频、抽象和具体词及词组的关系(动宾,偏正;动词,名词;等)。

＊＊＊从一个笔画开始,每次增加一个笔画,直到与完整的目标字相同,要求尽可能早地正确读出该字,分析达到正确朗读的笔画数和(或)笔画总数。

参考文献

［1］ Guo Q, He C, Wen X, Han Z, Bi Y. Adapting the Pyramids and Palm Trees Test and the Kissing and Dancing Test and developing other semantic tests for the Chinese population. Applied Psycholinguistics，2013,35(6)：19.

［2］ Lin N, Guo Q, Han Z, et al. Motor knowledge is one dimension for concept organization：Further evidence from a Chinese semantic dementia case［J］. Brain & Language, 2011,119(2)：110－118.

［3］ Wang X, Fang Y, Cui Z, et al. Representing object categories by connections：Evidence from a multivariate connectivity pattern classification approach［J］. Human Brain Mapping，2016,37(10)：3685－3697.

［4］ Ding J, Chen K, Chen Y, et al. The left fusiform gyrus is a critical region contributing to the core behavioral profile of semantic dementia. Frontiers in human neuroscience. 2016,9;10：215.

［5］ Chen Y, Chen K, Ding J, et al. Brain Network for the Core Deficits of Semantic Dementia：A Neural Network Connectivity-Behavior Mapping Study. Front Hum Neurosci. 2017,19;11：267.

第三章
计算机化神经心理评估

神经心理学评估旨在衡量健康人群和临床人群的认知功能，是研究、临床诊断、评估患者预后和干预监测的重要工具。

神经心理学领域需要高效的计算机化评估工具来识别正在经历神经认知问题的患者，而且需要用于检测认知缺陷进展的、既有时间效率又有成本效益的评估工具。

自动化评估工具的功能需包括：筛选和分类；评估注意力、工作记忆和加工速度减退的情况；监测疾病进展；评估治疗效果。

相较于传统神经心理测验，计算机认知评估工具在临床上的可行性更高，因为在经过训练的评估者手中，它们能够被良好地运用和评分。而且，电脑评估工具的另一优点是它们能够检测出患者认知功能的细微变化。

标准化的计算机化测试是很有优势的，因为它可以运用于大量的测试对象，结果可以立即使用自动评分系统来查看。而且，它可以更精确地记录速度和准确性，并且在材料处理和时间方面具有更高的效率。

例如，在 Alzheimer 病（AD）的研究方面，其病理生理改变在临床症状出现之前的几年开始。因此，识别 AD 无症状或早期轻度认知损害（MCI）阶段的认知改变非常重要。标准纸笔版神经心理测试是痴呆临床诊断和痴呆类型测定的重要工具。然而，传统的神经心理测试是劳动密集型的、耗时的并与实践效果相关的，所以需要一个更有效的手段来连续评估人口水平的认知。计算机化的检测可能更适合作为大型流行病学研究和初级保健提供者纵向监测的认知筛查工具。计算机化评估工具可能比标准的神经心理测试或其他认知筛选措施（如 MMSE）更具优势，因为它更灵敏和高效，消除了天花板和地板效应，提供实时数据录入，以及准确性和速度的精确记录，尽量减少实践的影响，并且适合异地的测试对象使用。

但计算机评估工具也有其缺点,如对于老年人和受教育程度低的对象,以及没有多少计算机经验的人,可能是难以施行的。

另外,随着近年来对 MCI 研究的深入,人们发现在临床症状出现前的认知功能减退可能是痴呆的先兆,所以随着人们越来越意识到需要检测临床前的认知变化时,在人群层面上确定一种更有效的评估认知手段是至关重要的。而计算机化认知评估功能可能能够发挥早期识别的作用。

全世界的研究者已经开发了数十种计算机化神经心理评估工具,并对这些工具的信度及效度进行了研究。

我们可以将现有的计算机化神经心理评估工具根据不同方法进行分类:是否依赖评定员,是利用网络平台还是电脑软件进行测验,是否可以将工具安装在家庭中。

不依赖评定员的工具可以节省大量人力和时间;利用网络平台的工具往往可不受专有硬件和技术人员需求的限制;可安装在家庭中的工具在进行大规模人群研究方面有独特价值,也具有筛查早期认知功能减退的潜能。但这些优点并非绝对,例如:不依赖评定员的工具可信度可能降低;利用网络平台的工具可能受到网络条件的限制;安装在家庭中的工具需要较多安装步骤和精力。

对于一个地区及其人群而言,最适计算机化神经心理评估工具可能需要考虑许多因素,如当地人群语言、接受教育程度、经济条件、网络条件等。所以,不同地区的最适计算机化神经心理评估工具是不同的,我国也应进行相应的研究。

本文将从是否依赖评定员这一角度来选取现有的几种计算机化神经心理评估工具进行分类简要介绍。

一、依赖评定员的计算机化神经心理评估量表

识别轻度的认知功能障碍,无论病因为何,有助于家庭和医生判断个人是否可以安全地进行复杂的日常活动,如财务决策、管理药物治疗方案或开车。随着人口的老龄化,这一点将变得越来越重要,据估计,目前美国有 500 万人患有 AD,另有 500 万人有较轻的认知功能障碍,没有达到痴呆的诊断标准,并可能进展到 AD。

许多衰老疾病与认知功能下降有关。早期发现老年人的认知衰退是至关重要的,它提供了识别潜在可治疗的认知衰退原因的机会,在早期 AD,患者有

机会在症状轻微并且能够做出明智决定时参与自己的未来护理计划，并尽早开始治疗，以减缓疾病进展。

虽然全面的神经心理学评估可以识别认知功能受损的个体，但是它们昂贵、耗时且不适合用作医师办公室的筛查工具。诸如 MMSE 等测试被广泛使用，但可能对轻度认知改变不敏感，因为它们被设计用于识别痴呆，并且在应用于非痴呆患者时具有天花板效应。MoCA 显示出对 MCI 更敏感，但并不总是充分、具体，仍需由临床医师进行管理和评分。

高度特异性对于 MCI 测试是必不可少的，因为高度特异性的测试可以使那些被归类为"正常认知"的个体放心，他们的分数确实在正常范围内。而对于有认知功能减退的患者而言，与其在未来被确诊，不如提前用筛查工具将其筛查出来。

下面简要介绍与 MCI 识别相关的两个计算机化神经心理测验评估工具。

1. 轻度认知功能障碍的计算机化神经心理筛查工具　轻度认知损害的计算机化神经心理筛查工具（CANS‑MCI）是一种计算机管理、评分的量表，具有筛查 MCI 的能力。

CANS‑MCI 的分测验包括：一般反应时间；图片匹配；词图匹配；自主及引导识别；图片命名。分别考察的是受试者的视觉空间能力、空间流畅感、心理控制、即时回忆、延迟回忆、语言流利度。这些是基于以前的神经心理学研究发现，可预测 AD 的认知领域而设置的。

CANS‑MCI 有几个优点：①通过一致的管理和评分，计算机化的测试能够减少检查者的操作和评分错误，并减少检查者对患者反应的影响。②因为操作是独立进行的，而且不需要任何培训，所以几乎不需花费工作人员的时间。③无论计算机的经验有多少，即使是患 MCI 的老年人，也完全可以使用。④在测试过程中，不会引起显著的基于焦虑的认知干扰。而其他认知筛查测试仍然需要大量的工作人员来管理和评分。

在测试程序开始时，CANS‑MCI 也可根据语言和特定位置（如英语/英国）的选择自动替换文本、图片和音频片段。

因尚未有实验探究什么样的 CANS‑MCI 测试和分数的组合在预测 MCI 方面具有最大的敏感性和特异性，故 CANS‑MCI 在该方面的研究可能成为未来的研究方向。

在信度、效度方面，有研究使用以下常规神经心理学测试来评估 CANS‑MCI 测试的有效性：韦氏记忆量表‑修订版（WMS‑R）；逻辑记忆立即和延迟量表(LMS-Ⅰ和LMS-Ⅱ);Mattis痴呆评定量表(DRS);WAIS-Ⅲ;DSST。CANS-MCI分测验与LMS-Ⅰ&Ⅱ、DSST和DRS高度相关,足以证明它们同时有效。

这些初步分析的结果表明,CANS-MCI是一种用户友好、可靠和有效的量表工具,可以用于测量多个认知领域。

2. 轻度认知损害的计算机评估 轻度认知损害计算机评估(CAMCI)是一种自主管理、用户友好的计算机测试,可自动评分,并可在安静的空间(如医师的测试室)独立完成,其评分对MCI有提示作用。

有研究将CAMCI与MMSE进行比较,发现MMSE对于MCI而言相对不敏感,而CAMCI对居住在社区的非痴呆老年人群中的MCI有高度敏感(86%)和特异性(94%)。同一研究表明CAMCI对具有正常认知的老年人口具有高信度。

CAMCI可以成功地将老年非痴呆MCI患者辨识出来,与MMSE相比较更加有效。

除了上文所述的两种计算机化神经心理评估工具,依赖评定员的工具还有计算机化神经心理测试工具(CNTB)、认知稳定性量表(CSI)等。

二、不依赖评定员的计算机化神经心理评估量表

1. 自动化神经心理评估量表 自动化神经心理评估量表(ANAM)最先是由美国国防部聘请杰出科学家开发的,后来作为技术转化项目被Oklahoma大学用于公众与研究,共有22个分测验(表1-3-1)。

表1-3-1　ANAM评估的22个分测验

序号	测 验 名 称		测 验 名 称
1	症状评分	8	人体模型
2	双选择反应时间	9	网格匹配
3	代码替换(学习,立即,延迟)	10	示例匹配
4	统计收集板块	11	数学计算
5	效果评测	12	记忆搜寻
6	走/不走(执行功能)	13	修订版情绪量表Ⅱ
7	逻辑关系-符号	14	程序反应时间

序号	测 验 名 称		测 验 名 称
15	目标追踪	19	空间处理-顺序与同时处理
16	运行记忆-持续表现任务	20	切换
17	单个反应时间	21	手指敲打
18	睡眠评分	22	塔堆拼图

ANAM是一个借助电脑为平台,对受试者进行包括注意力、反应时间、记忆、处理问题速度、决策等方面的认知能力评定的评估量表。

ANAM的分测验包括单纯反应时间测验(SRT)、代码替换学习测验(CS)、程序反应时间测验(PRTT)、数学测验(MATH)、示例匹配测验(MTS)、代码替换延迟测验(SRD)、单纯反应时间重复测验(SRT2)。

ANAM不同的分测验是针对不同认知功能的检测:SRT检测的是处理问题的速度;CS检测患者视觉搜索、持久注意力、工作记忆和处理问题的速度;PRTT同样检测处理问题的速度;MATH检测的是患者的计算能力、关注力和工作记忆;MTS检测的是患者空间处理能力和视觉空间工作记忆;SRD则关注持久注意力、工作记忆、短期记忆和学习能力;SRT2检测的是认知疲劳和处理问题的速度。

最初设计的目的是为了对一些无法通过传统的、全面的神经心理检查检测的认知缺陷进行筛查和检测。而今,ANAM已被有效地运用于多个神经疾病或神经损伤的认知减退检测,包括多发性硬化、AD、帕金森、外伤性脑损伤、卒中、中暑、辐射暴露损伤、药物性神经损伤(如可卡因和大麻等),甚至被用于检测非神经系统疾病所致的认知障碍,比如系统性红斑狼疮、心衰所致的认知功能障碍等。此外,在军事人群和运动损伤人群中,ANAM也被广泛地使用。

ANAM的优点有许多。首先,有研究表明,ANAM的结果与传统神经心理评估工具的结果具有高度一致性,特别是在处理速度、工作记忆、记忆和注意力这些认知领域。其次,ANAM不仅对于不同神经疾病有关的认知能力改变能够有效地进行筛查,而且对于患者疾病发展过程中所发生的轻微认知能力改变,也能够有效且高效地检测和追踪。再次,ANAM与其他计算机化神经心理评估量表不同,它运用准确度和反应速度来计算"吞吐量"

(throughput)，"吞吐量"代表了每分钟的反应数量。由于"吞吐量"是用准确度和反应速度计算出来的，所以"吞吐量"这一指标能够准确地反映患者认知的效率。即"吞吐量"是正确答案和反应时间的比例，相较于单独的反应时间及正确率，"吞吐量"这一指标的灵敏度更高，变异性更低。高的"吞吐量"得分意味着测试对象的反应更快、更精准。ANAM 由于用了"吞吐量"这一指标，在患者认知功能障碍随着时间进展变化的这一段过程里，它能够敏感有效地检测出患者认知功能的改变，并能够将不同评估的结果进行统一比较。ANAM 的最后一个优点是其可配置性，临床工作者可以选择超过 20 种亚测验的组合来评估特定的人群和满足不同的测试目的。

ANAM 的缺点与计算机化心理测验的缺点相同，即与传统纸笔版测验相比较，在参与测试的程度上有更大的变异性，而且新技术的复杂性可能对年长的受试者是个挑战。

2. 家庭装置评估工具　AD 初级预防主要存在的挑战是老年人群的招募以及在较长一段时期内对其进行评估。首先，老年人常常出现一系列身体、社会问题，这限制了他们参与研究，特别是当临床地点偏远时更为困难。其次，在一般医学环境中确定临床试验的目标人群需要在入门时建立操作性研究标准和诊断类别，以对具有或不具有记忆缺陷或其他形式的 MCI 的同类亚组进行分类。第三，评估工具需要具有以下特点：对随时间变化的症状敏感，有足够的广度来挖掘标志着从认知健康到痴呆转变的关键领域，适合大规模的管理。

故有研究对开发家庭装置评估工具进行了探索，该试验多中心招募的受试对象符合以下标准：≥75 岁；MMSE≥26 分；愿意服用多种维生素；有最基本的电脑技能或学习的意愿；英语流利；有接听和拨打电话的能力；有充分的表达能力、听力和视觉能力来完成评估；能独立生活。

随后将受试者随机分配到以家庭为基础的纵向评估的 3 种试验方法中的 1 种：①邮寄/电话(MIP)：通过电话与经过培训的现场测试人员进行有效的认知评估，并用问卷评估非认知领域。②通过基于电话的自动交互式语音应答(IVR)，对所有认知和非认知领域(无现场测试人员)进行评估和数据收集。③基于电脑的视频评估，以及通过信息亭(KIO)收集数据(无现场测试人员)。

研究者将研究分成 3 个时间及任务阶段：训练、基线任务、1 个月后随访。训练阶段受试者通过模拟示范进行学习操作，完成训练后一周内会有一个基线任务测试评分，1 个月后随访是在基线任务完成后的 1 个月再次进行评估。

结果表明，在 1 个月的任何试验性认知评分中，3 组之间没有显著差异，3 个试验组中每一组的评分与现场"金标准"测试相当。

但是在基线任务阶段之前，新技术组（KIO 和 IVR）的随机化和失访的可能性增加有关；被随机分配给 KIO 的受试者特别地表示了该技术的不便。这一发现表明，在将这些新技术部署到家庭使用之前，需要充分利用管理者的经验对新技术的安装进行检查。值得注意的是，一旦受试者熟悉了操作程序（即完成基线任务），他们就会继续参与试验。一旦完成了基线任务，三种方式的随访率都超过 90％。

最令人鼓舞的发现是，证据显示，试验初期的努力对于参与和后续坚持测验具有长期益处。

家庭装置评估工具若能安装推广，将大大提高检测老年人认知功能变化的频率，减少老年人花费在专业医疗机构与家之间的时间和精力，最重要的是能够提高他们认知变化的检测率，为及早预防老年痴呆提供很大帮助。但是，该试验证明，若要推广家庭装置评估工具，还有很多具体的困难需要克服，如安装初期的硬件问题、老年人的参与意愿、老年人对装置操作的掌握程度等。虽然有很多困难，但不可否认的是如能施行将大有益处，故家庭装置评估工具随着技术的不断发展，将成为未来评估工具的发展方向之一。

3. 剑桥电脑化神经心理测试自动评估工具　剑桥电脑化神经心理测试自动评估工具（CANTAB）是最初由剑桥大学在 1980 年代开发的一套神经心理学测试系统，它包括与神经网络相关认知功能的高度灵敏、精确和客观的测量。CANTAB 是一种使用广泛，经过验证的可靠神经心理学评估工具。

许多研究已经证明了 CANTAB 测试对检测神经心理表现变化具有敏感性，包括以下方面：工作记忆、学习和执行功能；视觉、言语和情景记忆；注意、信息处理和反应时间；社会和情感识别、决策和反应控制。CANTAB 尤其适用于神经系统和精神病学研究。

CANTAB 的优点包括：语言独立、文化中立、无损伤性，不需要任何技术知识，也不需要事先熟悉计算机，因此适用于大型、多地点研究和各种参与者群体。

具体操作流程如下：受试者坐在离屏幕大约 0.5 m 的舒适高度处，并被指示通过触摸屏幕来执行任务。测试的平均时间是 40～45 分钟。CANTAB 的所有测试都是电脑化的，在触摸屏上显示，因此测试是标准化的，数据可以立即被记录下来。

分测验主要包括：①大小圆测验：一种双刺激视觉辨别和分类测验。②空间工作记忆（SWM）：这项任务评估受试者在工作记忆中保留空间信息和操纵记忆项目的能力。③反应时间（RTI）：该任务被设计成测量受试者对视觉目标的反应速度，其中刺激是可预测的（简单反应时间）或不可预测的（选择反应时间）。④空间跨度。⑤模式识别记忆（PRM）：在双选择强制辨别模型中对视觉识别记忆进行测试。⑥空间识别记忆（SRM）：在双选择强制辨别模型中对视觉空间记忆进行测试。⑦配对联想学习（PAL）：简单视觉模式和视觉空间联想学习的评估，包括延迟反应过程和条件学习任务两个方面，对于内侧颞叶功能障碍非常敏感。⑧内/外维度转移任务：一种规则获取和逆转的测试，具有视觉辨别和注意力转移的特点，类似于威斯康星卡片分类测试中的类别变化。⑨匹配样本视觉搜索（MTS）：一种双刺激视觉辨别和分类获取测验。⑩延迟匹配样本（DMS）：本任务以四种选择延迟识别记忆模块来测试视觉记忆。⑪剑桥长筒袜：这项任务类似于"伦敦塔"测试，评估受试者解决空间问题的能力，考察复杂执行功能的各个方面，如空间规划，思考和解决问题的能力。这一测试对执行职能提出了实质性要求。⑫快速视觉信息处理（RVP）：这是一项视觉连续性能任务，使用的是数字而不是字母。

CANTAB 现已被全球的临床及科研工作者用于评估各种神经和精神疾病患者（如痴呆、精神分裂症、抑郁症、帕金森病）的认知功能。还有研究将其用于儿童、孕妇、苯丙酮尿症患者的认知功能测试。

4. 计算机化认知测试评估工具　计算机化认知测试评估工具（CCTB）——CogState，是一系列计算机化的神经心理测试，在认知正常的老年人以及 MCI 或 AD 患者中表现出良好的有效性和高度的重测信度。CogState 同样足够敏感，可以检测 MCI 老年人群中 12 个月以上的细微认知功能下降，并区分正常认知功能、MCI 和 AD。

研究表明，简明 CogState 评估工具（CogState brief battery，CBB）适用于不同的临床人群，包括痴呆和脑震荡，其已被证明对 AD 的前驱期和遗忘型 MCI 以及对由认知增强药物如多奈哌齐、组胺 H_3 拮抗剂、睾酮治疗引起的认知改善敏感。它也被用于评估卒中的注意力损伤，以及急性缺血性卒中后的认知损伤。CogState 也被用于抗淀粉样蛋白治疗无症状 AD 试验和显性遗传 AD 网络试验预防试验的终点。其在中国精神分裂症患者认知领域的测评中也具有较好的信度和效度。

受试者使用台式或笔记本电脑在基于 Flash 的 CogState 网站上完成测

试。CogState 包含 4 项任务,总共需要 15～20 分钟。主要评估精神运动功能、注意力、工作记忆和记忆这 4 个方面。在每个任务开始时,让受试者查看每个任务的指示,对该任务先进行练习,然后系统会给出任务让他们来完成。任务都是以卡牌的形式出现的。每个任务都需要受试者用他们计算机键盘上的"K"和"D"键分别对应于"是"或"否"来响应卡牌。

主要包括 4 个分测验:①识别任务(DET)测量精神运动功能和信息处理速度。②识别任务(IDN)衡量视觉注意力和警惕性。③单卡学习任务(OCL)测量视觉学习和短期记忆。④单卡顺序辨别任务(OBK)测量注意力和工作记忆。

像 CogState 这样的计算机化测试可能非常适合大型队列研究,以评估普通人群的认知功能,并尽早识别认知变化,因为它是一种不太耗费时间与人力的工具。

传统的神经心理测试是花费劳力的、耗时的,并且测试结果与练习效果相关。而 CogState 很简单,只需很少的管理精力,有基于网络的平台,所以可以在受试对象家中完成。对于那些几乎没有计算机经验的人员也易于理解,在使其初步熟悉之后即可获得效果,没有天花板或地板效应,并且具有良好的重测信度。2013 年上线 APP 版。

缺点则在于:卡片任务的面部效度相对较低,因为它们具有游戏化的风格,并且与传统的神经心理测试有所区别。此外,这 4 项卡片任务主要考察两个因素——学习效率和问题解决能力。

另外,有研究表明:CogState 或标准的神经心理测试与神经影像学之间存在联系;CogState 和标准的神经心理测试与神经退行性标志物检测(脑脊液 tau 蛋白、海马体积或 FDG－PET 低代谢)的相关性高于淀粉样蛋白与神经退行性标志物检测的相关性。CogState 计算机化评估可能是年轻中枢神经系统疾病患者神经变性病理学的有效指标。有研究表明:DET 和 IDN 这 2 个分测验的长反应时间与低 FDG－PET 代谢有关。高淀粉样蛋白倾向于与隔一位倒记任务(ONB)、OCL 和 Groton 迷宫学习测验(GMLT)的较长反应时间相关。

5. 记忆诊断系统 记忆诊断系统(MDS)是由韩国的 Shin 和 Kwon 开发的计算机化神经心理评估工具,是一个全面评估语言、视觉空间、注意力、工作记忆和执行功能等认知能力的计算机化测试工具。MDS 由两个版本组成:中年版本(40～59 岁)和老年人版本(60～74 岁)。

分测验包括：听觉语言记忆测验、视觉空间记忆测验、间隔工作记忆测验和视空间工作记忆测验。

有韩国研究表明，MDS 与 CERAD－K(CERAD－K 是由韩国开发的纸笔版记忆评估量表，其可靠性和有效性已经得到了验证，且在临床上得到了广泛应用)。听觉语言记忆分测验与成绩呈显著正相关，特别在这些方面有显著的关系：即时回忆，延迟回忆，延迟辨认。MDS 的工作记忆分测验是对工作记忆的简单且准确的评估，可以用于反映其功能减退。

6. 中国自动化认知评估与训练系统　由郭起浩、蒋皆恢编制的中国自动化认知评估与训练系统(CANCOB)目前正在做信效度验证，预计 2019 年夏季可以上市(表 1-3-2、表 1-3-3)。

表 1-3-2　CANCOB 筛查版

认知域	测验	要　　点	满分	得分	耗时
记忆	逻辑记忆	即刻记忆不计分，延迟回忆计 6 分	6		
注意	数字顺背	6 个数字每秒呈现 1 个，2 次平均值	6		
语言	标记测验	语言理解，6 个句子	6		
空间	钟面阅读	3 个钟面	6		
执行	定势转移	在 3 个图形之间转换的能力	6		
	总分		30		

表 1-3-3　CANCOB 全面认知评估报告单

认知域	测　　验	满分	得分	耗时
记忆	视觉配对记忆	15		
	听觉逻辑记忆	15		
注意	符号数字转化	15		
	1-BACK	15		
语言	常识	15		
	棕榈树与金字塔测验-词语版	30		
	棕榈树与金字塔测验-图片版	30		
空间	不同密度的线条方向判断	15		

续表

认知域	测　　验	满分	得分	耗时
执行	口头连线测验 视觉推理	15		
社会认知	延迟折扣 眼神阅读	15		
数字加工	数字转化 心算(数字联系判断)	15 15		

　　除了以上测验工具,还有如 Memoro 成套神经心理测验、计算机辅助神经认知评估工具(computerized neurocognitive assessment tools)等是不依赖评定员的。

参考文献

[1] Mielke M M, Machulda M M, Hagen C E, et al. Performance of the CogState computerized battery in the Mayo ClinicStudy on Aging [J]. Alzheimers & Dementia the Journal of the Alzheimers Association, 2015,11(11): 1367 - 1376.

[2] Xie S S, Goldstein C M, Gathright E C. Performance of the Automated Neuropsychological Assessment Metrics (ANAM) in detecting cognitive impairment in heart failure patients [J]. Heart & Lung: The Journal of Acute and Critical Care, 2015,44(5): 387 - 394.

[3] Jurgita Kuzmickienė, Kaubrys G. Specific Features of Executive Dysfunction in Alzheimer-Type Mild Dementia Based on Computerized Cambridge Neuropsychological Test Automated Battery (CANTAB) Test Results [J]. Medical Science Monitor International Medical Journal of Experimental & Clinical Research, 2016,22: 3605 - 3613.

[4] Farrar D, Tuffnell D, Neill J, et al. Assessment of cognitive function across pregnancy using CANTAB: A longitudinal study [J]. Brain and Cognition, 2014,84(1): 76 - 84.

[5] Koyama A K, Hagan K A, Okereke O I, et al. Evaluation of a Self-Administered Computerized Cognitive Battery in an Older Population [J]. Neuroepidemiology, 2015,45(4): 264 - 272.

[6] Mielke M M, Weigand S D, Wiste H J, et al. Independent comparison of CogState computerized testing and a standard cognitive battery with neuroimaging [J]. Alzheimer's & Dementia, 2014,10(6): 779 - 789.

[7] Mielke M, Wiste H, Weigand S, et al. CogState computerized testing is associated with amyloid and FDG-PET: Implications for secondary preventive trials [J]. Alzheimer's & Dementia, 2013,9(4): 24.

第四章
血管性认知损害的精神
行为症状及其评估

一、概述

　　包括 VCI 在内的许多痴呆与认知障碍在其自然病程中往往都会伴随一组以精神行为异常为特征的临床表现,包括抑郁、焦虑、妄想、幻觉、激越、漫游、无目的行为、人格改变、睡眠障碍、食欲问题等。这组症状在 VCI 患者中并不少见,且常成为这些患者入院治疗的重要原因,影响其日常生活质量及认知功能康复,给其家庭成员及其他照料者造成不小的经济、社会与心理负担。

　　然而,国内外研究者以往更多地将其注意力放在痴呆与认知障碍的认知功能改变上,而对于这些非认知症状则相对较少关注。目前,国际上最主要的痴呆与认知障碍诊断标准是世界卫生组织的《国际疾病分类》第 10 版(ICD - 10)和美国精神病学会的《精神疾病诊断与统计手册》第 5 版(DSM - 5)中所给出的痴呆与认知障碍诊断标准,但在其核心诊断标准中,均不包含认知障碍伴发的精神行为症状。而就血管性痴呆而言,目前国际上常用的诊断标准有 4个:DSM - 5 标准、ICD - 10 标准、美国加利福尼亚 AD 诊断和治疗中心(ADDTC)标准及美国神经病学、语言障碍和卒中-老年性痴呆和相关疾病学会(NINDS - AIREN)标准,其核心要素均为:认知障碍、血管因素、血管因素与认知障碍之间的关系,同样未将血管性痴呆的精神行为症状列入其核心诊断标准。在 DMS - 5 中,虽然对于神经认知障碍及血管性神经认知障碍的诊断,要求进一步标注是否伴有精神行为异常,但是对于认知障碍伴发的精神行为异常,并未明确给出具体的诊断标准。2011 年,美国国立老龄化研究所和AD 学会工作组(NIA - AA)就全因痴呆(all-cause dementia)的诊断标准提出了若干修改建议,其中就包括:将"人格、行为或举止改变-症状包括激越等非典型情绪波动、动机受损、始动性缺乏、情感淡漠、动力不足、社交退缩、对以往活动的兴趣减弱、同情心缺乏、强迫行为、社会不接纳的行为"列入全因痴呆诊断的核心标准中,这也就再次强调了精神行为症状在痴呆诊断中的重要性与必要性。

就痴呆或认知障碍的精神行为症状而言,其报道实则早已有之。早在1907年,Alois Alzheimer 就在他所报道的第一例 AD 中,强调了精神行为症状在认知障碍中的重要性,他这样描述道:

> 这名51岁的妇女最早表现出的症状就是对于她丈夫的猜疑。而在这之后,她就出现了迅速的记忆衰退。她在自己家里也会迷路,经常拖着东西到处乱走,还把它们藏起来。有时候,她会相信有人想要谋害她,于是便放声尖叫。

然而,认知障碍的精神行为症状却长期以来未受到临床医师与研究者重视。在1992年以前,仅有7项随机对照双盲临床试验是关于痴呆人群精神行为症状的。而在1992年以后,人们对该领域的兴趣有所提高,许多用于评定认知障碍的精神行为症状的测验与量表陆续发表,然而,这些研究因缺乏对于认知障碍的精神行为症状的统一描述与定义,其可比性受到不同程度的影响。直到1996年,国际老年精神病学学会(IPA)就认知障碍的精神行为症状召开了一次国际研讨会,在此会议上,来自16个国家的60位专家就痴呆的精神行为症状在其病因学、分类学、临床表现、诊断标准、跨文化问题以及未来研究方向等多个方面的问题进行了广泛而深入的讨论,相关讨论结果由《国际老年精神病学》杂志以特刊《痴呆的行为与心理症状:研究与治疗建议》的形式发表。在该研讨会上,专家组制订了一个专门用于描述痴呆伴发的精神行为症状的总括性术语,即"痴呆的精神行为症状和体征"(BPSSD),并将其定义为:

> 在痴呆患者中频繁出现的紊乱的知觉、思维内容、情感或行为等症状和体征。

他们认为,BPSSD 是痴呆这一疾病的固有组分,同时,在目前对于痴呆的认知相关症状仍缺乏有效的治疗手段的情况下,对 BPSSD 的治疗就是减轻患者及其家庭负担的重要措施。

在此之后,BPSSD 又多被简称为"痴呆的精神行为症状"(BPSD)。然而,随着近年痴呆概念向认知障碍的逐步转变,BPSSD 或 BPSD 显然已无法涵盖在 MCI 患者中出现的精神行为症状。那么,对于 VCI 而言,也就无法很好地说明非痴呆性血管性认知损害(VCIND)患者可能表现出的许多精神行为症状。2016 年，国际 AD 研究与治疗促进学会（ISTAART）的精神行为症状研究兴趣小组明确了轻度行为损害（MBI）的临时诊断标准，认为精神行为症状作为痴呆的前驱期表现甚至可独立于 MCI，较 MCI 更早出现，这也就意味着将认知障碍的精神行为症状这一概念进一步拓展，不再只是局限于认知障碍的临床期，而是延伸至认知障碍的临床前期，涵盖认知障碍的全病程，并将其视为认知障碍的早期表现之一。在此需要强调的是，MBI 中的"轻度"并非指精神行为症状的轻重程度，而是就认知症状而言，其严重程度至少满足 MCI 的诊断标准。

此外，在许多其他场合，我们也注意到，认知障碍的非认知症状又或被称为"精神行为症状"（neuropsychiatric symptoms）、"行为紊乱"（behavioral disturbances）、"非认知改变"（non-cognitive changes）或"具有挑战性的行为"（challenging behaviors）等。而我国学者在术语的择选方面，则习惯采用"精神行为症状"这一术语。2017 年 10 月发表在《中华精神科杂志》上的《神经认知障碍精神行为症状群临床诊疗专家共识》（以下简称"共识"）则启用了"精神行为症状群"（NPS）这一术语。但在国际上，NPS 同时也可作为"精神行为症状"（neuropsychiatric symptoms）这一术语的缩写。此外，所谓"症状群"（syndrome）通常是指某组固定相伴出现的症状，而就认知障碍的某些精神行为症状是否有条件构成症状群这一问题，国内外虽已发表不少相关研究，然而仍存在一定争议。因此，为尽量避免混淆与争议，本章节中，笔者将采用认知损害或（在需要特指时）血管性认知损害的精神行为症状这一术语，并且参考"共识"中所给出的相关定义，将其定义为：

　　　　一组可见于不同时期、不同程度的认知损害患者的包括感知觉障碍、思维障碍、情感障碍、意志障碍、运动行为障碍、睡眠障碍、人格改变等非神经认知领域的精神症状在内的症状，包括 MBI 与 BPSD。

对于 VCI 而言，其精神行为症状同样是普遍的。然而，由于 VCI 在其病因学上涵盖了所有不同的脑血管疾病，在其症状学上又涵盖了由轻到重不同程度的认知损害，这也就决定了 VCI 的精神行为症状同样具有较强的异质性，包括了由不同位置的、不同病因的脑血管疾病所致的不同程度的、不同类别的精神行为症状。同时，由于 VCI 分类方法的多样性，我们对于 VCI 精神行为症状的分类与描述也就具有了多种不同的可能。若按 VCI 严重程度来进行划分，其精神行为症状大致可分为 VCI 前驱期的精神行为症状、VCIND 的精神行为症状及血管性痴呆（VaD）的精神行为症状（图 1 - 4 - 1）。在此需要说明的是,由于 VCI 的自然病程至今尚存在争议,因此这样的划分只是操作性的。此外,我们还可按 VCI 不同亚型来对其精神行为症状进行分类与描述,比较不同 VCI 亚型在其精神行为症状上的异同,或许可帮助我们进一步理解精神行为症状的神经病理生理学,同时,也有助于更为细化的临床研究设计。

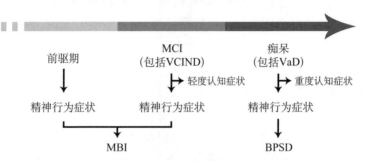

图 1-4-1　血管性认知障碍的精神行为症状

MCI:轻度认知损害;VCIND:非痴呆性血管性认知损害;VaD:血管性痴呆;MBI:轻度行为损害;BPSD:痴呆的精神行为症状。

二、流行病学

(一) VCI 前驱期的精神行为症状

在许多痴呆类型中,精神行为症状可优先于认知症状出现,并可作为痴呆的首发表现或危险因素。相较于 VCI,额颞叶痴呆(FTD)是目前较为公认的以精神行为症状作为早期表现之一的痴呆类型,其中尤以行为变异型额颞叶痴呆(bvFTD)为著,bvFTD 以人格、社会行为和认知功能进行性恶化为主要特征,在国际 bvFTD 标准联盟(FTDC)于 2011 年最新修定的 bvFTD 诊断标准中,就包括早期出现的去抑制行为、淡漠、迟钝、同情/移情缺乏、持续性/强迫性/刻板性行为、口欲亢进和饮食习惯改变等精神行为症状。也正是在此背景下,Taragano 等提出了 MBI 的概念及其操作性诊断标准,用于 FTD 患者的极早期识别。他们将 MBI 定义为:持续性的行为改变和轻度精神症状,尤其是去抑制行为;无严重认知主诉;日常活动正常;无痴呆。

然而,MBI 不仅可出现于 FTD 早期,同样可作为 AD、VaD 等其他类型痴呆的首发表现或危险因素。在所有精神行为症状中,抑郁作为认知损害的危险因素或早期表现是被研究最多的,然而更多的研究关注于抑郁与 AD 的相关性上,对于 VaD 的研究则相对较少。2013 年发表的一项 meta 分析纳入了

23 项基于社区人群的前瞻性研究(其中包括 5 项以 VaD 为终点事件的研究)，结果发现，老年期抑郁可显著提高罹患全因痴呆(OR 1.85,95% CI 1.67~2.04，$P<0.001$)、AD(OR 1.65,95% CI 1.42~1.92，$P<0.001$)及 VaD(OR 2.52,95% CI 1.77~3.59，$P<0.001$)的风险。这项研究首次系统分析了抑郁是否会提高罹患 VaD 的风险，并发现其风险甚至比 AD 更高。然而，由于该分析仅建立在 5 项有关 VaD 研究的基础之上，因此其结论仍需审慎对待，也亟待更多基于社区人群的前瞻性研究去验证这一结论。此外，在抑郁(尤其是老年期抑郁)与 VaD 等痴呆的关系中，抑郁究竟是作为后者的前驱表现还是其独立危险因素，这一问题仍有待进一步回答。

在抑郁之外，其他精神行为症状是否可以作为 VCI 的早期表现或危险因素，目前尚无定论。淡漠、焦虑等症状或可作为全因痴呆或 MCI 的危险因素，然而，与 AD 相比，针对 VCI 单独进行的研究则相对较少。Taragano 等在一项发表于 2003 年的回顾性研究中发现，在以精神行为症状为首发表现的痴呆患者中，除 36% 被诊断为 FTD 之外，AD 占 28%，VaD 占 18%，而其他类型痴呆则占 18%。然而，在 Taragano 等发表于 2009 年的另一项前瞻性研究中，他们共纳入了 MCI 患者 239 例、MBI 患者 119 例，在 5 年随访期内，却并未发现一例 MBI 患者转变为 VaD(主要转变为 FTD、AD 和 DLB)。而另一项发表于波兰的前瞻性研究则纳入了 150 名无痴呆症状、MMSE 评分≥24 分、全面衰退量表第一级或第二级的护理院老人，进行了 7 年以上随访，入组时以 NPI-NH 量表筛查其精神行为症状，以 AD 或 VaD 诊断作为终点事件，结果发现：VaD 组和正常组之间在入组时 NPI-NH 量表中抑郁/心境恶劣、易激惹/情绪不稳、去抑制和焦虑这 4 项评分存在显著性差异，而 AD 组则表现在激越/攻击、抑郁/心境恶劣、易激惹/情绪不稳和焦虑这 4 项上。

由于 MBI 的定义及其诊断标准在 2016 年前始终不甚明确，这也就在一定程度上限制了该领域的研究。ISTAART 于 2016 年和 2017 年先后正式发表了研究 MBI 的诊断标准及相应的评估量表——轻度行为损害清单(MBI-C)，虽然其诊断信效度仍待进一步检验，但这无疑将推动该领域的相关研究。

(二) VCI 的精神行为症状

VCI 精神行为症状的患病率根据其研究人群(如社区、医院、护理院等)的不同可能会得到不一致的结果，其中最准确的结果应当来自基于社区人群的流行病学研究。此外，由于各项研究所采用的 VCI 诊断标准以精神行为症状诊断与评估方法不尽相同，其研究结果也会受到一定影响。这当然也影响

VCI 与其他痴呆类型(尤其是 AD)在精神行为症状患病率上的比较,以至于到目前为止,有关痴呆类型和精神行为症状之间的关系,尤其是在 VCI 与 AD 之间,究竟何种痴呆类型中精神行为症状更普遍,尚无明确结论。

研究 BPSD 最著名的几项流行病学研究分别是英国医学研究委员会认知功能与老龄化研究(MRC CFAS)、美国卡什郡研究(CCSMA)和美国心血管健康研究(CHS)认知研究,这 3 项研究均评估了全因痴呆患者中的精神行为症状患病率,然而只有卡什郡研究对 VaD 患者单独进行了评估(表 1-4-1)。MRC CFAS 研究在 10 年间前瞻性地随访了 13 004 名 64 岁以上老人,以 MMSE 及改编的老年精神状况量表(GMSS)对其认知及精神行为症状进行定期评估,结果发现,在 587 名痴呆老人中,易激惹在 MMSE≥22 的老人中更常见,而漫游、情感高涨、情感淡漠及精神病性症状则在 MMSE<17 的老人中更常见。而 CCSMA 研究则纳入了美国犹他州卡什郡 5 092 名 64 岁以上老人,涵盖全郡 64 岁以上老人的 90%,经筛查,其中 329 名患有痴呆(AD 65%;VaD 19%;其他 16%)。以 NPI 作为评估工具可以发现,在这些痴呆老人中,56% 都表现出一种或以上的精神行为症状,其中最常见的症状是淡漠(27%),其次是抑郁(24%)和激越(24%)。就 VaD 而言,最常见的是抑郁(32%)和激越(32%),其次是淡漠(23%)。此外,AD 较 VaD 更易出现妄想,VaD 较 AD 更易出现抑郁。CHS 认知研究则发现,43% 的 MCI 患者表现出一种或以上的精神行为症状,其中最常见的是抑郁(20%)、淡漠(15%)和易激惹(15%);75% 的全因痴呆患者表现出精神行为症状,最常见的依次为淡漠(36%)、抑郁(32%)和激越(30%)。

表 1-4-1　痴呆患者的精神行为症状患病率

研究	美国卡什郡研究			CHS 认知研究			
认知损害	全因痴呆 (n=329)	AD (n=214)	VaD (n=62)	MCI (n=320)	全因痴呆 (n=362)	AD (n=258)	其他类型 (n=104)
评估方法	NPI			NPI			
妄想(%)	18.5	22.4	8.1	3.1	18.0	7.4	7.7
幻觉(%)	13.7	13.1	12.9	1.3	10.5	5	6.7
激越/攻击(%)	23.7	22.4	32.3	11.3	30.3	16.7	13.5
抑郁(%)	23.7	20.1	32.3	20.1	32.3	15.9	17.3

续表

研究	美国卡什郡研究			CHS 认知研究			
认知损害	全因痴呆 (n＝329)	AD (n＝214)	VaD (n＝62)	MCI (n＝320)	全因痴呆 (n＝362)	AD (n＝258)	其他类型 (n＝104)
焦虑(%)	17.0	7.9	17.7	9.9	21.5	11.2	13.5
情感高涨/欣快(%)	0.9	0.5	1.6	0.6	3.1	1.9	1
情感淡漠(%)	27.4	28.5	22.6	14.7	35.9	8.1	11.5
脱抑制(%)	9.1	7.9	11.3	3.1	12.7	6.2	4.8
易激惹(%)	20.4	20.1	17.7	14.7	27	14.7	14.4
异常行为活动(%)	14.3	16.8	8.1	3.8	16	5.4	1
睡眠(%)	/	/	/	13.8	27.4	7.4	7.7
进食(%)	/	/	/	10.4	19.6	3.5	4.8
总和(%)	56.2	53.3	59.7	43.1	74.6	60.9	63.5

注：CHS：心血管健康研究；MRC CFAS：英国医学研究委员会认知功能与老龄化研究；AD：阿尔茨海默病；VaD：血管性痴呆；MCI：轻度认知损害；NPI：神经精神症状问卷。

精神行为症状可出现于不同程度、不同亚型的 VCI 中。然而，到目前为止，大部分相关研究都未对 VCI 亚型进行更细致的区分，少部分对 VCI 各亚型进行独立分析的研究发现，不同的 VCI 亚型也许呈现不同的精神行为症状谱。Vantag E 的研究纳入了 484 名轻中度 VaD 患者，发现其中 92% 的患者都至少表现出一种精神行为症状，淡漠是最常见的（65%），其次是抑郁（45%）、易激惹（42%）和激越/攻击（40%）。该研究同时发现，淡漠、异常运动行为和幻觉在小血管性 VaD 中更常见，而激越、攻击和欣快则在大血管性 VaD 中更常见。隆德纵向痴呆研究则比较了 3 种不同 VaD 亚型（单纯性小血管性 VaD、单纯性大血管性 VaD 及伴有 AD 病理表现的混合性小血管性 VaD）的临床表现，结果发现：精神行为症状在伴有 AD 病理表现的混合性小血管性 VaD 中最普遍，此外，幻觉、妄想在大血管性 VaD 中比在小血管性 VaD 中更普遍，只是上述差异均未达到显著性水平。2015 年，Tiel 等的一篇系统综述纳入了 13 篇以 NPI 作为评估工具的 VCI 精神行为症状研究（其中仅 1 篇是基于社区人群的流行病学研究，即卡什郡研究，其余 12 篇均为基于临床样本的单中心或多中心研究），结果发现：在不同亚型的 VCI 患者中均普遍存在精神行为症状，精神行为症状在非痴呆型血管性认知损害（VCIND）、皮质 VaD 和皮质下 VaD 中的患病率分别为 47.5%～89.0%、83.8%～96.4%、59.7%～100.0%,而在不同精神行为症状中,最常见的是情感淡漠和抑郁,其次为易激惹、焦虑和激越。同时,他们还发现:皮质 VaD 与皮质下 VaD 在 NPI 各单项分上均不存在显著差异,而 VCIND 与 VaD 在情感淡漠和激越的患病率上存在显著差异,情感淡漠在 VCIND 中的患病率显著低于皮质 VaD 和皮质下 VaD($P = 0.025$),而激越在 VCIND 中的患病率显著低于皮质 VaD($P = 0.036$),但与皮质下 VaD 之间不存在显著性差异(表 1-4-2)。

表 1-4-2　不同 VCI 亚型精神行为症状的平均患病率

VCI 亚型	皮质 VaD	皮质下 VaD	VCIND
妄想(%)	19.68	16.16	12.18
幻觉(%)	10.79	12.21	1.85
激越/攻击(%)	33.45	41.33	16.30
抑郁(%)	52.63	53.34	45.94
焦虑(%)	36.37	36.09	31.28
情感高涨/欣快(%)	5.41	9.99	3.04
情感淡漠(%)	49.02	50.24	17.14
脱抑制(%)	17.27	10.83	6.88
易激惹(%)	38.23	40.34	34.08
异常行为活动(%)	17.60	22.47	5.43
睡眠(%)	38.23	44.85	26.13
进食(%)	37.98	40.23	26.82
总和(%)	92.53	88.07	73.83

注:VCI:血管性认知损害;VaD:血管性痴呆;VCIND:非痴呆性血管性认知损害。

同时,还有研究发现,精神行为症状与 MCI 向痴呆进展的风险也有关系。2015 年的一项 meta 分析发现,在流行病学研究中,抑郁会增加任何类型 MCI 向全因痴呆进展的风险(1 级证据),但在临床研究中抑郁是否会增加遗忘型 MCI 向 AD 或向全因痴呆进展,现有的证据不足。同时,他们还发现,在临床研究中,精神行为症状有无而非其程度大小能够预测任何类型 MCI 是否会向全因痴呆进展的(2 级证据),而就淡漠及焦虑是否可作为 MCI 向痴呆进展的预测因素,目前尚无定论。然而,这些研究大多未对痴呆及认知损害的病因进行更细致的评估与鉴别，因此，就精神行为症状是否也可作为 VCIND 向 VaD 进展的独立危险因素这一问题，仍需进一步研究。

三、症状学

VCI 等认知损害可几乎表现出各种不同的精神行为症状，如抑郁、焦虑、淡漠、幻觉、妄想、激越、攻击、睡眠障碍、异常行为活动等（表 1-4-3）。然而，到目前为止，大部分精神行为症状都是在非痴呆人群中进行定义与分类的，包括 ICD 及 DSM 在内的精神障碍诊断与分类系统也均是在非痴呆人群中进行信效度检验的。因此，对于 VCI 等痴呆人群，该如何对这些不同的精神行为症状进行定义、诊断与分类？其定义、表现、诊断与分类是否等同于非痴呆人群？这些症状之间是彼此独立，还是具有一定的相关性？是否可能存在由若干固定相伴出现的症状构成的"症状群"？这些问题都是值得我们思考的。

表 1-4-3　认知损害的精神行为症状

行为症状	精神症状	行为症状	精神症状
激越	人格改变	尖叫	幻觉
攻击	易激惹	囤积	妄想
异常运动行为	淡漠	跟踪	
漫游	抑郁	性行为去抑制	心境恶劣
诅咒	焦虑	去抑制	

Leroi 和 Lyketsos 提出至少 3 种对于认知损害的精神行为症状进行分类的方法。第一，将不同的精神行为症状作为独立的症状实体。Burns 在其对于 AD 患者的精神行为症状所进行的里程碑式研究中，即采取了这一"单一症状"（monosymptomatic）的视角。该研究建立在老年精神状态量表（GMSS）对不同精神行为症状所进行的分类基础之上，其中所包含的症状有：思维障碍、感知觉障碍、情感障碍和行为障碍。然而，这一方法忽视了在痴呆患者中部分精神行为症状常常共同出现的现象。第二，根据"综合征"对于不同的精神行为症状进行分类。Aalten 等对 2 808 名痴呆患者的精神行为症状进行了因子分析（factor analysis），结果发现：在不同类型的痴呆患者之间，存在 4 种相对较固定的精神行为综合征（neuropsychiatric syndrome），即"活动过度"（hyperactivity）（包括激越、攻击、欣快、去抑制、易激惹、异常运动行为）、"精神

病性障碍"（psychosis）（包括幻觉、妄想）、"情感症状"（affective symptoms）（包括抑郁、焦虑）以及"淡漠"（apathy）（包括淡漠、进食行为）。第三，根据不同患者的精神行为症状谱（neuropsychiatric symptom profile）对其进行聚类（clustering）。Lyketsos 等对卡什郡研究中的 192 名 AD 患者进行了潜在类别分析（latent class analysis），结果发现：AD 患者根据其精神行为症状谱的不同可分成 3 类，其中人数最多的一类主要由无精神行为症状的患者（40%）和仅有一种精神行为症状的患者（19%）构成，第二类和第三类则分别主要表现为情感综合征（28%）和精神病性综合征（13%）。

此外，需要注意的是，抑郁、焦虑等精神行为症状自身实则也是由许多不同的临床表现构成的综合征，而符合特定诊断标准（如 DSM）的抑郁障碍、焦虑障碍、妄想障碍等精神障碍，又是根据特定人群精神障碍患者中所观察到的具体表现所定义的，因此，VCI 等痴呆患者的精神行为症状是否等同于非痴呆患者，VCI 与其他痴呆类型之间、VCI 各亚型之间的精神行为症状又是否相同，也存在较大争议。比如，Zubenko 等就发现，AD 患者的抑郁更多地表现为快感缺乏、易激惹、激越、淡漠和非特定的担忧，而其他在抑郁障碍患者中多见的抑郁表现（如内疚感、自责、悲伤、哭泣和自杀观念）则较少在痴呆患者中出现。

（一）抑郁

抑郁（depression）和痴呆的关系是相对较复杂的。第一，抑郁症患者（尤其是老年期抑郁）可表现出部分认知衰退的症状，出现暂时性的"假性痴呆"（pseudo-dementia）。然而，区别于"真性痴呆"的是，抑郁症所继发的"假性痴呆"可经抗抑郁治疗逐渐恢复。但 Sáez-Fonseca 等对 182 名中重度抑郁症患者进行了长达 5～7 年的随访，结果发现，合并"假性痴呆"的抑郁症患者在随访期内罹患"真性痴呆"的风险也进一步提高（RR 3.929，95% CI 1.985～7.775）。第二，抑郁症状可作为 VCI 等认知障碍的危险因素或首发表现。虽然就抑郁症状是否可作为 VCI 的高危因素这一问题，至今仍存在一定争议，然而建立在已有研究基础上的 meta 分析已发现，老年期抑郁可显著提高罹患 VaD（OR 2.52，95% CI 1.77～3.59，$P<0.001$）的风险。第三，在 VCI 等认知障碍患者中，抑郁症状可合并出现，甚至是 VCI 患者最常见的精神行为症状之一（表 1-4-1 和表 1-4-2），且较之与 AD，VaD 患者出现抑郁的可能性更大（表 1-4-4）。卡什郡研究发现，以 NPI 作为评估工具，抑郁在 AD 和 VaD 患者中的出现频率分别是 20.1% 和 32.3%。Castilla-Puentes 等则发现，以 ICD-9 作为诊断工具，AD 和 VaD 患者中的抑郁症患病率分别为 18.5% 和 44.1%。第四，抑郁与痴呆在症

状学上存在许多重叠的地方,比如兴趣缺乏既可以是抑郁症的具体表现,但对于痴呆患者而言,也可能只是动力不足或能力不足的表现。

表 1-4-4　AD 和 VaD 患者中抑郁患病率比较

研究	抑郁标准	AD(%)	VaD(%)	样本来源
Lyketsos 等(卡什郡研究)	NPI	20.1	32.3	社区
Castilla-Puentes 等	ICD-9	18.5	44.1	医保数据库
Bowirrat 等	DSM-IV	57.1	85.7	社区
Park 等	CERAD-K DSM-IV	10.2	20.4	门诊
Fernandez Martinez 等	NPI	30.9	42.9	社区
Moretti 等	CSDD NPI	/	55	门诊
Shah 等	CSDD BEHAVE-AD	12.4	15.9	门诊

注:AD:阿尔茨海默病;VaD:血管性痴呆;NPI:神经精神问卷;ICD:国际疾病分类;DSM:精神障碍诊断与统计手册;CERAD-K:美国阿尔茨海默病联合登记协作组织成套测试;CSDD:康奈尔老年痴呆抑郁症量表;BEHAVE-AD:阿尔茨海默病病理行为评定量表。

通常认为,痴呆人群中抑郁症的临床表现并不显著区别于非痴呆人群。情绪低落是常见主诉,但同样也可表现为易激惹、易怒和焦虑等。睡眠障碍、食欲不振、精力不足等症状也是多见的。患者会变得消极,觉得生活无望,自觉无价值、内疚,甚至出现自伤现象。同时,抑郁发作本身也会加重认知功能衰退,此时,对患者认知功能衰退的原因进行细致的鉴别就成为必要,医师在鉴别时可尝试应用抗抑郁药,如患者的认知功能随着抑郁症状的改善而提高,则可基本认为患者短期内出现的认知功能衰退是抑郁所致。

此外,需要注意的是,在痴呆和抑郁之间存在许多症状上的重叠之处,比如社交回避、兴趣缺失、动力不足、始动性缺乏等症状既可见于抑郁患者,也可见于痴呆患者。因此,如果在痴呆患者中发现上述这些症状,临床医师也需仔细甄别其原因所在,明确这些症状的出现究竟是抑郁症的表现,还是患者认知功能衰退的表现。那么,一般而言,抑郁发作起病时间更短,通常是几周至几个月,而痴呆的进展速度相对较慢,通常在几个月至几年。

目前,关于 VCI 患者中抑郁症的自然病程,相关研究较少。较大型的一项研究是由 Moretti 等开展的,他们对 120 名皮质下 VaD 患者及 120 名多发梗死性痴呆患者进行了 2 年随访。结果发现:在 2 年时间内,皮质下 VaD 患者的抑郁症患病率由 63% 下降到 34%,而多发梗死性痴呆患者则仅由 52% 下降到 51%。

(二)淡漠

淡漠(apathy)的原意是"冷漠无情"(lack of passion),而在现代精神病学中,"淡漠"一词的含义则出现了些许不同。如今,它在含义与用法上更接近于"意志缺乏"(abulia),即执行力减弱。

淡漠是痴呆患者最常见的精神行为症状之一。美国卡什郡研究的结果显示,淡漠是 AD 患者最常见的精神行为症状(38.5%),是 VaD 患者第三常见的精神行为症状(23%),仅次于抑郁(32%)和激越/攻击(32%)。然而,人们对于淡漠的重视程度往往不及抑郁,原因之一在于淡漠的定义、诊断标准及其在分类学上的地位至今尚不明确。虽然一些研究认为淡漠是独立存在的症状实体,但它在痴呆患者中往往与抑郁合并出现,这就使得淡漠常常较难与抑郁区别。同时,淡漠和抑郁的核心表现都是"意志力不足"(lack of volition),因此有许多相类似的临床表现,比如兴趣缺乏、动力不足、疲乏、嗜睡等(表1-4-5)。然而,两者还是存在一些明显不同,比如负性情绪(悲伤、内疚、自我批评、无望、无助等)更常见于抑郁中,而淡漠则主要表现为情感反应不足。

表 1-4-5　淡漠和抑郁的临床表现比较

淡漠的表现	共同的表现	抑郁的表现
情感反应迟钝	心境恶劣	自知力缺乏
兴趣减少	社交活动减少	自我批评
自杀观念	疲乏/嗜睡	难以持久
冷漠	无望	悲观主义
精神运动性迟滞	始动性不足	内疚感

但是,到目前为止,更多的研究关注于 AD 患者的淡漠表现,对于 VaD 患者则较少关注。Moretti 等比较了 AD 及皮质下 VaD 患者的淡漠表现,结果发现:以临床医生使用的淡漠评估量表(AES-C)作为评估工具,皮质下 VaD 患者的淡漠水平(AES-C 48.5±7.2)甚至比 AD 患者(AES-C 28.0±4.9)更高($P<0.01$),同时,在 12 个月的随访时间内,皮质下 VaD 患者的淡漠水平显著上升($\Delta=18.7\pm3.7$, $P<0.01$),而 AD 患者则并不显著。在 Moretti 等的另一项研究中,他们对 1 155 名皮质下 VaD 患者进行了长达 5 年的随访,结果发现:在 5 年随访期内,皮质下 VaD 患者的淡漠水平呈现进行性上升,同样以 AES-C 作为评估工具,基线时患者评分为 38.5±7.2,而在 5 年后,评分上升

至 $69.2 \pm 4.1(P < 0.01)$。此外，淡漠还会加重痴呆患者的认知障碍。Starkstein 等发现，淡漠会使 AD 患者的认知功能衰退得更快($P=0.0007$)、更多($P=0.006$)，至于在 VCI 患者是否也可得出类似结论，尚未有定论。

(三) 幻觉与妄想

幻觉(hallucination)与妄想(delusion)是许多精神疾病的常见症状，同时也可能出现于其他脑器质性疾病中，如痴呆、癫痫、脑血管疾病、脑外伤、脑肿瘤等。在痴呆患者中出现的幻觉与妄想，其定义并无特殊之处，即幻觉是一种虚幻的知觉体验，而妄想则是一种脱离现实的、不可动摇的错误信念。然而，在许多情况下，尤其是在患者合并认知损害时，幻觉与妄想并不容易区分。此外，值得注意的是，还有一类现象称为错认(misidentification)，也常出现于痴呆患者，如否认这是自己的家["这不是我家"(this house is not my home)现象]、坚信家里住着陌生人["幽灵房客综合征"(phantom boarder syndrome)]、坚信自己的亲人被其他人给替代了["替身综合征"(Capgras syndrome)]、相信电视人物是活的而且就在房间里、无法辨认出镜子里的自己["镜子征"(mirror sign)]等。"错认"可被认为是妄想的一种类型，然而，在特定情况下，也可能是失认症(agnosia)或某些视觉症状的结果。

到目前为止，VCI 患者的幻觉和妄想并未引起足够关注，然而，幻觉和妄想在 VCI 患者中并不少见，且往往会加重患者及其家属的负担，成为其他负性事件(如攻击、激越、漫游、失眠等)的原因。不同研究所报道的幻觉与妄想在 AD 与 VaD 患者中的出现频率不尽相同。幻觉在 AD 和 VaD 患者中的出现频率可分别达到 13.1% 和 12.9%；妄想在 AD 中的出现频率为 15%～76%，在 VaD 则为 15%～36%，其中被害妄想是最常见的妄想类型(25%)。

目前，该领域的相关流行病学研究仍旧较少，其中最具代表性的是美国卡什郡研究。该研究较系统地调查了 AD 及 VaD 患者中幻觉与妄想的出现频率，发现 AD 和 VaD 患者中幻觉的出现频率分别为 12.8% 和 15.5%($\chi^2=0.295$, $P=0.59$)，而妄想的出现频率则分别为 21.8% 和 12.5%。虽然，妄想在 AD 中的出现频率几乎是 VaD 的两倍，然而，在统计学上，并不存在显著性差异($\chi^2=2.39$, $P=0.122$)，这和许多临床研究的结果是相吻合的。该研究同样对各种幻觉及妄想类型进行了细致的比较，发现在 AD 患者中最常见的幻觉类型是幻视(9.1%)，其次为观察到患者在和不存在的人说话(6.2%)以及幻听(3.6%)；而在 VaD 患者中最常见的幻觉类型是观察到患者在和不存在的人说话(8.6%)，其次为幻视(8.5%)以及幻听(6.9%)，幻嗅、幻触及幻味在 AD 及 VaD 患者中均较少见,而在 AD 与 VaD 患者之间,各种幻觉类型的出现频率并不存在显著性差异。就妄想而言,AD 和 VaD 患者最常见的妄想类型均为被窃妄想(delusion of theft)(AD 12.7%;VaD 6.8%),各种妄想类型在 AD 和 VaD 患者中的出现频率同样不存在显著性差异(表 1 - 4 - 6)。

表 1 - 4 - 6　不同幻觉和妄想类型在 AD 及 VaD 患者中的出现频率

项　　目	AD(%)	VaD(%)
妄想类型		
相信自己身处危险之中	6.6	0
相信有人在偷自己东西	12.7	6.8
相信伴侣有外遇	2.2	0
相信家人要抛弃自己	4.1	3.4
相信有不受欢迎的房客住在自己家里	4.6	5.1
怀疑其他人的身份	1.6	5.1
相信这不是自己的家	3.1	3.4
相信电视人物就在自己家里	2	1.7
幻觉		
幻听	3.6	6.9
和不存在的人说话	6.2	8.6
幻视	9.1	8.5
幻嗅	0	0
幻触	1	0
幻味	0.5	0

注:AD:阿尔茨海默病;VaD:血管性痴呆。

(四)异常行为活动

VCI 患者会表现出许多异常的行为活动,如激越(agitation)、攻击(aggression)、坐立不安(restlessness)、无目的漫游(aimless wandering)、踱步(pacing)等,而其中激越是最常见也是最突出的。VCI 患者的激越行为会对其照料者产生很大的影响,同时对其自身也会造成直接或间接的伤害。这些异常的行为活动也许反映了患者内在的精神冲突,比如在 VCI 患者中较常见的幻觉和妄想可能会导致激越行为的出现;睡眠障碍也会导致 VCI 患者因睡眠不足、精神欠佳而出现坐立不安、易激惹和攻击等现象。当 VCI 患者共病焦虑或抑郁时,同样也可能出现激越行为(图 1 - 4 - 2)。

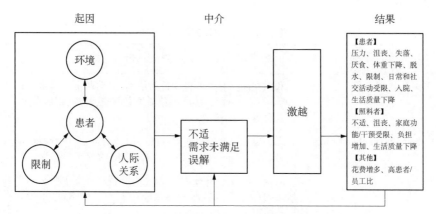

图 1-4-2　激越的起因与结局

　　然而,迄今为止,围绕激越行为的定义及其诊断标准,仍存在许多不甚清楚的地方。许多作者给出了激越的定义(表 1-4-7),如 Cohen-Mansfield 和 Billig 将其定义为:

　　　　无法由需求或困惑所解释的不恰当的言语(verbal)、声音(vocal)或运动(motor)行为,包括诸如以下的行为:无目的漫游、踱步、诅咒、尖叫、啃咬和打架。

　　该定义虽然最初并非用于痴呆患者,但是却在痴呆患者的激越行为研究中得到了广泛认可。然而,也有人批评这一定义对于痴呆患者而言过于宽泛、无所不包。此外,关于这一定义,另一存在争议的地方在于患者行为的恰当性究竟是否该由观察者做出判断,还是该从患者自身处境出发,因为许多在外人看来不恰当的行为,如果换个角度,以患者自身视角来看,或许是合情合理的。由于激越行为种类繁多,Cohen-Mansfield 等进一步将其划分为 4 个亚型:攻击性物理行为(physically aggressive)、非攻击性行为(physically nonaggressive)、攻击性言语行为(verbally aggressive)、非攻击性言语行为(verbally nonaggressive)(表 1-4-8)。激越行为与攻击行为的区别是值得注意的。目前对于攻击行为缺乏统一定义,Patel 和 Hope 将其定义为:

　　　　一种向其他个体、物体或自己施加伤害性刺激的公然行为,虽然攻击行为未必是有目的的,但是绝非意外。

　　攻击行为的特点是:故意性、暴力性、高强度和伤害性,虽然极端的激越行为也可以表现为攻击,但不是必需项。激越行为一般要求具有反复性(repetitiousness)、非特定性(non-specificity)和不恰当性(inappropriateness)等特征,因此在这两个概念之间仍旧存在一定差异。

表 1-4-7　激越的不同定义

来　源	定　义
美国精神病学会	和内在冲突有关的过度行为活动,活动通常是非生产性的(non-productive)、反复的,包括坐立不安、踱步、挤压双手、拉扯衣服等行为
Cohen-Mansfield 和 Billig	无法由需求或困惑所解释的不恰当的言语、声音或运动行为,包括无目的漫游、踱步、诅咒、尖叫、啃咬和打架等
Rosen 等	或是破坏性且不安全的,或是影响特定环境中照护的声音或运动行为,包括 4 种行为范畴:发声、运动紊乱、攻击和不服从照护
Hurley 等	其他人能从中观察到这名患者正在经历不愉快的兴奋状态的运动行为,这些行为即便在施加干预之后仍存在,其目的是为了减少内在或外在刺激,形式包括:抗拒、缓解负面体征、减少压力来源

表 1-4-8　激越行为的分类

项　目	物 理 行 为	言 语 行 为
攻击性	性侵犯 伤害自己或他人 扔东西 搔抓 抓取 推搡 吐口水 乱踢 啃咬 击打	诅咒 发出奇怪的噪音 口头性骚扰 尖叫
非攻击性	忸怩作态 不恰当地穿脱衣物 吃不恰当的东西 不恰当地抓取东西 设法到另一个地方去 踱步、无目的漫游 故意跌倒 坐立不安 囤积物品 藏匿物品	抱怨 消极言语 重复言语 反复地、随意地寻求注意或帮助

对于认知损害患者的激越行为,既往研究更多集中于 AD,而对于 VCI 或其他认知损害类型的报道则相对较少。然而,据已有数据可知,激越和攻击行为在 VCI 患者中同样是普遍的。美国卡什郡研究发现,痴呆患者中 24% 都表现出一定的激越行为,是 VaD 患者第二常见的精神行为症状(32%),仅次于抑郁(32%),而在 AD 患者中,激越的出现频率同样高达 22.4%。CHS 认知研究则发现,全因痴呆患者中激越行为的出现频率达到 30%,仅次于淡漠(36%)和抑郁(32%)。Cohen 等在一项社区研究中比较了 AD、多发梗死性 VaD 和混合性痴呆患者的激越行为,结果发现:AD、多发梗死性 VaD 及混合性痴呆患者中激越的出现频率分别高达 29.2%、28.9% 和 27.9%。Sultzer 等同样比较了 AD 和多发梗死性 VaD 患者的激越行为,亦未发现明显差别。Harris 等则比较了 61 名多发梗死性 VaD 患者及 86 名无痴呆表现的多发梗死患者在激越行为上的异同,并发现 40.7% 的多发梗死性 VaD 患者表现出一定的激越行为,而这一比例在无痴呆表现的多发梗死患者中仅为 19%。在 AD 患者中,还有研究发现激越行为的出现频率与患者的认知功能存在一定相关性。Cooper 等发现,在轻度 AD 患者中,激越行为的出现频率为 37.5%,而在重度 AD 患者中,这一比例上升至 66.5%。Teri 等则发现,以 MMSE 作为评估工具,激越行为的出现频率与 AD 患者的 MMSE 评分呈现负相关,在轻度、中度及重度 AD 患者中,激越行为的出现频率分别为 10%、27% 和 38%,漫游行为的出现频率分别为 18%、22% 和 50%,坐立不安的出现频率分别为 60%、40% 和 50%。

四、评估和诊断

考虑到痴呆患者的精神行为症状带给患者本人及其家庭的重大影响以及其可治性,在对 VCI 患者进行完整的临床评估时,是不应该遗漏对其精神行为症状的检查与评估的。对于 VCI 患者的精神行为症状进行临床评估,需要临床医生尽可能详细而完整地收集患者各方面的病史信息,既包括主观感受,也包括客观行为表现。需要注意的是,由于许多异常的精神行为表现可能只在特定环境(如患者日常生活)中才出现,较难在诊室或床旁发现,因此,除了患者本人之外,临床医生也有必要从患者家属、朋友或其他照料者处收集所需信息。

虽然痴呆患者在沟通与社交能力上可能存在一定障碍,但是与痴呆患者进行面对面交流,由此采集到的信息仍旧是非常宝贵的。因此,在可能的条件下,临床医生应给予患者更多的鼓励与支持,尽可能多地倾听他们内心真实的想法,以此作为痴呆患者临床评估的重要组成部分,而不应一味使用标准化评估工具。另外,如果患者能充分表达其观点或想法,那么,他们能提供给医生的信息也更加真实、客观与可信。

同时,医生也需要从患者家属或其他照料者那里采集信息。第一,患者家属能够告诉临床医生许多在诊室中无法观察到的精神行为症状。第二,对于精神行为症状的干预,不应只是听从患者自身的主诉或临床医生的专业判断,理解哪些精神行为症状对于家属来说是最棘手、需要优先干预的,同样非常重要。第三,患者与家属的相处模式也会对患者的精神行为症状产生不同程度的影响,对于部分需要由患者家属完成评定的量表来说,家属自身的心理状态、文化背景或与患者相处的时间都会影响临床医生对于量表评定结果的解释。Sink 等发现,患者家属的年龄、教育程度、抑郁情况、压力状况及每周付出的照料时间都和痴呆患者精神行为症状的严重程度呈现显著的相关性($P \leqslant 0.005$)。第四,患者的精神行为症状反过来也会影响患者与其家属的关系。de Vugt 等发现,痴呆患者的精神行为症状会影响到夫妻关系,其中尤以淡漠的影响最大。而 Feast 等在对 25 项相关研究进行系统综述之后发现,痴呆患者的精神行为症状对其家属的影响主要在于:关系恶化("感到像是失去了亲人")、由患者的越轨行为所产生的误解、家属对于患者终将失去其人格的担心。总之,以上这些宝贵的临床信息,都只有在与患者家属或其他照料者进行密切沟通后才能获知。

在过去数十年间,研究者们已经编制了 100 余种用于量化痴呆患者精神行为症状的标准化评估工具,其中既包括对于特定精神行为症状(如抑郁、淡漠、激越等)进行评估的工具,也包括对于精神行为症状进行全面评估的量表。

目前,对 VCI 的精神行为症状评估,使用的最广泛的全面评估量表是由 Cummings 等于 20 世纪 90 年代编制的神经精神症状问卷(NPI),该问卷被认为是全面评估痴呆患者(包括 VCI)的精神行为症状的金标准。NPI 共评估 12 种不同的精神行为症状:妄想、幻觉、激越/攻击、抑郁/恶劣心境、焦虑、情绪高涨/欣快、情感淡漠、脱抑制、易激惹/情绪不稳定、异常行为、夜间行为/睡眠障碍、食欲/进食障碍。NPI 最初用于住院患者的精神行为症状评估,其信息主要由患者的知情者提供,此后,又相继创编了由护理院工作人员进行评定的NPI 护理院版本(NPI - NH),以及由临床医生进行评定的 NPI 临床医生版本(NPI - C)。目前已有多种不同语言版本的 NPI 经过了信效度检验,其中也包括中文版本,然而,到目前为止,NPI 中文版本的信效度仅在 AD 患者中进行了检验,而对于 VCI 患者其信效度如何,尚不明确。

AD 病理行为评定量表(BEHAVE - AD)是用于临床评定 AD 患者精神行为症状严重程度的量表,共评定 7 大类 25 种症状,包括偏执和妄想观念、幻觉、行为紊乱、攻击行为、日夜节律紊乱、情感障碍、焦虑和恐惧。BAHAVE - AD 同样已在多国进行了信效度检验,国内也已由盛建华等于 2001 年将其引进,并在 AD 及 VaD 患者中进行了中文版本的信效度检验。虽然 BEHAVE - AD 最初是用于 AD 患者的临床评估,然而,该量表在国内外也被广泛用于 VaD 患者的精神行为症状评估,尤其用于比较 AD 及 VaD 患者的精神行为症状差异。因此,一般认为 BEHAVE - AD 在 VCI 患者中也具有较好的信效度。

Jeon 等对 29 种用于全面评估痴呆患者的精神行为症状的量表进行了系统评价,其中质量较高的是 5 种量表:NPI、BAHAVE - AD、美国阿尔茨海默病联合登记协作组织痴呆行为评定量表(CERAD - BRSD)、神经行为评定量表(NRS)及痴呆行为紊乱量表(DBDS),再对这 5 种量表进行更细致的评价,最终认为:NPI 和 BEHAVE - AD 是用于临床评估及研究 VCI 在内的痴呆患者的精神行为症状的最优评估工具,而 CERAD - BRSD 则由于其评定时间较长而不太适于临床评估,推荐用于科研。

此外,对于痴呆患者的抑郁症状评估,常用的量表包括康奈尔痴呆抑郁量表(CSDD)及老年抑郁量表(GDS)。前者已由任汝静等引入国内,并在 AD 患者中进行了信效度检验,后者则主要是在国内社区老人中进行了信效度检验。关于痴呆患者的激越症状,常用量表包括 Cohen-Mansfield 激越问卷(Cohen-Mansfield agitation inventory)。关于痴呆患者的淡漠症状,临床医生用的淡漠评估量表(AES - C)曾被部分研究所使用,然而尚缺乏充分的信效度检验。关于痴呆患者的幻觉和妄想等精神病性症状,Ballard 等曾在 Burns 等对于 AD 患者的精神行为症状所进行的著名研究的基础之上编制了一份"Burns 症状清单"(Burns symptom checklist),其中列举了多达 17 种精神病症状,这是至今唯一一份单纯针对痴呆患者的精神行为症状进行评估的问卷,然而尚缺乏足够的信效度检验。

临床医生在选择合适的评估工具时应充分考虑评估目的,究竟是要对患者的精神行为症状进行全面评估还是对特定症状进行更为细致的评估,是要在临床上应用还是用于科研,这都是医生在选择相应评估工具前需要首先考虑的问题。此外,临床医生应尽可能多地从不同知情者或照料者处收集所需要的信息,并进行互相比较,以获得患者更全面的临床表现,同时也应当对不同信息源之间的矛盾之处予以高度重视,应探明其背后的原因,也许这正提示了患者相关症状的诱因。

参考文献

［1］Cerejeira J, Lagarto L, Mukaetova-Ladinska E B. Behavioral and Psychological Symptoms of Dementia［J］. Frontiers in Neurology, 2012,3(3).

［2］Ismail Z, Smith E E, Geda Y, et al. Neuropsychiatric symptoms as early manifestations of emergent dementia: Provisional diagnostic criteria for mild behavioral impairment［J］. Alzheimers & Dementia, 2016,12(2): 195 - 202.

［3］中华医学会精神医学分会老年精神医学组. 神经认知障碍精神行为症状群临床诊疗专家共识［J］. 中华精神科杂志,2017,50(5): 335.

［4］Stephan B C, Matthews F E, Khaw K T, et al. Beyond mild cognitive impairment: vascular cognitive impairment, no dementia (VCIND)［J］. Alzheimers Research & Therapy, 2009,1(1): 4.

［5］Ismail Z, Agüera-Ortiz, Luis, Brodaty H, et al. The Mild Behavioral Impairment Checklist? (MBI-C): A Rating Scale for? Neuropsychiatric Symptoms in? Pre-Dementia Populations［J］. Journal of Alzheimer's Disease, 2017,56(3): 929 - 938.

第二部分
血管视角

　　本部分旨在介绍可引起血管性认知损害的常见血管疾病,包括策略部位卒中、卒中后认知损害、小动脉硬化型脑小血管病、脑淀粉样血管病、遗传性脑小血管病。最后,我们综述了血管性认知损害的常见大鼠和小鼠模型,以期探讨血管性认知损害的发病机制。

第一章
策略部位卒中

策略部位卒中所致认知功能障碍是 VCI 的重要组成部分。最初的研究主要来自患者死后尸体解剖的结果。现代影像学的发展为策略部位卒中所致 VCI 带来了跨越式的进步。而策略部位卒中因其发病迅速、受累部位单一等特点，也成为早期皮质及皮质下脑功能研究的重要辅助手段。早期策略部位卒中的研究主要来自尸体解剖。随着影像学技术的发展，具有特征影像学表现和临床表现的系列病例报道（如丘脑、尾状核头等）成为策略部位卒中所致认知功能障碍的主要发现方式。目前更高分辨率的影像学检查及白质病变传导束上关键部分的分析为策略部位卒中所致认知功能减退带来了新的方向。基于人群的策略部位病变及临床表现的分析为我们识别出了更多白质传导束上的关键部位。而作为传统 VCI 的研究，我们更多关注白质积分、腔隙性病灶数目等评价。这些最新的研究为我们扩展了策略部位卒中所致认知功能障碍的范围。

传统皮质下策略部位卒中主要包括内囊、丘脑、穹隆、尾状核、胼胝体等部位。

一、内囊膝部

内囊是基底节区与丘脑之间的神经传导束。数个系列病例报道表明内囊膝部梗死会造成类似额叶功能障碍或记忆力减退的现象。患者主要表现为注意力不集中、波动的警觉水平、淡漠，意志力减退、精神运动迟滞等额叶功能受损症状。对于此类患者临床症状的神经受损病理生理机制，有研究表明可能是联系额叶皮质与丘脑的白质纤维受损所致。此研究对 3 名患者进行了fMRI 的研究。fMRI 显示患者同侧额叶皮质的下内侧区域出现了局灶性灌注降低，进一步支持内囊膝部与额叶功能密切相关。同时也有报道表明左侧内囊膝部梗死患者可表现为强迫行为。

二、丘脑

丘脑区域卒中病灶与患者认知功能密切相关。早期关于影响认知功能的策略部位卒中的研究主要集中于丘脑。丘脑是一个皮质下血灰质核团，是皮质下的一个初级中枢，对于各类感觉进行初加工并向皮质进行精确或非特异性投射。丘脑主要由4条动脉供血：丘脑结节动脉、旁正中动脉、丘脑下外侧动脉以及脉络膜后动脉。其中丘脑结节动脉和旁正中动脉的病变对患者认知功能影响较大。丘脑下外侧动脉梗死主要造成纯感觉、纯运动或典型丘脑症状（classic thalamus syndrome），极少部分患者会出现执行功能下降。部分患者也会出现幻听，这主要是内侧膝状体受累所造成。脉络膜后动脉病变的患者主要累及外侧膝状体，患者出现象限盲。部分患者出现经皮质失语和记忆力减退。

1. **丘脑结节动脉梗死** 丘脑结节动脉从后交通动脉中三分之一发出。丘脑结节动脉梗死（图2-1-1）常导致患者认知和行为异常。左侧丘脑结节动脉供血区梗死导致患者记忆障碍、言语障碍及失算（acalculia）。记忆障碍表现为回想（recalling）和记住（acquisition）障碍（言语或视觉为主），有时时间定向力也受损。时间定向力受损亦称为定时不能（chronotaraxis，即缺少时间的感觉），这是由于背内侧核受损。遗忘综合征是由于丘

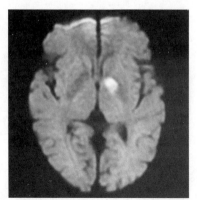

图2-1-1 左侧丘脑结节动脉梗死

脑乳头体束受损导致丘脑前核与海马之间联系受损，以及杏仁核丘脑束受损，导致丘脑前核与杏仁核之间联系受损所致。言语症状被称为丘脑性失语，表现为命名不能伴随流利性下降，以及没有实际意义的流利的言语错乱。言语障碍还表现为朗诵和复述功能的保留，但理解力下降。右侧结节动脉梗死，主要表现为视觉记忆的下降和轻度认知损害。行为异常表现为重复地讲一些不相关的东西、冷漠、疾病失认等。双侧极动脉梗死会造成严重且持久的冷漠，以及遗忘综合征。

2. **旁正中动脉梗死** 发自大脑后动脉（PCA）的P1端，表现为意识水平

的下降。初期表现为波动性的意识水平下降,随后出现意识混乱、激动、易激惹以及冷漠。双侧同时伴有垂直凝视障碍,可表现为昏睡或昏迷。板内核和中脑嘴侧网状结构受损表现出警觉性异常,同时也会有以垂直凝视障碍为主的多种形式眼球运动障碍。急性期后的认知损害包括失忆、定向力改变、学习能力下降及忽视。异常运动包括发生在对侧肢体的震颤、肌张力障碍等。由Percheron动脉梗死造成的双侧丘脑内侧梗死会造成持续的认知功能障碍,包括无动缄默。

三、穹隆

穹隆是双侧大脑半球内侧面的白质纤维束。穹隆作为海马的主要传出白质纤维束环绕丘脑,连接颞叶内侧面与下丘脑。通常情况下,穹隆主要由发自前交通动脉的穿支——胼下动脉供血,部分情况可由后循环供血。穹隆部位梗死患者表现为顺行性的言语和视空间记忆遗忘。

四、尾状核头部

尾状核作为基底节区的一部分和豆状核以内囊相隔,两者合称为纹状体。其中尾状核与壳核合称为新纹状体,起源于端脑;苍白球称为旧纹状体,起源于间脑。同其他基底节结构功能相似,尾状核接受来自脑内的多处传入纤维,进行初步整合后又传向脑内其他结构,对动作的维持等起重要作用。尾状核头部向前凸向侧脑室前脚,其主要由Heubner返动脉供血,但也有源自前豆纹动脉(起源于大脑前动脉)或侧豆纹动脉(起源于大脑中动脉)。尾状核头部梗死主要表现为淡漠、脱抑制、情感障碍。在神经心理学评价中,患者主要表现为以语义记忆功能下降为主的记忆力下降、注意力不集中及执行功能减退。左侧尾状核头梗死患者主要表现为语义记忆下降,而右侧尾状核头梗死患者表现为视空间记忆力下降。尾状核头梗死患者的整体发病率较低,目前文献主要以病例报道为主,不同病例报道之间患者的临床表现存在差异。但主要研究均表明,尾状核头参与额叶皮质下环路,其病变与额叶功能减退相关。

五、胼胝体

胼胝体是连接左右大脑半球的白质纤维束,起到沟通双侧大脑半球的作用。其供血较丰富,主要由3支血管供应:①胼下动脉和胼内侧动脉,起源于前交通动脉，主要供应胼胝体的前部；②胼周动脉，起源于大脑前动脉，是胼胝体最主要的供血动脉，供应胼胝体的体部；③后胼周动脉主要来自后循环，供应胼胝体压部。胼胝体是一个狭长形组织，其接受血供较为丰富，故单一的胼胝体梗死较少见，其表现也较多样。但胼胝体梗死很重要的一个临床特征为"异手症"，即患者一侧肢体活动不受主管控制。胼胝体梗死患者也存在认知功能减退，主要表现在记忆力减退、视空间执行功能异常及注意力和计算力下降。

传统意义的策略部位卒中所致的认知损害主要指皮质下的孤立白质腔隙性梗死。皮质是人类认知功能高度发展所进化演变而成的高级中枢。其相应的控制语言、视空间、听力、动作及执行等功能区域的病变会导致相应的功能缺损。但因其血管支配多变，常不放在此处讨论。

目前策略部位卒中所致认知损害的研究有了新的进展。多个影像学队列的建立，为新的皮质下白质纤维束中策略部位卒中位点的识别提供了新的方向。传统意义的对皮质下白质负荷的研究主要集中在白质病变程度、皮质下腔隙灶的数目，而对其位置关注较少。新的研究表明其关键位置的白质纤维束病变比前者更具有预测意义。不同于传统策略部位卒中病例报道式的研究，新的研究通过队列或病例对照对不同病变位置和临床表现进行统计分析，进而得出梗死部位与临床表现的关系。

参考文献

[1] Pantoni L, Basile A M, Romanelli M, et al. Abulia and cognitive impairment in two patients with capsular genu infarct [J]. Acta Neurologica Scandinavica, 2001,104(3): 185 - 190.

[2] Tatemichi T K, Desmond D W, Prohovnik I, et al. Confusion and memory loss from capsular genu infarction: a thalamocortical disconnection syndrome [J]? Neurology, 1992,42(10): 1966.

[3] Oh J H, Ahn B Y, Jo M K, et al. Obsessive-compulsive behavior disappearing after left capsular genu infarction. Case Rep Neurol. 2011 Jan 14;3(1): 18 - 20.

[4] Chen X Y, Wang Q, Wang X, et al. Clinical Features of Thalamic Stroke [J]. Current Treatment Options in Neurology, 2017,19(2): 5.

[5] Nishio Y, Hashimoto M, Ishii K, et al. Multiple thalamo-cortical disconnections in anterior thalamic infarction: Implications for thalamic mechanisms of memory and language [J]. Neuropsychologia, 2014,53: 264 - 273.

[6] Thomas A G, Koumellis P, Dineen R A. The Fornix in Health and Disease: An Imaging Review [J]. RadioGraphics, 2011,31(4): 1107 - 1121.

[7] Park S A, Hahn J H, Kim J I, et al. Memory deficits after bilateral anterior fornix infarction [J]. Neurology, 2000,54(6): 1379 - 1382.

[8] Mizuta H, Motomura N. Memory dysfunction in caudate infarction caused by Heubner's recurring artery occlusion [J]. Brain & Cognition, 2006,61(2): 0 - 138.

[9] Mendez M F, Adams N L, Lewandowski K S. Neurobehavioral changes associated with caudate lesions [J]. Neurology, 1989,39(3): 349 - 354.

[10] Richfield E K, Twyman R, Berent S. Neurological syndrome following bilateral damage to the head of the caudate nuclei [J]. 1987,22(6): 768 - 771.

[11] Kumral E, Evyapan D, Balkir K. Acute caudate vascular lesions [J]. Stroke, 1999,30(1): 100 - 108.

[12] Yang L L, Huang Y N, Cui Z T. Clinical features of acute corpus callosum infarction patients [J]. International journal of clinical and experimental pathology, 2014,7 (8): 5160 - 5164.

[13] Mahawish K. Corpus callosum infarction presenting with anarchic hand syndrome [J]. Bmj Case Reports, 2016: bcr2016216071.

[14] Gao X, Li B, Chu W, et al. Alien hand syndrome following corpus callosum infarction: A case report and review of the literature [J]. Experimental and Therapeutic Medicine, 2016,12(4): 2129 - 2135.

[15] Gao X, Li B, Chu W, et al. Alien hand syndrome following corpus callosum infarction: A case report and review of the literature [J]. Experimental and Therapeutic Medicine, 2016,12(4): 2129 - 2135.

[16] Huang X, Du X, Song H, et al. Cognitive impairments associated with corpus callosum infarction: a ten cases study [J]. Int J Clin Exp Med, 2015,8(11): 21991 - 21998.

[17] Biesbroek J?, Weaver N, Biessels G. Lesion location and cognitive impact of cerebral small vessel disease [J]. Clinical Science, 2017,131(8): 715 - 728.

[18] Zhao L, Biesbroek J M, Shi L, et al. Strategic infarct location for post-stroke cognitive impairment: A multivariate lesion-symptom mapping study [J]. Journal of Cerebral Blood Flow & Metabolism, 2017,38(8): 0271678X1772816.

第二章
卒中后认知损害

一、卒中后认知损害相关概念

(一) 定义

1. **认知功能障碍**　认知功能障碍为单和(或)多个认知域发生损害。认知功能由多个认知域组成,包括记忆、计算、时空间定向、结构能力、执行能力、语言理解和表达应用等方面。如果上述某一个认知域发生障碍,就称为该认知域的障碍,如记忆障碍、计算障碍、定向障碍等。

2. **血管性认知损害**　血管性认知损害(VCI)是涵盖所有与血管因素相关的认知损害。1993 年,Hachinski 教授首次提出了 VCI 的概念:由血管危险因素(如动脉粥样硬化、脑淀粉样血管病、免疫性血管炎病变,既往卒中事件,卒中危险因素如高血压、糖尿病、高脂血症等)导致和(或)血管因素相关的认知功能障碍,包括从轻度认知损害到痴呆的整个过程。可单独发生或与阿尔茨海默病(AD)合并存在。

3. **卒中后认知损害**　卒中后认知损害(PSCI)是指在卒中这一临床事件后 3~6 个月内出现达到认知损害诊断标准的一系列综合征,包括多发性梗死、关键部位梗死、皮质下缺血性梗死和脑出血等卒中事件引起的认知功能障碍,同时也包括脑退行性病变如 AD 在卒中后 6 个月内进展引起认知功能障碍。

PSCI 强调了卒中与认知损害之间潜在的因果关系及两者之间临床管理的相关性(图 2-2-1)。包括从卒中后认知损害非痴呆(PSCIND)至卒中后痴呆(PSD)的不同程度的认知损害。

(二) VCI 与 PSCI 的关系

PSCI 将卒中事件后 3~6 个月内发生的各种类型认知功能障碍明确地区

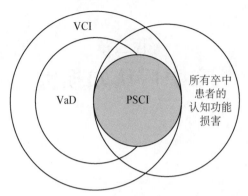

图 2-2-1　PSCI 与认知损害之间的潜在关系
VCI：血管性认知损害；VaD：血管
性痴呆；PSCI：卒中后认知损害

分出来,是 VCI 的一种亚型。与 VCI 相比,它强调重视卒中人群中常见的认知功能障碍,并对其进行早期识别和管理,因此临床的操作性和识别度更高,方便医生实际诊断及管理。

（三）PSCI 的特点

大部分卒中后认知损害表现为经典的突发性、波动性或阶梯性认知功能下降模式。早期或轻度 PSCI(尤其是局灶性卒中后认知缺陷)是不稳定的,部分在发病数周或数月后可有不同程度的自发改善,但与运动功能的恢复不完全同步。不过,也有部分患者在发病 3 个月后仍存在明显的认知损害,甚至可出现认知功能障碍的进一步加重。所以 PSCI 的筛查是一个动态随访的过程。

二、流行病学

2016 年《中国脑卒中防治报告》报道:我国现有卒中患者 700 万人,不同地区卒中年龄标准化患病率为(260～719)/10 万人,每年新发卒中 200 万人;而每年因卒中致死达 165 万人,每年因卒中致死者占所有死亡原因的 22.45%。并且,卒中导致我国人群的残疾率高达 75%。截至目前,卒中已成为中国首位致残/致死性疾病。

认知损害是卒中后高发且长期伴随患者并对患者康复带来重要影响的症状之一。我国最近发表的一篇以社区人群为基础的研究共纳入 599 例卒中患者,依据 MoCA、MMSE、Hachinski 缺血指数量表(HIS)等评分量表对患者的认知功能进行评估,结果显示,PSCI 的总体发病率高达 80.97%,其中

PSCIND 患者占 48.91%,PSD 患者占 32.05%。卒中不仅易导致患者发生认知功能障碍,同时易加速患者的认知功能障碍并最终进展为痴呆。有研究提示,卒中使患者发生痴呆的概率增加 4~12 倍,并且,PSD 患者的病死率较 PSCIND 患者显著增高。我国 PSCIND 患者 1.5 年的病死率为 8%,而 PSD 患者 1.5 年的病死率则高达 50%。

PSCI 不仅增加患者病死率,亦严重影响患者的日常生活能力和社会功能,甚至加重患者的残疾情况。即使神经功能有中等或良好恢复的患者,认知功能障碍仍是大脑损伤最持久、最主要的后遗症之一。随着认知功能的降低,患者的独立性减弱,社会参与能力变差,生活满意度降低,给患者、家庭、社会均带来沉重负担。

随着卒中及其相关认知损害研究结果的陆续发表,PSCI 已成为当前国际卒中研究和干预的热点。2015 世界卒中日宣言明确提出"卒中后痴呆是卒中医疗不可或缺的一部分"。2016 年 2 月的国际卒中会议也提出了"需将认知损害和卒中干预策略进行整合"的理念。2016 年 5 月,美国心脏协会联合美国卒中协会联合发布了首部《成人卒中康复指南》,该指南更加强调了记忆与认知的重要性。

由此看来,PSCI 相关危险因素多,发生率高,危害严重。所以,如何早期发现和管理卒中后认知损害人群,是目前需要解决的重要课题。

三、PSCI 的病理生理及发病机制

PSCI 的发病机制涉及炎症反应、氧化应激、谷氨酸兴奋毒性、Ca^{2+} 超载、免疫抑制、胆碱能系统功能障碍等多种病理生理学过程,但目前为止 PSCI 具体的发病机制及病理生理尚未明确。近几年研究提到与 PSCI 发生相关的因素主要有以下几点。

1. 可能的致病因子 高血压、糖尿病、高脂血症、脑血管病、大量吸烟等血管危险因素以及细胞老化和变性,是促进血管损伤和 β-淀粉样(Aβ)蛋白沉积并最终导致 PSD 发病的重要因素。Aβ 蛋白沉积、缺血性脑损伤与炎症反应之间存在相互作用,共同导致卒中后认知损害的加重。临床研究表明,脑血管病患者同时伴有脑内 Aβ 蛋白沉积时会表现出更严重和更迅速的认知功能减退,提示 Aβ 蛋白沉积可加重卒中患者认知损害。

同时有研究提示,缺血性卒中患者的血清神经元特异性烯醇化酶、脑源性神经营养因子的水平与认知功能损伤的严重程度密切相关。并且,血清抗心

磷脂抗体、血管内皮生长因子在缺血性卒中后认知损害的发生及发展过程中可能起重要作用。

2. 白质损伤　大量研究证实,白质损伤程度可作为缺血性卒中后认知功能减退的独立预测因素。脑白质由轴突、少突胶质细胞和星形胶质细胞等成分构成。卒中后,白质区尤其是深部白质的脑血流和侧支循环状况不佳,谷氨酸过度释放、ATP 受体激活、氧化应激、炎症和凋亡等途径均可导致少突胶质细胞死亡和轴突损伤,进而引发白质病变。同时小胶质细胞和(或)巨噬细胞引起的脑白质损伤是导致 PSCI 的另一重要原因。此外,髓鞘再生与 PSCI 的恢复密切相关。

3. 血脑屏障破坏　血脑屏障由毛细血管内皮细胞及内皮细胞之间的紧密连接、基膜和周细胞、星形胶质细胞终足以及细胞外基质组成。基质金属蛋白酶可降解细胞外基质和内皮细胞的紧密连接,而导致脑脊液向脑实质渗漏和卒中后出血性转化,进而引起 PSCI。10%～40% 的缺血性卒中患者会因血脑屏障破坏引发脑内微出血,而脑内微出血与视空间记忆、语言和执行功能缺损有关。

研究显示,星形胶质细胞产生的内皮素-1(ET-1)通过增加血脑屏障通透性和引发血管收缩,在脑缺血后神经血管反应中发挥重要作用。缺血再灌注后血管内皮细胞过表达 ET-1 可导致血脑屏障破坏加重、反应性胶质增生、星型胶质细胞过度激活以及凋亡神经元增多,这些病理过程最终导致认知损害。

4. 突触信号传导和结构破坏　学习和记忆的分子基础为突触可塑性,缺血性卒中可引起突触信号传导和结构破坏,从而导致认知减退和记忆受损。研究表明,卒中可抑制多种突触可塑性相关调节蛋白的表达,而这些蛋白质在维持突触结构和功能完整性中发挥着重要作用。有研究报道,适量的运动训练可减轻卒中后突触损伤,增加突触数量,恢复突触形态结构和传递功能,增强突触可塑性,从而减轻认知损害。

5. 脑储备功能　脑储备能力是指在生理或病理刺激作用下,大脑通过血流和血管的自动调节,启动侧支循环和代谢储备,以维持脑血流正常,保护脑组织免受缺血损伤的固有能力的总和。

有研究显示伴大脑中动脉狭窄的急性卒中后认知损害患者在发病 3 个月后认知功能及脑血管储备能力均有所好转。可能与患者长期大脑中动脉狭窄导致大脑对缺血缺氧产生耐受有关。缺血耐受是指组织一次或多次短暂性缺血再灌注后,该组织对以后较长时间的缺血性损伤产生显著的耐受性。可见,脑血管储备功能恢复与否与急性缺血性卒中后认知损害的预后密切相关。

6. 解剖结构 卒中导致关键部位病变,如海马或脑白质病变、微出血等,造成皮质-皮质下环路结构和功能破坏,是 PSD 发生的主要解剖学机制。有学者认为,卒中患者认知功能减退主要与额叶、基底节和丘脑白质受损有关。也有研究推测 PSCI 主要是由于与额叶功能相关的神经环路受损。

虽然目前 PSCI 尚无确切的病理生理及发病机制,但上述相关的研究报道有助于我们对 PSCI 的发生有更进一步的了解和认识,同时也为以后的研究提供了更多的理论依据及研究方向。

四、PSCI 主要累及的认知损害

PSCI 主要涉及执行功能、注意力、处理速度和空间记忆等方面,其中最常见的受损认知域是执行功能(39.0%)和视空间功能(38.1%)。

所谓执行功能是指排序、计划、组织、发起一项任务并且灵活解决该过程中发生的其他事件的能力,执行功能障碍包括工作记忆、抽象推理能力、语言流畅和认知灵活性受损,可导致卒中远期转归不佳,增加社会和经济负担。而视空间能力是指对空间感觉、觉察和构建的能力,当该认知域受累时,表现为不会使用工具、容易迷路,严重时出现视觉失认。

视空间与执行能力以额叶部位梗死损害最明显,其次颞叶、枕叶、丘脑、基底节部位梗死也可致其损害。有研究报道,幕下病变中 40% 的患者存在视空间障碍。

同时,有学者提出后循环卒中后患者认知功能呈恶化趋势。研究提示,约 50% 后循环缺血性卒中患者发生认知损害。多项研究提示后循环脑区病变可引起多种神经心理功能缺陷,如口语不利、记忆障碍、失读、计算能力减退、定向力障碍、视觉失认、命名障碍等症状。除了执行功能及视空间的损害,卒中也会导致其他认知域的损害,例如记忆、注意、信息处理速度、语言认知域。

(一) 不同梗死区域累及的认知损害

1. 额叶部位梗死 患者视空间与执行功能、注意力损害明显。PSCI 最常累及额叶功能,额叶损害尤其是优势侧背侧额叶损害患者的组织能力明显受损,处理和解决问题能力下降,难以组织和执行计划。额叶-纹状体-丘脑神经传导通路受损,会引起与额叶背外侧皮质和前扣带回相关的注意力和执行功能受损。

2. 颞叶部位梗死　患者视空间与执行功能、记忆能力（包括瞬时记忆及近记忆）及定向力损害明显。

3. 丘脑部位梗死　除了意识障碍与躯体功能障碍等症状外，常伴有明显的神经心理改变，表现为记忆、语言和计算等高级神经功能障碍。

4. 小脑部位梗死　小脑不仅与运动功能有关，还参与高级认知加工过程。有学者发现孤立性小脑病变患者存在执行功能和视空间能力障碍、情感异常等功能障碍。

5. 胼胝体梗死　胼胝体膝部梗死，表现以表达和记忆力下降为主。胼胝体体部梗死，更容易合并卒中后焦虑抑郁，表现以语言能力下降为主。

6. 顶叶部位梗死　与视空间能力、执行功能、定向力受损有关。

7. 基底节梗死　可表现为各种认知域的损害。

8. 枕叶部位梗死　与视空间能力与执行功能损害有关。

（二）不同供血区域累及的认知损害

1. 大脑前动脉供血区梗死　注意力。

2. 大脑中动脉供血区梗死　视空间及执行功能、语言、注意力、记忆。

3. 大脑后动脉供血区梗死　可导致语言障碍、失忆、纯失读症、计算障碍、视觉忽视、视觉失认症等。

4. 椎基底动脉供血区梗死　注意力功能受到显著损害。

五、危险因素

（一）人口学因素

高龄、受教育程度低、女性、独居、相关基因等因素均是缺血性卒中急性期认知损害的独立危险因素。

1. 高龄　有研究显示，65岁以上患者卒中后认知功能障碍的发生率显著增加。

2. 受教育程度低　受教育年限与认知损害程度成反比。这可能与受教育年限较长患者的脑存储容量较大，可部分补偿脑损伤有关。

3. 女性　整体而言，女性认知损害的发生率高于男性，但在失语方面无明显差异。

4. 基因　越来越多的报道表明，PSCI与遗传因素有关，虽然已有许多相关研究，但大部分基因的作用仍不明确。目前主要认为，在年龄较大的卒中患者中,载脂蛋白 E ε4 基因的存在与患者早期认知功能下降有关。

(二) 梗死灶

梗死灶对缺血性卒中急性期认知功能的影响主要表现在梗死灶部位、梗死灶大小、梗死灶数量和梗死次数等方面。

1. **梗死灶部位** PSCI 的发生主要与梗死灶部位的功能相关,部位不同,认知损害发生率和表现亦存在差异。有研究表明,右侧半球梗死患者的认知损害发生率更高,虽然以前普遍认为梗死灶累及皮质时认知损害较明显,但有一项比较急性期皮质和皮质下梗死的研究显示,皮质下梗死在语言记忆、精神运动速度、延迟记忆方面的损害更明显,尤其在延迟记忆方面,且这种趋势可持续至发病后 6 个月。

2. **梗死灶大小** 尽管梗死灶体积是缺血性卒中患者认知损害的危险因素,但梗死灶大小与认知损害严重程度并不单纯地呈线性相关。非常小的梗死灶也可能造成认知损害。对于梗死灶大小与梗死灶部位对认知损害的影响,关键部位的梗死可能比梗死灶大小更重要。有研究对急性期梗死灶大小进行影像学分型发现,中梗死组和小梗死组的认知损害程度与梗死灶部位有关:额叶和颞叶梗死的认知损害最明显(梗死灶越大,认知损害越重),其次是基底节;而腔隙性梗死组的认知损害程度与梗死灶部位无关。另有研究显示,顶叶和枕叶梗死时,梗死灶大小可能与认知损害程度无关。

3. **梗死灶数量** 梗死灶数量对认知损害的发生率、临床表现和严重程度均有影响。多发脑梗死较单个脑梗死灶更易发生认知损害。此外,多发脑梗死对具体认知域损害的影响更明显,尤其是在信息处理速度、记忆力、执行功能等认知域。

4. **梗死次数** PSCI 具有累积性,该特点表现为多次卒中的叠加作用。随着脑梗死发生次数的增多,急性脑梗死后认知损害的发生率也相应增高。meta 分析显示,首次卒中后约 1/10 患者出现痴呆,复发性卒中后 1/3 患者出现痴呆。同时,越来越多的研究提示腔隙性梗死对远期认知水平有不利影响,即使是无症状腔隙性梗死也会使痴呆风险增高 2 倍。

(三) 伴随疾病

1. **血管因素** 各种原因导致的脑血管狭窄、硬化、弹性减退等变化均为发生 PSCI 的危险因素。

(1) 颈动脉粥样硬化斑块和颈动脉狭窄:是缺血性卒中后认知损害的重要危险因素。主要由于颈动脉狭窄使颅内血液灌注减少、斑块脱落直接引起脑梗死或形成微血栓引起无症状梗死从而导致认知损害。颅内和(或)颅外动脉狭窄均可引起认知功能减退,不同部位之间没有明显差异。

(2)亚临床脑血管病:亚临床脑血管病对认知功能有一定的影响,包括无症状脑梗死、脑白质疏松、脑萎缩、脑小血管病、皮质下缺血性脑血管病等。白质束受损是 VCI 和痴呆的重要预测因素,缺血性卒中发病后存在认知损害的患者脑白质评分较高。

2. 其他因素　吸烟、饮酒、血红蛋白水平(血红蛋白水平过高或过低均与卒中后偏侧忽视增多和加重有关)、尿酸、心脏疾病、慢性肾病及外周血管病,均对急性缺血性卒中后认知损害有影响。同时高血压、糖尿病、血脂代谢异常等疾病可导致血管基膜增厚、脑内代谢紊乱和血管内皮功能障碍,引起神经元变性,增加认知功能减退和痴呆的风险。

我们可以看出,卒中及卒中以外的因素长期作用共同参与了 PSCI 的发病过程。缺血性卒中发病前的认知水平是指在缺血性卒中发病前各种因素已导致的患者总体认知水平的下降,既是缺血性卒中急性期认知功能减退的危险因素,也是其他因素的作用途径。

(四)心理状态

抑郁、焦虑等心理状态会影响急性缺血性卒中后包括记忆等认知功能的表现和恢复。卒中后抑郁患者可出现严重的认知损害和神经功能缺损,即使单纯的抑郁情绪也是缺血性卒中急性期认知损害的独立危险因素。此外,焦虑情绪也可影响认知功能,特别是降低工作记忆。

了解和认识 PSCI 相关的危险因素,有助于我们在临床工作中对那些可以控制的危险因素进行早期干预。同时,对于预防和延缓卒中后认知损害和提高卒中患者生活质量具有重要意义。

六、临床表现

PSCI 的临床表现具有高度异质性,与卒中病灶大小和部位、患者年龄、教育、遗传背景及 AD 等共病相关。2017 年我国发布的《卒中后认知功能障碍管理专家共识》(以下简称"专家共识")根据卒中后患者临床、病因及影像学特点将 PSCI 分为以下几种类型:①多发梗死型:皮质和皮质下多发大小不一的梗死灶,主要由大-中等管径的动脉粥样硬化导致的血栓-栓塞或心源性栓塞造成,是 PSCI 最经典的一种类型,以突然起病、波动或阶梯样病程、局灶神经功能缺失(运动、感觉、视觉缺损和皮质高级功能障碍)为主,认知损害常表现为斑片状(某一功能明显受累而另一功能相对保留)。②关键部位梗死型：以重要功能脑区的单发或多发梗死为特点，如丘脑、额叶皮质、基底前脑、内侧颞叶和海马、尾状核和角回的梗死，临床表现与损伤的功能区有关，大小血管均可受累。③脑小动脉闭塞型(脑小血管病)：卒中以急性腔隙综合征为表现，有穿支动脉供血区域近期梗死的神经影像学证据，常伴有多发的陈旧性梗死灶和不同程度白质病变，认知表现以注意执行功能的突出受损为特点。④脑出血：认知损害与脑实质出血部位和血肿大小相关，也与发病年龄有关；此外，脑小血管病变导致的多发微出血灶也可能与认知损害相关。⑤混合型：以上几种血管病变的混合。此外，如果患者伴有 AD 等退行病变，也可合并相应的影像学表现。

七、诊断标准

根据 2017 年专家共识推荐，应常规对 PSCI 的高危人群进行标准化的筛查和评估，关注卒中后患者认知损害相关主诉和体征，及时识别"PSCI 高危人群"，即采集病史(患者主诉或家属描述)或临床检查中(有经验的医生)发现存在显著的认知、感知或日常生活能力下降的卒中患者(Ⅰ级推荐，B 级证据)。专家共识尚未推荐任何一个指定的标准评估测验作为评估 PSCI 的工具，而建议临床医生根据患者人群、康复阶段、个体或家庭的实际需求及相应的医疗资源做个体化的选择。对于 PSCI 的评估时机，专家共识推荐对 PSCI 高危人群及(或)PSCI 患者早期进行认知功能评估，建议在急性卒中事件发生后的住院期间患者有条件进行认知评估的应当尽早评估，同时进行阶段性的认知评定。推荐卒中发生后每 3 个月进行认知评估随访，以明确 PSCI 的发生及演变。对一个患者进行多次评定随访是合理的，但需防止间隔过近，以避免练习效应(可以采用同一量表的不同版本)和测试疲劳(Ⅰ级推荐，B 级证据)。2016 年美国心脏协会/美国卒中协会(AHA/ASA)成人卒中康复指南推荐，对所有卒中患者出院前均应筛查认知状态(Ⅰ级推荐)。目前国际上 PSCI 诊断的时间节点尚未统一，有采用卒中后 3 个月、6 个月或 1 年认知功能评估随访作为评判此次卒中事件相关认知功能障碍发生的时间点。美国精神病学协会诊断与统计手册(DSM)建议卒中事件后至少 6 个月以上作为最终诊断 PSCI/卒中后痴呆(PSD)的时间节点。未来有待于建立一个统一、明确、国际广泛接受的 PSCI 诊断标准，以便统一目前杂乱的 PSCI 定义、流行病学数据等现状，这需要依赖更多高质量、大样本、多中心、长程卒中后认知功能队列研究的建立。

根据专家共识推荐,PSD 的诊断必须建立在基于基线的认知功能减退、≥1 个认知域受损和严重程度影响到日常生活能力。痴呆诊断必须依据认知测验,至少评估 4 项认知域——执行功能/注意力、记忆、语言能力、视空间能力。日常生活能力受损应独立于继发血管事件的运动/感觉功能缺损。PSCIND 的分类必须依据认知测验,至少应评估 4 个认知域——执行功能/注意力、记忆、语言能力、视空间能力。诊断必须依据基于基线的认知功能减退的假设和至少 1 个认知域受损。工具性日常生活能力可正常或轻度受损,但应独立于运动/感觉症状。诊断 PSD 或 PSCIND 前,必须仔细评估患者卒中事件相关的运动感觉功能障碍对患者日常生活功能受限的影响,以及患者病前的基线认知功能状态;另外,患者若出现卒中相关精神障碍如抑郁、焦虑、淡漠、精神分裂,PSCI/PSD 诊断也需要临床医生谨慎评估和仔细鉴别。

八、防治措施

卒中急性期的积极治疗及有效的二级预防是预防 PSCI 和预防卒中复发的最佳手段。积极控制血管危险因素可以通过减轻总体血管负担从而降低血管事件和 VCI 发生的风险。

(一) 高血压

一项不局限于卒中患者的随机对照试验(RCT)研究的 meta 分析(Zanchetti 等)证实降压对认知损害存在益处。降压可能通过降低卒中复发,改善卒中患者认知功能预后,但是否存在其他机制目前尚不清楚。Sharp SI 等基于 11 项研究的 meta 分析显示校正性别差异后高血压是血管性痴呆的重要危险因素,降压治疗可以降低卒中和认知损害的发生风险。更有进一步的研究提示,不同降压药物对降低血管性痴呆发病风险存在差异。2013 年一篇非系统性综述回顾了目前发表的降压药物关于降低血管性痴呆或认知减退风险的相关研究,结果表明现有降压药物的血管性认知功能保护证据似乎局限于钙离子通道阻滞剂类(CCB)降压药物——包括乐卡地平、尼群地平及培哚普利(吲达帕胺与替米沙坦复合制剂)。因此,推荐 CCB 类降压药物用于 PSCI 高危患者可能有益,其效应可能是通过卒中二级预防降低卒中复发风险实现的。然而更多 PSCI 相关的二级预防药物研究如皮质下小卒中的二级预防研究(降压或抗血小板治疗)、有效预防二次卒中发作的治疗方案研究、Scandinavian 急性卒中坎地沙坦试验并未得出阳性结果,专家共识指出研究过早终止可能是部分相关研究结果阴性的主要原因。

(二) 高脂血症

他汀是卒中二级预防用药的重要基石之一,研究证实他汀能有效降低心血管事件发生,并能降低卒中复发风险。他汀通过降低血低密度脂蛋白(LDL)水平发挥药理作用,并对血小板功能、内皮细胞活性、内皮细胞炎症起保护效应。Van Vliet 等研究发现中年高胆固醇血症与认知功能下降有关,降脂治疗通过减少卒中的发生而预防认知功能的下降,但是没有证据显示降脂治疗是否可以预防老年患者认知功能的下降。一项具有心血管疾病危险因素的老年患者使用普伐他汀的研究(PROSPER),对心血管高危风险人群随访 6年,并未发现普伐他汀治疗组与对照组在认知功能方面有显著性差异。同样,心脏保护研究(HPS)对 20 537 例存在血管疾病史或血管性危险因素(如糖尿病)的患者随访 5 年,结果显示辛伐他汀治疗组和安慰剂对照组认知损害的发生率没有统计学差异。

(三) 糖尿病

专家共识推荐积极控制高血糖对预防 PSCI 可能是合理的(Ⅱa 级推荐,B级证据)。目前尚无关于降糖是否可以预防 PSCI 的 RCT 研究,但现有证据表明,降糖可能通过减少卒中事件发生机制而预防 PSCI。一项随机对照研究纳入 11 140 例 2 型糖尿病患者,研究表明降糖联合降压可有效地降低 2 型糖尿病患者大血管终点事件及死亡率,并且发现认知损害是 2 型糖尿病患者临床预后的独立预测因素。

九、治疗

(一) 药物治疗

至今,对于 PSCI 尚无明确的有效治疗手段,常用的药物治疗有胆碱酯酶抑制剂(多奈哌齐、加兰他敏、卡巴拉汀)、非竞争性 N-甲基-D-天冬氨酸受体拮抗剂(美金刚)等。

1. 胆碱酯酶抑制剂　经过众多临床试验,胆碱酯酶抑制剂被证实对 PSCI有效,其中多奈哌齐被认为最具应用价值。

(1) 多奈哌齐:一项随机、多中心、双盲、安慰剂对照为期 24 周的多哌奈齐研究发现,应用多哌奈齐组患者的认知功能、日常生活能力均明显改善,但该研究结论与 PSCI 患者整体认知功能数据并不一致。根据 AHA/ASA 指南对 VCI 的推荐,多哌奈齐可改善 VCI 患者认知功能(Ⅱa 推荐;A 级证据)。另有研究证实,右侧半球卒中的患者经多哌奈齐治疗 4 周后,经 MMSE 测评发现患者认知功能显著提高,故研究推测多哌奈齐可能通过作用于额-顶神经环路发挥 PSCI 治疗作用。多奈哌齐改善 VD 患者认知功能可能存在量-效关系。一项随机、双盲、安慰剂对照研究纳入 616 例可能及很可能 VD 的患者,结果证实多奈哌齐可改善血管性痴呆患者认知功能,10 mg/d 疗效优于 5 mg/d。

(2)加兰他敏:指南推荐加兰他敏可用于 PSCI 治疗,改善患者的认知功能和日常生活能力(Ⅰ级推荐,A 级证据)。一项加兰他敏治疗 VD 纳入 786 例患者的研究结果表明,加兰他敏不能改善患者总体认知能力、精神行为症状和日常生活能力,但可以显著改善患者执行功能。一项为期 6 个月的多中心 RCT 研究,纳入 592 例单纯 VD 患者和伴脑血管病的 AD 患者,对单纯 VD 亚组分析,发现加兰他敏治疗干预组相对于安慰剂并不能显著改善患者阿尔茨海默病评定量表-认知(ADAS-cog)评分;但在对所有患者的分析中发现加兰他敏可改善患者认知功能、精神行为症状和日常生活能力。

(3)卡巴拉汀:有关卡巴拉汀治疗 VD 作用的研究较少,尚需进一步证实(Ⅱb 推荐;B 级证据)。一项为期 24 周的多中心、双盲研究纳入 710 例诊断可能为血管性痴呆的患者,结果发现卡巴拉汀组患者认知损害较对照组显著改善,但该效应并未见于日常生活能力及精神行为异常评分中。

2. 非竞争性 N-甲基-D-天冬氨酸受体拮抗剂(美金刚) 美金刚能够减轻神经兴奋毒性,发挥神经保护效应,对 AD 和 VCI 治疗有效。两项临床随机研究发现美金刚能够改善 VD 患者 ADAS-cog 认知功能评分和老年患者护理观察评分(NOSGER)异常行为评分,但对轻中度 VD 患者全局功能改善无明显效果。另一项针对该两项研究的 meta 分析显示 VD 患者的临床总体评分也没有显著改善。但在动物体内实验中,美金刚被证实可以改善受损记忆功能,减轻缺血造成的神经元损伤。专家共识推荐美金刚具有良好的安全性及耐受性,但对认知功能及总体改善不显著(Ⅱa 级推荐;B 级证据)。但基于动物体内实验的良好结果,美金刚在临床上的价值有待于更多研究证实。

3. 其他 除了胆碱酯酶抑制剂及美金刚外,专家共识还对临床 VD 常用的药物进行了推荐,认为尼麦角林、尼莫地平、丁苯酞对改善 PSCI 可能有效(Ⅱb 级推荐,B 级证据);双氢麦角毒碱、胞磷胆碱、脑活素及某些中成药对 PSCI 的疗效尚不确切(Ⅲ级推荐,C 级证据)。

(二)生活方式干预

1. 多因素生活方式干预 可积极干预的生活方式包括体育锻炼、健康饮食、适量饮酒、戒烟。大量研究证实卒中患者积极改变生活方式的做法是可行的,但疗效尚不确切。一项随机研究对卒中患者在积极二级预防药物干预下联合积极生活及物理方式干预,包括体育锻炼、饮食及体重控制、戒烟,并对患者实行认知刺激术干预,为期 1 年的试验结果表明二级预防联合积极生活及物理干预对卒中患者的整体认知功能并无改善。另一项为期 2 年的卒中后二级预防联合积极生活方式干预研究得出了同样无效的结论。这些研究通常存在样本量不够大、随访周期过短的缺陷,未来有赖于更多大样本量、长周期、以认知功能为主要问题解决的高质量研究进一步证明积极生活方式干预对卒中患者认知功能的作用。

2. 体育锻炼 2006 年卒中预防指南推荐坚持至少每天 30 分钟中等强度的体育锻炼可以减少卒中发病风险,且研究发现更高强度的体育锻炼似乎代表着更低的卒中发病风险,从而降低 PSCI 发生率。此外,体育锻炼还可以降低卒中造成的神经损伤、减轻卒中严重程度。进一步的研究表明,体育锻炼发挥的卒中保护作用可能是通过增加脑组织预缺血耐受、增加脑保护性热休克蛋白含量、降低脑谷氨酸盐水平造成的神经毒性作用、降低肿瘤坏死因子- α(TNF - α)受体表达从而减轻缺血后急性炎症反应实现的。更多的机制有待于进一步的研究探索。一项 2012 年发表的系统综述表明,增加体育锻炼可以改善 PSCI 预后。一项卒中 10 周后开始的为期 6 个月的有氧结合抗阻训练研究显示,体育锻炼可以改善卒中后患者认知功能预后,减少 PSCI 发病率。另一项脑功能研究显示,锻炼改善卒中患者认知功能预后可能是通过增加颞叶内侧局部血流、减轻卒中后结构丢失实现的。

3. 非侵入性脑刺激术 非侵入性脑刺激术包括经颅重复磁刺激术和经颅直电流刺激术两类。非侵入性脑刺激术近来被运用于提高健康人群脑功能表现、脑损伤人群的脑功能修复的研究中,但这些研究大多存在样本量较少、随访期过短的缺陷,目前难以得到满意的结论。未来更多的 NIBS 研究将针对刺激位点选择、刺激参数设置、刺激模式设定等方向深入探讨 NIBS 对 PSCI 的治疗效果。

4. 康复训练 专家共识推荐卒中后的康复训练应该遵循个体化、长期的原则,尽可能恢复患者日常生活能力(如自我照料、家庭和经济管理、休闲、驾车、重返工作岗位等)(Ⅱa 推荐,C 级证据)。康复训练主要包括补偿训练策略和直接修复认知训练,训练方式包括康复治疗指导的私人康复治疗训练、小组式康复治疗训练及计算机认知功能训练。训练应该在卒中发病后立即开始并持续至病后数年。补偿训练关注修复或代偿卒中造成的特定功能损害,促进患者恢复独立生活,包括改变生活环境以适应病后需要或改变完成任务的方式,如用纸笔记录不能记忆的内容,或通过记忆加强训练等达到病后日常记忆的功能需要。目前,针对卒中后长期认知功能训练对患者记忆及执行功能的影响效果仍缺乏系统的大型研究,更多的研究应该关注于认知康复训练对患者日常生活功能的改善效果。

参考文献

[1] 董强,郭起浩,罗本燕,等. 卒中后认知障碍管理专家共识[J]. 中国卒中杂志,2017(06):519—531.

[2] 莫慧,吴明华,徐萍,等. 急性缺血性卒中患者认知损害的危险因素[J]. 国际脑血管病杂志,2016,24(9):850—855.

[3] 金岳心子,徐运. 缺血性卒中后认知损害:病理生理学机制和预测因素[J]. 国际脑血管病杂志,2017,25(3):263—267.

[4] Mijajlovic M D, Pavlovic A, Brainin M, et al. Post-stroke dementia:a comprehensive review [J]. BMC Med, 2017,15(1):11.

[5] Ihara M, Kalaria R N. Understanding and preventing the development of post-stroke dementia [J]. Expert Review of Neurotherapeutics, 2014,14(9):1067 - 1077.

[6] Sun J H, Tan L, Yu J T. Post-stroke cognitive impairment:Epidemiology, mechanisms and management [J]. Ann Transl Med, 2014. S

[7] Bordet R, Ihl R, Korczyn AD, et al. Towards the concept of disease-modifier in post-stroke or vascular cognitive impairment:a consensus report. May 2017:1 - 12.

[8] Mijajlović MD, Pavlović A, Brainin M, et al. Post-stroke dementia — a comprehensive review. BMC Medicine. January 2017:1 - 12.

[9] Coca A. Hypertension and vascular dementia in the elderly:the potential role of antihypertensive agents. Current Medical Research and Opinion. 2013;29(9):1045 - 1054.

[10] Hoffmann T, Bennett S, Koh C L, et al. A Systematic Review of Cognitive Interventions to Improve Functional Ability in People Who Have Cognitive Impairment Following Stroke. Topics in Stroke Rehabilitation. 2015;17(2):99 - 107.

[11] Heron N, Kee F, Cardwell C, Tully MA, Donnelly M, Cupples ME. Secondary prevention lifestyle interventions initiated within 90 days after TIA or "minor" stroke:a systematic review and meta-analysis of rehabilitation programmes. Br J Gen Pract. 2016;67(654):e57 - e66.

[12] Barbay M, Taillia H, Nedelec-Ciceri C, et al. Vascular cognitive impairment:Advances and trends. August 2017:1 - 8.

[13] Middleton L E, Corbett D, Brooks D, et al. Physical activity in the prevention of ischemic stroke and improvement of outcomes:A narrative review. Neuroscience and Biobehavioral Reviews. 2013;37(2):133 - 137.

［14］ Pasi M, Poggesi A, Salvadori E, Pantoni L. Post-stroke dementia and cognitive impairment. Front Neurol Neurosci. 2012;30: 65‐69.

［15］ Van Rijsbergen M W A, Mark R E, Kop W J, et al. The role of objective cognitive dysfunction in subjective cognitive complaints after stroke ［J］. European Journal of Neurology, 2017,24(3): 475‐482.

［16］ Teuschl Y, Matz K, Brainin M. Prevention of post-stroke cognitive decline: a review focusing on lifestyle interventions. Eur J Neurol. 2012;20(1): 35‐49.

［17］ Schindler R J. Dementia with cerebrovascular disease: the benefits of early treatment. Eur J Neurol. 2005;12 Suppl 3(s3): 17‐21.

第三章
小动脉硬化型脑小血管病与认知损害

随着社会老龄化的进程,脑小血管病(CSVD)受到越来越多学者的重视。"小血管病引起大问题"这一论点首次在 2008 年国际卒中会议及欧洲卒中会议上被提出。多项研究结果显示 CSVD 已成为血管性痴呆(VaD)最常见的病因,是混合性痴呆的主要病因之一,占全球卒中的五分之一。

CSVD 除引发缺血性脑损伤、步态失调、尿失禁、抑郁等症状外,还可损害认知功能,是导致 VCI 的主要原因,而且是 VaD 最常见的致病因素。有数据显示,在 70 岁以上的老年人群中,20%出现 CSVD,在 VCI 患者中 60%是由 CSVD 引起的,1/3 AD 患者合并 CSVD,其严重性不亚于大动脉粥样硬化性血栓栓塞,故早期诊断及治疗 CSVD 具有重要意义。

一、CSVD 的定义

CSVD 这一术语,常被用来描述一类临床综合征,它是指由颅内小血管病变引起脑白质及深部灰质的脑损伤,最终导致认知功能、神经影像学和神经病理学等改变的疾病。其中颅内小血管包括小动脉、微动脉、毛细血管及小静脉。临床中 CSVD 多指脑小动脉及微动脉病变,因此又被称为动脉性小血管病,主要累及直径 $30\sim800~\mu m$ 的小穿通动脉。

二、CSVD 的分类及病理学改变

根据 CSVD 的病因学,临床常将 CSVD 分为以下六大类。

1. 小动脉硬化　此类为 CSVD 最常见类型,也属于全身小血管病变的一部分,与很多高危因素相关,如年龄、高脂血症和糖尿病,尤其与高血压关系密切,因此脑小动脉硬化性脑小血管病也被称为高血压性小血管病。最常见的病理改变主要表现为小动脉内膜平滑肌细胞丢失、纤维透明样物质沉积、脂质玻璃样变性、血管壁增厚、管腔狭窄等。

2. 散发和遗传性脑淀粉样血管病（CAA）　是以淀粉样蛋白在软脑膜和皮质的小血管壁内沉积为主要病理特征的 CSVD 类型，它与出血性及缺血性脑血管病均有关。CAA 的主要病理学特征为：淀粉样蛋白沉积于软脑膜和皮质小动脉血管壁中，有时也可影响到静脉和毛细血管，致使血管中层变薄，弹力减弱，血管扩张，最终导致微动脉瘤形成或破裂而引起出血。CAA 严重时可致血管扩张、微动脉瘤形成或破裂、局部管壁成碎片并血液渗出，甚至管腔闭塞。

3. 遗传性小血管病　主要包括伴有皮质下梗死和白质脑病的常染色体显性遗传性脑动脉病（CADASIL）、线粒体脑肌病伴高乳酸血症和卒中样发作（MELAS）等。这一类小血管病的共同临床表现是发病早，多为皮质下卒中。CADASIL 是最常见引起 VCI 的遗传性 CSVD，其病理改变既非动脉硬化性，也非淀粉样变性，光镜下可见病变部位小动脉内膜下出现纤维增厚和透明样病变。电镜下小动脉内膜中层明显增厚，可以见到特征性嗜铬颗粒沉积。

4. 炎症性和免疫介导的小血管病　主要包括韦格纳肉芽肿（Wegener's granulomatosis）、变应性肉芽肿（Churg-Strauss 综合征）、显微镜下多血管炎、过敏性紫癜、Sneddon 综合征、原发性或继发于感染的中枢神经系统血管炎合并结缔组织疾病、神经系统血管炎，如类风湿性血管炎、干燥综合征、系统性红斑狼疮、皮肌炎和硬皮病等。

5. 静脉性胶原病　其胶原物质使血管壁增厚，导致管腔狭窄、闭塞，病变部位是靠近侧脑室的静脉和小静脉。

6. 其他小血管病　放疗后血管病，这种血管病主要影响脑白质区的小血管而出现纤维坏死并且血管壁由于透明质沉积变厚，血管狭窄到闭塞，其结果是出现明显的凝固坏死，同时伴有髓鞘退化的弥散性脑白质病、AD 所伴有的非淀粉样微血管病变等。

在以上几种脑小血管病的类型中，第一种类型脑小动脉硬化性和第二种类型散发性和遗传性 CAA 最为常见。最近报道了几组遗传性脑小血管病，数量呈现增长趋势，这类可以成为研究散发性脑小血管病发病机制的模型，因此也非常重要。

三、CSVD 的影像学标志物及其与认知损害的关联

由于脑小动脉的特殊解剖结构，CSVD 在体内很难直接看见，因此神经影

像学表现具有很大的临床价值。影像学主要表现为腔隙性脑梗死（LI）、脑白质病变（WML）、脑微出血（CMB）及扩大的周围血管间隙（EPVS），四者可单独存在或同时存在。

CSVD 所导致的认知损害及 VaD 是近年来的研究热点。最新一项大型的病理学研究证实，年龄超过 75 岁者，患脑小血管病增加了 2 倍以上的痴呆风险。VCI 主要表现在执行功能、注意力、记忆力及日常生活能力的损害，其中以执行功能受损最突出，而腔隙性脑梗死及脑白质病变作为认知功能障碍的重要基质与认知功能障碍有密切联系。大量研究显示，CSVD 是 VCI 的最常见病因。认知损害作为 CSVD 最常见的临床表现，具有发生率高（约 50%）、不同患者间临床表现及影像学改变具有高度同质性及认知损害随 CSVD 的发展而逐渐加重的特点。CSVD 所致认知损害包括从认知功能正常到完全痴呆过渡的各个阶段，CSVD 的严重程度和病变部位均与认知损害有关。在关于 CSVD 的研究中，由于病变部位、病变程度、研究对象等的差异，因此很难完全界定 CSVD 相关的特定认知功能表现。现主要从影像学分型角度对 CSVD 与认知损害的关系进行综述。

（一）脑白质病变

1. 概述　脑白质变性（WML）的概念最早于 1986 年由 Hachinski 提出，其主要的病理变化为脑白质区域众多小穿通动脉脂质玻璃样变所造成的缺血性脱髓鞘或微梗死。影像学上表现为以 CT 低密度和 MRI T2/水抑制序列（FLAIR）高信号为特征的脑白质疏松状态，其边界模糊，常累及半卵圆中心、基底核区、放射冠等，故又称为脑白质异常高信号（WMH）。

解剖学上，脑白质位于大脑前、中、后动脉的中央支和周围支的血供交界区，侧支循环极少，慢性高血压等危险因素可引起脑白质小穿通动脉结构的重塑和脑血流自动调节功能丧失，由此产生的缺血性脑损伤可引起脱髓鞘、轴突破坏和胶质细胞增生等病理变化。Schmidt 等通过正电子发射显像（PET）进行研究发现，脑白质变性区域氧摄取率提高，支持了脑白质变性是缺血性病变的理论。在脑白质变性区域，血脑屏障破坏，胶质细胞中含有白蛋白，但究竟这些白蛋白是脑白质变性的原因，还是与脑白质变性一起均作为缺血性病变的结果，目前还不清楚。脑白质变性最常见部位是脑室周围，越向皮质下白质区域靠近，脑白质变性体积越小，发生率越低，可能的机制为与高血压密切相关的室管膜损伤在老年人群中发生率较高，会导致脑室周围局域性脱髓鞘和胶质细胞增生。

　　根据分布部位,WMH 可分为侧脑室周围 WMH 和深部 WMH,前者又可分为轻度室周 WMH 和不规则室周 WMH,后者分为点状灶、早期融合灶和融合灶。轻度室周 WMH 表现为不连续的室管膜,室管膜下区的胶质细胞轻到中度增多,纤维网松散,周围髓鞘脱失,血管周围间隙扩大,但通常不伴有小动脉硬化改变。不规则室周 WMH 可表现为相对严重、在一定程度上融合的区域,同时伴有纤维网改变、髓鞘脱失及反应性胶质细胞增生,在这些区域可见一些完整的梗死灶,出现动脉硬化。深部 WMH 点状灶的组织学改变一般比较轻微,仅局限于血管周围间隙扩大、髓鞘脱失及神经纤维网萎缩。早期融合灶表现为室周髓鞘稀疏及不同程度的轴突缺失,还可观察到星形胶质细胞聚集。融合灶可视为向完全梗死的局部过渡,除髓鞘、轴突和少突胶质细胞缺失及星形胶质细胞聚集之外,还可出现不完全的薄壁组织损伤和海绵状结构。

　　2. WML 与认知损害　　WML 是由多种病因引起的脑白质斑点状或斑片状甚至弥漫性缺血改变。随着神经影像学技术的发展,越来越多的研究表明 WML 是导致认知功能下降的独立危险因素。

　　一项为期 3 年的纵向随访研究显示,皮质下缺血性脑血管病患者发生痴呆的风险是正常对照组的 3 倍。大型关于"脑白质疏松与残疾(LADIS)"的研究显示,广泛的 WML 可以导致认知功能损害,WML 是痴呆的危险因素。目前大多数研究显示,WML 患者存在执行功能、视空间能力、注意和信息处理能力等主观认知功能下降,其中以执行功能和信息处理能力最为明显。其认知损害主要表现在信息处理速度减慢、主观记忆力及执行功能的障碍。Chaudhari 等对 102 例 VCI 患者进行的 MRI 检测显示,WML 是其独立危险因素。Ai 等的研究显示,颞叶区和海马区 WML 体积均与 MMSE 评分独立相关,顶叶 WML 体积与 MoCA 评分独立相关。Pantoni 对 16 项研究进行的综述显示,所有研究均认为两者有相关性,从而肯定了 WML 在认知损害中的作用。然而,WML 并非与全脑认知损害相关,只是与特定认知域功能损害相关,如精神运动性阻滞、注意力缺乏、计划和转移、错误执行功能,因此可作为认知损害的预测因素。Duering 等对 584 例 MRI 检测显示 WMH 的患者进行信息处理速度测试发现,包含额叶-皮质下神经元环路的额叶半球间胼胝体辐射束和丘脑前辐射束损伤及损伤体积与该项研究患者的认知损害有关,可作为信息处理速度下降的独立预测因素。中国的一项研究显示,WML 患者的视空间能力、执行功能和注意力损害较 LI 患者更为严重。

　　最近的一项汇总分析纳入 1990 年 1 月至 2003 年 7 月的 23 项横向和 14

项纵向研究,分别包括 8 685 名和 7 731 名受试者,所有受试者均接受 MRI 检测,结果显示 WML 与目前所知的所有认知域损害均显著相关,包括一般智力、记忆力、处理信息速度、注意力、执行功能及认知重建;同时,WML 的进展与更严重的认知损害相关,尤其是一般智力、注意力和执行功能。尽管先前的研究显示室周 WML 比深部 WML 更易导致脑萎缩,但这项汇总分析认为两者与脑萎缩的相关性很小。此外,这项汇总分析还显示,年龄对 WML 患者认知损害的影响并不显著,认为对于不同年龄的 WML 患者应同等重视。不过,对于 WML 病变部位及病变程度与认知损害的相关性和具体受损的认知域仍然存在争议。

3. WML 严重程度与认知损害 WML 可损伤联合纤维、联络纤维和投射纤维,减慢神经信号传导速度,可导致不同脑区之间信息联络的减缓或中断,任何部位 WML 均可干扰脑内信息检索过程,使神经信号处理速度减慢。WML 负荷越重,造成纤维束的损害越广泛。虽然理论上 WML 负荷和认知损害存在相关性,但现有文献中关于 WML 负荷和认知损害的关系尚存在争议:"WML 负荷与认知损害存在显著的相关性",和"WML 负荷与认知损害不存在相关性"这两种观点针锋相对。

一项纳入 329 名社区老年志愿者的奥地利卒中预防研究显示,WML 进展与认知功能之间的关系错综复杂。Bombois 等发现 WML 越严重,对认知损害越明显。一项大型流行病学调查显示,在没有残疾且生活自理的老年人中,年龄相关性 WML 与整体的认知情况及一些特定认知域(如注意力、执行功能等方面)存在相关性。Frisoni 等回顾近年来有关 WML 对认知功能影响的多项研究认为,早期 WML 对认知功能的影响甚微,但可察觉。横向研究表明,WML 对总体认知功能的影响相对较小;纵向研究表明,因 WML 导致认知功能减退的速度较 AD 低 12 倍。只有那些更严重的 WML 才会引起临床可见的认知功能减退。许多研究显示,累积性 WML 与认知损害有关。Wright 等的研究显示,WML 体积占脑体积的 0.75% 以上是认知损害的独立预测因素,主要与感觉运动能力和认知灵活性下降有关。Vannorsdall 等对 253 名健康成年人群进行短时记忆、精神运动处理速度等认知域与 WML 负荷的相关性研究,结果显示,在 20～59 岁年龄组,WML 负荷与认知损害不存在相关性;在 60 岁以上年龄组,WML 负荷与认知损害存在相关性。至于 WML 负荷对认知功能的影响是否存在阈值效应,现有文献也存在争议。Vannorsdall 等的研究显示,WML 负荷对认知功能的影响不存在阈值效应,Boone 等的研究显示,

WML 负荷对认知功能的影响存在阈值效应。此外,Jokinen 等的研究显示,早期 WML 对认知功能影响较小,多数 WML 导致的认知损害进展隐匿,严重 WML 才会引起临床可见的明显认知损害,只有极少数 WML 患者短时间内快速进展,并且与快速进展的认知损害存在相关性。

上述文献研究结果不一致的可能原因为:①不同研究者所采用的测量 WML 负荷的方法不一致。②不同解剖部位 WML 累及的认知域不同,相同的 WML 负荷可能累及的解剖部位和认知域不同,MMSE 所测量的认知域主要依赖于皮质功能,如语言的完整性和记忆力,对于与白质病变密切相关的执行功能障碍,这些量表并不敏感。③WML 累及的不同解剖部位的纤维束对认知功能影响的重要程度不同。④不同研究者选取的样本特点及采用的统计学方法不同。

4. WML 部位与认知损害

(1)脑室周围及皮质下 WML:脑室周围 WML 容易损伤集中于此的联系大脑半球不同部位的纤维,这些纤维结构的完整性是维持不同脑区之间信息整合和正常认知功能的结构基础,WML 导致不同脑区之间信息联络的减缓或中断,因此脑室周围 WML 更容易影响需要更多不同脑区信息整合才能完成的认知域,并且可破坏额叶-皮质下环路。皮质下 WML 可损害 U 形纤维,影响特定脑区依赖性认知功能,因而主要与局部皮质功能损害相关,并且可以影响皮质能量代谢,导致继发性皮质萎缩,使脑容量降低。皮质下 WML 与单认知域损害有很强的相关性,尤其与工作记忆有很强的相关性,但弥散性的皮质下 WML 与多认知域损害相关。近年来有很多相关研究文献报道的结论尚存争议。Sriano 等对 100 名 50～65 岁中年人的研究显示,与脑室周围 WML 相比,皮质下 WML 与认知损害,尤其与执行功能、言语流畅性、视空间能力和精神运动处理速度的相关性更强。Sibert 等对 100 名 65 岁以上老年人进行 13 年的前瞻性研究显示,与脑室周围 WML 相比,皮质下 WML 与认知损害,尤其与记忆障碍相关性更强。Burns 等对 156 名老年人的研究显示,不伴 AD 的患者,仅记忆障碍与脑室周围 WML 相关;早期 AD 患者,记忆障碍、执行功能障碍与脑室周围和皮质下 WML 均存在相关性。Ishii 等对 497 名 65 岁以上老年人的研究显示,脑室周围 WML 与执行功能、精神运动处理速度相关。Prins 等的研究显示,与皮质下 WML 相比,脑室周围 WML 与认知损害关系更为密切。Shenkin 等对 105 名老年人的研究则显示,脑室周围和皮质下 WML 与认知损害均无相关性。

　　国内一项对 147 例神经科门诊患者进行的调查发现，与皮质下病变相比，室周脑白质软化（PVL）与认知损害的相关性更高。皮质下病变可导致信息处理速度减慢、执行功能和视空间能力下降，PVL 则更可能引起总认知功能障碍和反应迟钝。引起这种差异的原因尚不清楚，可能因为深部脑白质病变（DWML）破坏了灰质下较高密度的连接皮质间的短 U 形纤维，而 PVL 则影响更远的皮质区高密度长联合纤维束。认知功能有赖于许多皮质区功能的联合，即主要依靠长联合纤维束，这也许是 PVL 患者认知功能受损更重要的原因。

　　（2）额叶 WML：额叶通过额叶-皮质下环路结构参与执行功能，并对涉及信息处理速度的认知域和长期记忆意义重大。clinton 等对 3 298 名 40 岁以上非卒中人群的队列研究显示，额叶皮质下 WML 与精神运动处理速度和认知灵活性存在相关性；Kaplan 等对 95 名 75～90 岁老年人的研究显示，额叶 WML 与记忆、执行功能和精神运动处理速度关系密切；Smith 等对 145 名 65 岁以上老年人的前瞻性研究显示，前额叶 WML 与执行功能关系密切；还有研究显示，额叶 WML 与记忆障碍密切相关。上述研究结果与理论预测相一致，即额叶 WML 可损害执行功能、记忆和精神运动处理速度。

　　（3）胼胝体 WML：胼胝体血供较好，WML 极少累及胼胝体。近年来仅Wakefield 等对 99 名 75～89 岁老年人进行研究，显示胼胝体压部 WML 与执行功能和精神运动处理速度密切相关。累及胼胝体的 WML 与认知损害的相关性有待进一步探索。

　　（4）内囊 WML：内囊前肢含有丘脑至额叶的投射纤维，与额叶功能，即执行功能、记忆提取和精神运动处理密切相关。Niousha 等的研究显示，内囊 WML 与认知损害不存在相关性。而一项针对 154 名 70 岁以上老年人的研究显示，内囊 WML 与记忆提取、执行功能和精神运动处理速度密切相关。上述研究结论不一致可能的原因为内囊是神经纤维密集部位，内囊不同部位 WML 会累及不同认知域。

　　5. WML 与不同认知域功能损害　　WML 导致的认知损害多数表现为执行功能受损和精神运动速度减慢，WML 受累部位和程度不同，受累认知域亦不同。WML 导致的认知损害，以额叶执行功能受累最严重，可能的机制是WML 负荷的进展导致脑容量缺失，累及了额叶皮质下环路。与不涉及精神运动速度的认知域（如长期记忆等）相比，WML 对于涉及精神运动速度的认知域（如时间定向力、短时记忆力、注意力、计算力等限时任务）的损害更严重，其原因可能为脑室周围 WML 累及联络纤维及前额叶背外侧皮质。此外,右侧大脑半球内纤维通路广泛损害与遗忘性轻度认知损害(MCI)关系密切。

6. WML 对认知功能损害的作用机制

(1)脑白质纤维结构破坏:皮质下白质是缺血性损伤的常见部位,广泛的白质损害是 VCI 发生的重要基础,主要考虑与长期脑供血不足引起脑白质损伤、轴突运输受损,进而导致信息传递障碍有关。WML 可以损伤联合纤维、联络纤维和投射纤维,使得不同脑区之间信息传递减缓甚至中断,当损伤与高级精神活动有关的纤维联系时则会出现不同程度的认知损害。WML 多发生在基底节及半卵圆中心等区域,由于这些部位集中着许多与学习、记忆等认知功能相关的神经元,并且与额叶存在联系,因此会对患者的认知功能造成严重影响。Tuladhar 等研究了小血管病变患者脑白质微观结构的完整性与认知功能之间的关系,结果显示对于存在小血管病变的受试者,认知损害的发生与白质纤维微结构的完整性有关。由于 WML 导致的认知损害多表现隐匿或呈阶段性进展,只有严重的 WML 才会引起临床可见的认知功能障碍,以至于许多患者发展至中重度认知损害甚至痴呆时才被发现。

(2)胆碱能系统损伤:除破坏脑白质结构的完整性外,WML 还会损伤胆碱能系统,进而引起认知损害。由 Meynert 基底核发出的神经元组成大部分通往皮质和杏仁核的胆碱能纤维,是影响认知功能的主要通路,也是最易受小血管病变影响的部位。WML 会引起多种重要的神经传导功能缺陷,引起广泛的胆碱能投射纤维联系中断,且这种损害在额叶尤其明显。由于胆碱能系统会对脑血流调节起一定作用,其功能紊乱后可导致脑血流量降低和颅内低灌注进而加重 WML,使得认知损害更严重,形成恶性循环。

(二)腔隙性脑梗死

1. 概述　腔隙性脑梗死(LI)作为 CSVD 的特征目前已得到了广泛认可。它一般是指皮质下直径<20 mm 的缺血性梗死,主要分布在脑穿通动脉供血区域,包括基底节、丘脑、内囊、豆状核、脑桥和尾状核。急性期 LI 在弥散加权的 MRI 上可表现为边界清晰的圆形、椭圆形或裂隙状,T1 加权像上呈低信号,T2 加权像及 FLAIR 像上呈高信号;慢性期 LI 则在 T1 加权像为低信号,FLAIR 上呈现具有高信号边缘的腔隙,部分腔隙内充满脑脊液。影像学评估易将扩大的血管周围间隙误认为 LI。扩大的血管周围间隙为脑实质深部穿支血管周围扩大的腔隙,又称为 Virchow-Robin 间隙,常位于前联合或脑实质顶部,其间隙大小一般<1 mm×2 mm,且在质子密度序列上具有与脑脊液相同

的信号。

组织学检查显示,LI 表现为不规则的腔隙,周围有反应性神经胶质细胞增多及髓鞘和轴突缺失,并伴有分散、肥大和充满含铁血黄素的巨噬细胞;随着时间的延长,巨噬细胞密度降低,胶质细胞日益纤维化。

2. LI 与认知损害　LI 分为无症状性 LI 及有症状性 LI。无症状性 LI 又称沉默性 LI,是指无明显卒中发作的症状,只在影像学检查时偶然发现,其出现频率明显高于有卒中症状的脑梗死。此类型 LI 提示与临床长期预后不佳有关,同时也影响认知功能。症状性 LI 也称为腔隙综合征,它除了可表现出局灶的神经功能损伤外,主要可引起以执行功能及信息处理速度为主的认知损害。

一项汇总分析共纳入 7 575 例 SVD 患者,其中 2 860 例为 LI,24%存在MCI 或卒中后痴呆(PSD)。另一项研究显示,在 1 636 例 LI 患者中,47%存在MCI。在 LI 发病后,有 11%~23%的患者会发展为痴呆,并且这种危险因素的发生比例随着 LI 发生率的增高而增高。一项包括 12 项横向研究和 5 项纵向研究的系统评价显示,LI 对执行功能、记忆、语言、注意力和视空间能力等认知域有轻到中度的影响,而对总体认知和信息处理速度有较大的影响。Pavlovic 等对 294 例首次发病的 SVD 患者随访 3~5 年显示,在校正其他混杂因素后,LI 梗死灶数量和 WMH 严重程度是 VCI 发生的独立预测因素。多项研究提示,认知损害类型与 LI 梗死灶的数目和部位有关。Blanco-Rojas 等发现丘脑损害,尤其与前额叶皮质相连接的部分,可导致记忆缺陷、信息处理速度和执行功能障碍,而壳核和苍白球损害则与记忆和运动速度有关。Saczynski 等发现两个以上部位同时出现梗死的患者,信息处理速度及执行功能降低;多个部位多个梗死时,其认知功能进一步降低。而记忆力下降与基底节区 LI 有关,丘脑部位 LI 则导致 MMSE 得分以及速度、运动控制及执行功能混合得分下降。Benjamin 等对 120 例有症状 LI 患者进行 MRI 检查和神经心理学测验显示,LI 梗死灶数量和体积与执行功能和信息处理速度损害呈正相关,与之相关的解剖学部位还包括前额叶内侧、眶额叶、前岛叶皮质和纹状体。其机制是 LI 破坏了与记忆、信息处理速度及执行功能相关的额叶-皮质下环路,从而降低了额叶皮质的连通性,最终使认知功能受损。

3. LI 严重程度与认知损害　Saczynski 等的研究显示,≥2 个部位出现LI 会导致执行功能和信息处理能力下降,而多个部位的多发性 LI 则会引起上述认知功能的进一步下降。一项纵向研究得出了相似的结论,利用多变量回归分析校正年龄和性别等混杂因素影响后,LI 总数依然是认知功能下降的独立预测因素。Koga 等认为,静止性 LI 的数量与认知损害的严重程度呈正比。单发的静止性 LI 可以没有任何症状,而多发的静止性 LI 容易形成腔隙状态,从而导致认知损害。Carey 等发现,皮质下 LI 的数量是执行功能受损的独立危险因素,机制可能是多发的静止性 LI 病灶直接破坏了与执行功能相关的额叶环路。

4. LI 部位与认知损害

认知损害类型与 LI 部位有关。LADIS 研究对 633 例 65 岁以上的非残疾受试者进行了神经心理学评估,应用改良 ADAS 评价认知功能,47% 的受试者存在≥1 个 LI 病灶(其中 31% 至少有 1 个在基底节)。结果显示,丘脑 LI 与 MMSE 评分、运动速度、执行功能以及记忆复合评分更差有关,而且这种相关性与 WML 无关;具体而言,壳核/苍白球 LI 与记忆复合之间存在显著负相关,而内囊、脑叶白质和尾状核 LI 与认知损害无关。Blanco-Rojas 等的研究同样显示,丘脑,尤其是与前额叶皮质相连接的部位损害,可引起记忆下降、执行功能及信息处理速度障碍,壳核和苍白球等基底节区则与记忆和运动速度有关。

近年来,无症状 LI 在认知损害方面的作用得到越来越多的关注。有研究显示,无症状 LI 患者可能较有症状 LI 患者更易出现认知功能减退。无症状 LI 不易被发现,当得到临床影像学诊断时,往往已合并其他类型的 CSVD,从而失去了早期干预其进展的机会。国内外研究均发现,静止性 LI 是否会导致认知损害与病灶最前点至额极的距离有关,这是因为位于脑干的去甲肾上腺素能和 5-羟色胺能神经元的轴突向上辐射经过丘脑、基底核、放射冠最终到达皮质时其纤维由前向后排列,所以病灶位于脑半球前部较位于脑半球后部更易导致认知功能障碍及抑郁。静止性 LI 导致的认知损害主要为执行功能损害。与执行功能相关的环路有 3 个,即前额叶背外侧环路、额叶眶面外侧环路和前扣带环路。如果 LI 病灶破坏了这些环路的完整性,就可能导致执行功能下降。

(三) 脑微出血

1. 概述　脑微出血(CMB)是指由于微小血管壁严重受损而使血液通过血管壁漏出,导致脑实质以微小出血为主要特征的亚临床损害。脑淀粉样血管病中 CMB 最为常见,且多位于脑叶,而小动脉硬化型脑小血管病的 CMB 常见于大脑深部。此外,CMB 也可见于原发性脑出血、脑白质病变及 LI,甚至健康人群中。

磁共振梯度回旋波(GRE)序列被认为是诊断 CMB 的特异性序列。因为微小血管旁含铁血黄素沉积,所以在 GRE T2WI 上表现为直径 2～5 mm 的圆形低信号,周围无水肿,需排除由苍白球钙化血管畸形小血管的流空信号气体及铁沉积所致低信号影。现在,MRI 推出了一项新技术——磁敏感加权成像(SWI),它基于血氧水平依赖效应和不同组织间磁敏感性的细微差异,能很好地显示微量出血和血管结构,对于诊断微出血更敏感。

病理学研究显示,CMB 可表现为位于血管周围间隙的局灶性含血铁黄素巨噬细胞聚集灶,存在血红蛋白降解和小胶质细胞激活引起的周围炎症反应以及后期的补体激活和细胞凋亡。有时,CMB 周围可有胶质细胞增生和不完全缺血性改变。动脉壁损伤可能反映了淀粉样脑血管病相关的血管性损伤,伴有管壁增厚、肌层缺少和 B 淀粉样蛋白沉积。此外,在 CMB 经常可见动脉管壁硬化。

2. CMB 与认知损害　CMB 与认知损害的关系是近年来的研究热点。既往认为 CMB 作为一种亚临床损害,不会引起临床症状。同时一些研究证实 CMB 并非完全无临床症状,其与认知损害具有一定的相关性。一些研究提示,认知损害与直接的局灶性脑损伤或相邻脑组织的功能失调有关,而 CMB 可能是小血管损害严重程度的一种更普遍的标记物,因此 CMB 与认知损害可能具有潜在相关性。

研究显示,约 1/3 的缺血性卒中患者存在 CMB,在 AD、VaD 患者甚至正常老年人中的检出率也越来越高。新加坡的一项研究显示,在 282 例 SVD 患者中,91 例(32.3%)存在 CMB,而且认为 CMB 是导致认知损害的独立危险因素。一项基于正常人群的调查显示,60～69 岁人群 CMB 患病率为 17.8%,在 80～99 岁人群中高达 38.3%,并且 CMB 与认知损害和痴呆密切相关。

3. CMB 严重程度与认知损害　CMB 数目的增加,患者认知损害的严重程度随之加重。特别是与既往有卒中史的患者关系更密切,这也提示积累效应的存在。Poels 等选择 3 979 名非痴呆人群作为研究对象,对 CMB 严重程度按病灶数进行分级,结果显示,CMB 病灶数越多,MMSE、信息处理和反应速度得分越低;当 CMB 病灶数≥5 个时,除记忆以外的所有认知域均会受影响。进一步的分析显示,位于皮质的 CMB 更易引起认知损害。该研究显示,CMB 病灶数是引起认知损害的独立危险因素,不同数量的 CMB 病灶引起的认知损害程度亦有所不同。最近,为了明确 CMB 病灶数与认知损害的关系,

Patel 等对 116 例伴有 LI 或白质疏松但无神经功能缺损的患者进行了研究，结果显示 CMB 病灶数与执行功能损害存在弱相关，而与其他认知域无关；当 CMB 病灶数≥9 个时，这种相关性更显著，而且在校正其他混杂因素后仍然具有统计学意义。

4. CMB 部位与认知损害　有研究者认为，CMB 的部位在决定认知损害方面可能比 CMB 的数量更重要。基底核 CMB 患者通常存在执行功能障碍，而丘脑 CMB 患者的定向力通常较差。一项大样本研究显示，前额叶和颞叶 CMB 与各种认知损害相关，尤其是前额叶 CBM 与患者的工作记忆密切相关。Poels 等对 678 名无任何神经功能障碍的健康成年人进行的调查显示，6.8% 的受试者存在 CMB，主要位于脑叶和深部白质，尤其是前额叶；伴有 CMB、严重 WMH 及受教育时间较短的受试者的 MMSE 得分较低，其注意力、计算力、信息处理和运动速度均下降，并推测可能与前额叶-皮质下受累有关。

van Es 等对 439 例老年卒中或短暂性脑缺血发作（TIA）患者进行了研究，采用一系列量表评估认知功能，结果显示，106 例（24%）患者存在 CMB，CMB 组延迟图文学习（DPWL）、图片单词学习测试（PWLT）和工具性日常生活活动量表（IADL）的得分均显著降低；按不同部位区分 CMB 后，幕下 CMB 组 DPWL、PWLT 和 IADL 得分均较无 CMB 组降低显著，而皮质-皮质下、深部白质和基底节区 CMB 组则无显著性差异，因此幕下 CMB 与 VCI 关系更为密切。

Yakushiji 等选择 1 279 名无神经功能缺损的社区人群进行了研究，结果显示深部 CMB 组和混杂部位 CMB 组 MMSE 总分及注意和计算得分较无 CMB 组和皮质 CMB 组降低显著；校正脑白质损害等因素后，深部 CMB 与认知功能异常存在显著相关性，而皮质 CMB 和混杂部位 CMB 与认知功能异常无关。

van Norden 等对 500 例 CSVD 患者进行的研究显示，CMB 组的年龄和脑白质疏松体积更大，而 LI 组的梗死灶数量更多；CMB 对总体认知功能、精神运动速度和注意力有影响，而且当 CMB 位于额叶、颞叶和深部时这种影响更显著。他们认为，CMB 对老年人群认知功能的影响并非独立性，往往同时合并其他类型的 CSVD，提示 CSVD 对认知功能的影响通常是多种类型病变之间相互作用的共同结果，而非某一个因素所致。

5. 不同人群 CMB 与认知功能的研究

（1）卒中患者：Wetting 等最早进行 CMB 与认知功能之间关系的研究，

他们选择临床上卒中或 TIA 合并多个微出血灶的 CMB 患者为研究对象，根据匹配选择相应的微出血患者作为对照组，通过横向分析，在排除脑器质病变等混杂因素后发现：同对照组相比，CMB 组有 60％的患者存在执行功能损害，在对照组中这仅为 30％，同时，有执行功能损害的患者在额叶及基底节区域有多发 CMB 病灶。这种认知损害和 CMB 有明显相关性，与白质病变的范围和缺血性卒中无关，他们认为多发 CMB 是发生执行功能损害的独立预测因子。这项研究证明多发 CMB 与认知功能有独立相关性，而不是临床上无症状。

多发 CMB 作为脑小血管病改变的一种影像学标志，与其他脑血管病变如脑白质高信号有明显相关性。因此，关于多发 CMB 与认知功能之间关系的研究必然会受此类混杂因素的影响。在卒中患者中，这种影响最为明显。为尽量避免此类混杂因素的影响，一些研究选择了非卒中患者，甚至健康人群作为研究对象。

（2）痴呆患者：Cordonnier 等选择来自记忆门诊的 772 患者，发现在血管性痴呆患者中多发 CMB 的患病率为 65％，而在诊断为 AD 的患者中，多发 CMB 的患病率为 18％，对总体认知功能评价发现，多发 CMB 同认知功能之间无相关性。皮质下血管性痴呆（SVaD）较常合并多发 CMB，Seo 等对来自记忆门诊的 86 例 SVaD 患者进行 GRE-T2* WI 扫描及神经心理学检查，SVaD 患者中有 84.9％合并多发 CMB；经多元回归分析显示，微出血的数目是多认知域认知损害（除语言功能）及痴呆严重性的独立预测因子。他们认为多发 CMB 是造成 SVaD 患者认知损害的一个重要因素。

通过连续选择拟诊断为 AD 的患者 80 例，另选择相匹配的社区健康老年人作为对照组，横向分析两组的多发 CMB 及白质病变，同时检测两组人群的认知功能变化，Pettersen 等发现，多发 CMB 在 AD 患者中的比例较高，且主要分布于脑叶，特别是枕叶。出现多发 CMB 同较严重白质疏松有明显相关性，但不论是多发 CMB 还是脑白质疏松都难同 AD 患者神经学测试所显示的认知功能表现相关联。他们分析，这可能与样本量小、缺乏评估这种差别的敏感性有关。近期，Goos 等以合并 8 个以上 CMB 病灶的 AD 患者为研究对象进行了类似的研究，结果显示：在 AD 病程相似的情况下，合并多发 CMB 的 AD 患者，其 MMSE 评分较未合并多发 CMB 的 AD 患者更低；在纠正年龄、性别、白质高信号及颞叶萎缩等混杂因素后，试验组在视觉相关测试、数字广度及动物命名测试中的表现亦较差。他们分析，多发 CMB 的存在与 AD 患者的临床表现相关联,这可能暗示多发 CMB 参与 AD 的起病过程。

(3)健康人群:为进一步减少混杂因素的影响,Yakushiji 等连续选择 518 名无神经功能障碍的健康普查人群作为研究对象,以 MMSE 来评价认知功能,以得分小于 27 分或小于年龄相关平均得分 1.5 个标准差为异常。在纠正脑白质损害等因素后,他们通过单因素及回归分析皆发现,多发 CMB 同 MMSE 异常显著相关,其中多发 CMB 阳性受试者中注意和计算亚组的得分明显降低。他们推测,多发 CMB 主要同总体的认知功能异常相关。

AGES-Reykjavik 研究是一项大规模的以社区人群为研究对象的队列研究,Qiu 等用横向分析 3 906 例患者的 MRI 微血管病变标志——多发 CMB 与认知功能的相关性,他们发现,在合并多发 CMB 的人群,其信息处理速度及执行功能受损,且这种相关性有微出血分布的区别,其中位于大脑半球深部及幕下的微出血使上述认知域的受损明显。他们分析,虽然多发 CMB 无明显临床症状,但其可引起功能性后果。即可致认知功能损害。

上述关于多发 CMB 的研究方法皆为横向分析,其不能解释一段时期内多发 CMB 及认知功能的变化,鉴于此,Ayaz 等选择在健康对照组及 MCI 组进行为期 4 年的纵向随访研究,其多发 CMB 的检测利用 SWI 序列。通过对前期与后期扫描结果的比较,在 MCI 组患者中,多发 CMB 的发生率较高,且 CMB 病灶数目有增加趋势。在随访期末,随着多发 CMB 的出现及数目的增加,伴随患者的认知功能下降,出现进行性认知损害。他们分析,由于缺乏病理性结果的证实,这种进行性认知损害可能与微血管病理改变如脑淀粉样血管病(CAA)或多发 CMB 等的进展有关,亦可能与神经退行性改变,如微纤维的缠结及淀粉样蛋白斑块沉积有关。

6. CMB 对认知损害的作用机制　目前,关于多发 CMB 对认知损害作用机制的研究尚无统一的意见,不同研究者试图从不同方面对其进行回答。

(1)多发 CMB 与额叶-皮质下环路:Werring 等认为,多发 CMB 对认知的损害,可能与破坏额叶及基底节区的相关组织,进而损害额叶-皮质下环路的完整性或白质传导束有关。而其对执行功能的选择性损害可能与基底节区病变有关。Yakushiji 等亦认为,多发 CMB 的出现可能预示着皮质和皮质下结构之间的神经网络有更严重的破坏,其分析认为,注意亚组得分较低可能亦与额叶-皮质下环路中胆碱能途径功能异常相关联。

Nardone 等发现皮质下血管性痴呆(SVaD)患者多发 CMB 与总体认知功能 MMSE 评分下降有关,他们认为这可能与中枢胆碱能环路受损有关。为明确这种可能的机制,他们利用运动皮质短潜伏传入抑制(SAI)这种无创性观察手段,对患者的中枢胆碱能环路进行分析。在多发 CMB 阳性的患者中,SAI 与 MMSE 得分都明显下降,且两者之间有相关性。这可能是多发 CMB 影响中枢胆碱系统功能一个新的证据。

(2) 多发 CMB 与含铁血红素及 β-淀粉样蛋白沉积:多发 CMB 的病理学特征为含铁血红素沉积,Cul l en 等选择健康及痴呆患者死后脑组织的标本进行微观比较研究发现:含铁血红素沉积总是位于血管周围,特别是毛细血管及微动脉周围,据此推测,含铁血红素是由毛细血管或微动脉出血后吸收沉积形成。含铁血红素沉积在Ⅰ期或Ⅱ期 AD 样病理改变脑组织中较常见,在 AD 患者中,其数目急剧增多。含铁血红素沉积在 AD 患者老年斑中密集,而老年斑主要由 β-淀粉样蛋白沉积形成。因此,他们进一步研究含铁血红素与 β-淀粉样蛋白沉积之间的关系,选择了受试者的脑组织病理切片作为研究对象,其中 14 例为 AD 患者,另外 6 名为健康对照组。结果发现:含铁血红素沉积与 β-淀粉样蛋白沉积具有局部聚集性,且它们都较密集地分布于灰质,白质内分布相对较少。对 β-淀粉样蛋白与血管壁胶原之间的定位分析发现,β-淀粉样蛋白沉积于微血管周围。最终他们得出含铁血红素亦沉积于微血管周围的结论,他们分析认为,脑微血管破裂可能导致来自于微血管血流中的 β-淀粉样蛋白沉积于微血管周围。当此类损害连续发生,使微血管周围含铁血红素及 β-淀粉样蛋白沉积逐渐增多,这可能是 AD 患者中老年斑形成的一个机制。那么,微血管损害引起的多发 CMB,就可能是 AD 患者中神经退行性改变的直接原因,亦可能是 AD 认知损害逐渐进展的一个原因。

(四) 扩大的周围血管间隙

1. 概述　周围血管间隙(PVS)这一概念是由 Virchow 和 Robin 首次提出的。PVS 属于正常的解剖学结构,指围绕着小动脉和小静脉的两层软脑膜构成的非常狭窄的间隙,它起着参与组织间液引流和免疫功能。当 PVS 扩大至一定程度时才能被 MRI 所显现,即扩大的周围血管间隙(EPVS)。EPVS 在 MRI 上表现为界限清楚的卵圆形、圆形或线状结构,与穿支血管走行一致,在 T1 加权、T2 加权和 FLAIR 序列上与脑脊液信号相同,无增强效应和占位效应。由于 EPVS 很少会造成脑实质损伤,常被认为是良性或正常变异,未引起人们足够重视。

2. EPVS 与认知损害　尽管 EPVS 的发病机制目前尚不明确,但一些研究者认为 EPVS 是小血管病的另外一种表现形式。一项回顾性分析表明,

EPVS 的大小和数目与 WML 范围有关。Doubal 等研究发现 EPVS 与 WML
具有共同的危险因素。因白质病变与认知损害具有相关性,故认为 EPVS 与
认知损害同样具有密切关系。Maclullic 等对社区的抽样结果表明,EPVS 与
非文字推理及视空间能力降低相关,分析其原因可能是基底节区等部位与认
知功能有联系的神经纤维被破坏。Zhu 等的研究显示,白质 EPVS 与痴呆风
险独立相关,而基底节 EPVS 则与认知功能下降有关。Maclullich 等对 97 名
健康老年人进行的研究显示,在排除智力因素影响后,总 EPVS 数量与非言语
推理和视空间认知能力显著相关。Zhu 等对 65～80 岁的健康老年人进行为
期 4 年的随访显示,重度 EPVS 与随后出现的痴呆独立相关。不过,Hunford
等的研究却显示,EPVS 与缺血性卒中或 TIA 的认知损害无独立相关性。

四、结语

CSVD 很容易被忽视,但其对机体健康和脑功能造成的危害不可小觑。
新的影像学技术为 CSVD 的研究开创了新的世纪,对该病的研究正在不断深
入,不论在病理学还是影像学上都已有了一定的成果和突破。然而,目前在很
多方面的研究结果并不一致,甚至相互矛盾,这就需要将来进行多中心大样本
的前瞻性研究,以获得更可靠的研究结果。

CSVD 的治疗,目前尚无特异性方法。未来的研究应致力于 CSVD 所致
认知损害的危险因素以及发生、发展和转归的规律,努力寻找敏感有效的神经
心理学检查量表,结合影像学和脑脊液检查以提高 CSVD 的早期确诊率,及时
制订预防策略和治疗方案,将研究重点从临床表现逐渐转向治疗,将治疗逐渐
从对症转向对因,从而减轻患者痛苦和家庭负担。另外,随着分子生物学的发
展,基因治疗将来也可能成为 CSVD 治疗的新突破。针对 SVD 病因和发病机
制靶点的药物仍是目前急切需要的。相信未来随着病理、分子生物学等疾病
机制研究的不断深入,能够不断开发新型药物来更好地延长这类疾病患者的
生命长度和提高生活质量。

参考文献

[1] 黄雁.脑小血管病与认知功能障碍的研究进展[J].中国动脉硬化杂志,2014,
22(2):204-208.

[2] 李文艳,邢晓娜,陈晓虹等.脑小血管病与认知损害[J].国际脑血管病杂志,
2016,24(10):945—950.DOI:10.3760/cma.j.issn.1673-4165.2016.10.016.

［3］张忠霞,王铭维.脑小血管病与认知损害[J].国际脑血管病杂志,2014,22(9)：682-685.

［4］周婵娟,游咏.脑小血管病与其所致的认知障碍[J].中西医结合心血管病电子杂志,2015,(18)：83-85.

［5］李俊雯,黄敬.静止性脑小血管病与认知功能障碍的关系[J].上海医药,2014,(17)：9-12,16.

［6］高徽,滕伟禹.缺血性脑白质病变的临床研究进展[J].国际脑血管病杂志,2008,16(5)：353-359.

［7］牛宝丰,尹晓明,周卫东,等.脑白质变性与认知障碍[J].中国神经免疫学和神经病学杂志,2014,21(4)：282-285.

［8］韩鲜艳,闫福岭.血管性认知障碍与脑白质病变相关性研究进展[J].东南大学学报(医学版),2016,35(3)：436-439.

［9］韦铁民,吕玲春,周利民等.脑微出血的磁共振诊断研究进展[J].中华医学杂志,2013,93(25)：2007-2009.

［10］王小强,吴君仓.脑微出血对认知功能的影响及其发病机制研究进展[J].中华神经科杂志,2012,45(3)：192-194.

［11］戴若莲,李焰生.脑微出血和认知障碍的研究进展[J].中国卒中杂志,2014,(12)：1015-1019.

［12］汪国宏,王小强,吴君仓等.脑微出血与血管性认知损害[J].国际脑血管病杂志,2013,21(8)：630-633.

［13］张伟,杨毅.脑微出血与血管性认知损害[J].国际脑血管病杂志,2012,20(2)：152-155.

［14］刘雯文,刘进才.脑微出血与认知功能障碍研究进展[J].现代医药卫生,2015(5)：710-712.

第四章
脑淀粉样血管病与认知损害

脑淀粉样血管病(CAA)是淀粉样物质沉积在脑皮质、软脑膜中小动脉,引起血管舒缩障碍和脑实质损伤。CAA 是一种常见的老龄相关的脑小血管病(CSVD),不仅可导致复发性脑出血,更是老年人 VCI 和痴呆的常见病因。本章从 CAA 的发病机制入手,介绍 CAA 的临床诊断、认知损害特征、与影像学标志物的相关性、治疗和预后,不仅关注最常见的散发性 CAA,也简介遗传性CAA 和 CAA 相关炎症的认知损害特征。

一、CAA 认知损害的发病机制

CAA 的病理表现是 β-淀粉样(Aβ)蛋白沉积在颅内小血管,主要为脑皮质、软脑膜中小动脉,皮质毛细血管和小静脉也可受累。轻度 CAA 的病理改变可为生理性,代表淀粉样物质可经血管周围途径清除出脑,但若清除途径受损或产物生成过多,淀粉样物质在小动脉基底膜和平滑肌层逐渐累积,可导致血管平滑肌细胞死亡,启动级联效应,破坏血管壁结构和血管舒缩功能,进一步导致邻近脑实质的损伤。小胶质细胞、血管内皮细胞激活和血脑屏障破坏,形成微梗死灶和微出血灶,血管周围炎症和氧化应激可进一步加重脑实质损害,继发轴索华氏变性,破坏白质完整性。脑白质损害破坏不同脑部区域间的信息传递与整合,进而影响认知功能。

CAA 的病理改变可通过多种途径影响认知功能,近来越来越多的证据指向了血管性机制。在该领域最大的一项临床研究中,纳入 1 113 名老龄参与者,均行神经心理评估和死后尸检病理,发现 CAA 存在于 78.9% 的参与者中,在校正 AD 相关的实质淀粉样斑块沉积、神经纤维缠结和其他常见的老龄相关的神经病理改变后,CAA 仍与痴呆转换风险升高(比值比 1.237,95% CI 1.082~1.414)和基本认知功能、感知速度、情景记忆、语义记忆下降速度增快显著相关。CAA 相关的血管损伤可导致影像学上可见的微梗死灶、脑出血和白质高信号病灶。部分 CAA 患者进展性痴呆的主诉与缺血性白质损害的加重一致,这与高血压性血管病和皮质下血管性痴呆患者相似,CAA 中淀粉样物质负担也与白质高信号病灶体积相符。基于人群和医院队列的研究都发现,脑微出血灶的存在、数目与认知障碍、痴呆相关,在 TIA 或卒中患者中,脑叶微出血,而非深部微出血,与认知损害相关。虽然近期也有小型研究提示,AD 相关的颞叶内侧面萎缩和海马萎缩与 CAA 患者的认知损害相关,但仍需要大样本研究予以验证。以上结果提示,CAA 病理对老年人认知结局具有重要且相对独立的作用。

二、CAA 的诊断标准

目前,CAA 的诊断主要依据 CAA 相关脑出血的改良波士顿(Boston)标准(*Neurology*,*2010*;*74*:*1346 - 1350*),诊断效力分为 3 个等级,其中,诊断很可能的 CAA 的特异度为 81.2%,灵敏度为 94.7%。

1. 肯定的 CAA 完整的尸检资料提示,脑叶、皮质或皮质-皮质下出血,有严重的血管淀粉样物质沉积,且无其他病变(病理分级见表 2-4-1)。

表 2-4-1 CAA 的病理分级

分级	描　　述
0	血管壁无 Aβ 蛋白沉积
1	血管壁存在斑片状 Aβ 蛋白沉积,外观正常
2	血管壁增厚,中膜完全被 Aβ 蛋白取代
3	血管壁中膜完全被 Aβ 蛋白取代,血管壁圆周至少 50%存在双筒样改变
4	Aβ 蛋白沉积的血管存在瘢痕和纤维素样坏死

注:Aβ:β-淀粉样。

2. 很可能的 CAA 这一诊断标准分为以下两个部分。

(1)病理学支持的 CAA:临床症状和病理学检查(清除的血肿或皮质活检标本)提示,脑叶、皮质或皮质-皮质下出血,仅有一定程度的血管淀粉样物质沉积,且无其他病变。

(2)临床诊断的 CAA:临床症状和影像学表现(MRI 或 CT)提示,局限于脑叶、皮质或皮质-皮质下(包括小脑)的多发出血,或单个脑叶、皮质、皮质-皮质下出血合并局灶性、弥漫性皮质表面铁沉积，年龄 55 岁以上，没有其他出血的原因。

3. 可能的 CAA　临床症状和影像学表现（MRI 或 CT）提示，单个脑叶、皮质、皮质-皮质下出血，或局灶性/弥漫性皮质表面铁沉积，年龄 55 岁以上，没有其他出血的原因。

其他可能导致脑出血的原因：过量华法林应用（国际标准化比值＞3.0），颅脑外伤或缺血性卒中伴出血转化，中枢神经系统肿瘤，血管畸形，血管炎，凝血障碍；诊断为可能的 CAA 时允许国际标准化比值＞3.0 或其他非特异性试验检查结果异常。

由上述诊断标准可知，临床诊断 CAA 最重要的影像学标志物为局限于脑叶的多发微出血灶，而在中国人群中，因高血压控制不佳，临床多见脑叶和深部并存的混合性脑微出血，这一类型与 CAA 的临床相关性尚不明确，且为 CAA 的诊断带来了混杂因素，必要时可行靶定 Aβ 蛋白的 PiB - PET 或脑活检鉴别。

脑出血是 CAA 最常被识别的临床事件，但大多数 CAA 患者在一生中并不会经历脑出血，这些患者可表现为认知损害、卒中样症状、一过性局灶性神经症状发作（TFNE），甚至癫痫、头痛等脑病表现（CAA 相关炎症）。其中，TFNE 又称淀粉样发作，是一种反复发作、刻板性、短暂（小于 30 分钟）的感觉或运动症状，可表现为"先兆症状"样的阳性症状（扩散的感觉异常、视幻觉、肢体震颤，多从手指向上肢近端蔓延，符合感觉皮质分布特征）或"短暂性脑缺血发作"样的阴性症状（突发的四肢无力、言语障碍、视觉缺损）。最新的临床-病理对照研究显示，对医院队列中的非脑出血患者（多来自于认知门诊），局限于脑叶的多发微出血灶诊断 CAA 的阳性预测值为 87.5%，特异性为 90.9%；而在社区队列中特异性较低。这一研究提示，医院诊疗中可将改良 Boston 标准推广到认知下降、TFNE、缺血性卒中等患者，为提高 CAA 的临床识别率提供了依据。这一标准被多项国际临床研究所采纳，但尚未在中国人群中证实（表 2 - 4 - 2）。

除散发性 CAA 外，CAA 的临床亚型还包括遗传性 CAA 和 CAA 相关炎症。目前已发现十余种由不同基因突变导致的遗传性 CAA，以多发出血和出血性或缺血性梗死合并重度脑膜血管、颅内血管壁淀粉样物质沉积为特征，多为常染色体显性遗传。研究较为深入的是家族性 CAA 的荷兰型，致病基因为 21 号染色体上淀粉样前体蛋白 693 位点的点突变。近年来，CAA 相关炎症逐渐被临床医生熟悉。病理上可见血管壁淀粉样物质沉积与血管周围或跨壁炎症浸润并存,除头痛、意识水平下降、癫痫等脑病表现外,其临床表现也常见急性或亚急性认知功能减退;影像学上见非对称性快速进展至皮质下区域的白质高信号病灶,且存在至少一个皮质-皮质下脑出血、脑微出血灶或皮质表面铁沉积,除外肿瘤、感染或其他病因,即可临床诊断 CAA 相关炎症。

表 2-4-2　很可能的 CAA 的临床诊断标准演变

项目	CAA 相关脑出血	经典型 CAA	CAA 相关炎症
参考文献	Boston 标准,2001 改良 Boston 标准,2010	AHA/ASA 指南,2017	JAMA Neurol,2016
诊断标准	临床症状和影像表现(MRI 或 CT)提示:局限于脑叶、皮质或皮质-皮质下(包括小脑)多发出血,或单个脑叶、皮质、皮质-皮质下出血合并局限性/弥漫性 cSS[a]	影像表现(SWI)提示:局限于脑叶、皮质或皮质-皮质下(包括小脑)的多发(≥2 个)出血灶或微出血灶	临床症状:头痛、意识水平下降、行为改变、局灶神经症状、癫痫;MRI:WMH 病灶　SWI:脑出血,脑微出血,cSS
	年龄≥55 岁 除外其他出血的原因	年龄≥55 岁 除外其他出血的原因	年龄≥40 岁 除外肿瘤、感染等原因
来源队列	MGH/SRH 脑叶出血患者	MGH 非脑叶出血患者	MGH/SGH
适用范围	医院队列,ICH 患者	医院队列,非 ICH 患者	医院队列
敏感性	89.5%→94.7%	42.4%	82%
特异性	81.2%→81.2%	90.9%	97%

注:cSS:皮质表面铁沉积;SWI:磁敏感加权序列;ICH:颅内出血;WMH:白质高信号;AHA/ASA:美国心脏协会和美国卒中协会;MGH:美国麻省总医院;SRH:美国斯波尔丁康复医院;SGH:意大利圣杰勒德医院。

[a]:皮质表面铁沉积为 2010 年改良 Boston 标准新增内容。

三、CAA 的认知损害特征

早在 20 年之前,即有 CAA 患者存在认知功能减退的报道。相比认知正常人群,CAA 患者基本认知功能减退,MMSE、MoCA、临床痴呆评定量表(CDR)评分下降;未来痴呆转换风险升高,在非痴呆、非脑出血的 CAA 患者中,CAA 的 1 年痴呆转换率为 14%,5 年为 73%。

病理-临床对照研究提示,伴轻度 CAA 病理改变的患者并无认知功能减退,提示轻度 CAA 可能代表生理性 Aβ 蛋白清除过程,非病理状态。而中、重度 CAA 患者存在多个认知领域功能的减退,包括执行功能、处理速度、情景记忆、注意、语义流畅性等;其中,损害最严重的是处理速度,其次为执行功能、情景记忆、语义流畅性、注意。一些研究提示,社区人群中,感知速度和情景记忆与中到极重度 CAA 病理改变显著相关;而在医院认知损害患者队列中,相比情景记忆,CAA 以处理速度和执行功能下降为主,与 VCI 患者相一致,而不同于因 AD 导致的 MCI 患者。伴出血事件的 CAA 患者,其认知损害的起病方式和损伤领域等常随出血部位、程度而变化。在无出血事件病史情况下,一般表现为逐渐起病、缓慢进展,主要影响信息处理速度和执行功能。记忆损害模式常表现为编码新信息能力受损及记忆的提取受损,与 AD 常见的记忆存储受损相区别。因此,目前普遍认可 CAA 存在多个认知领域受损,但其认知损害谱仍需要更多的临床研究予以证实。

视空间能力损害可能是 CAA 区分其他 VCI 的特点。虽然机制未明,但 CAA 的病理改变以顶枕叶为重,并从后部皮质逐渐进展到全脑,这一区域与视空间能力密切相关,可能是 CAA 视空间能力障碍的病理基础。在正常成人和 AD 患者中,后部脑萎缩与视空间能力损害存在一定的相关性,而既往较少研究关注到 CAA 患者的视空间能力。一项纳入 22 名非痴呆 CAA 患者的研究发现,CAA 患者存在视空间能力损害,且与白质高信号体积、顶叶微出血灶数目相关。我们在 36 名中国医院队列 CAA 患者进行的研究中发现,相比白质损害严重程度,白质损害的后部分布特征与 CAA 患者的视空间能力损害显著相关。因此,CAA 患者的视空间能力损害可能与后部影像学标志物相关,但何种标志物具有最强的相关性和临床预测价值尚需要前瞻性队列研究证实。

一些病例报道提示 CAA 也可表现出其他心理和行为异常,比如谵妄、抑郁、人格改变,但因病例数较少,尚不明确 CAA 是其病因,还是共患疾病。

脑出血事件和 AD 是 CAA 认知损害临床研究的重要混杂因素。

脑出血对 CAA 相关临床表现特别是认知损害的影响尚不完全明确。目前,大多数关注 CAA 的临床研究队列来自脑出血患者,脑出血后痴呆风险明显升高(第 1 年 14.2%,第 4 年 28.3%),脑叶脑出血后痴呆风险进一步升高(第 1 年 23.4%)。而一些证据提示,CAA 相关的认知损害独立于脑出血病史。首先,CAA 相关病理改变的严重程度在症状性脑出血和非脑出血患者中无明显差异；其次，在脑出血之前，约 20% 的 CAA 患者即出现认知损害。两项关注非痴呆 CAA 患者认知损害的研究显示，既往脑出血病史对 CAA 患者的认知损害谱并无影响。

AD 和 CAA 具有相同的危险因素和分子机制，病理证实，两者存在很高的共患率，CAA 几乎存在于所有符合 AD 诊断标准的患者中，其中约 30% 为中、重度 CAA，具有相应的临床表现；近期也逐渐认识，在 AD 导致的认知功能减退和痴呆患者中，可能存在 CAA 这一血管性因素。因此，仅凭临床资料很难完全排除 AD 对 CAA 患者认知功能的影响。

虽然具有较高的共患率，但目前认为单纯 CAA 对认知损害的影响至少部分独立于 AD 的脑实质病理改变。首先，10%～20% 的中、重度 CAA 无 AD 相关的实质性 Aβ 蛋白沉积，而这些患者均表现出不同程度的认知损害；其次，AD 患者以情景记忆受损为首发和主要表现，这与在 CAA 患者中同时发现处理速度和执行功能显著下降存在较大的不同。一项研究纳入 28 名无 AD 相关病理改变的患者，发现单纯 CAA（7/28，25%）与临床痴呆诊断显著相关。纳入 1 000 余名患者的认知-病理对照研究也提示，单纯 CAA 与痴呆转换风险升高、各认知领域下降速度增快有关，且独立于病理学上的 AD 改变、脑梗死、路易体痴呆和临床资料中的年龄、性别、教育水平。

所有的遗传性 CAA 均可导致不同程度的认知损害或痴呆表现。在遗传性 CAA 荷兰型和冰岛型中，绝大多数患者合并痴呆表现，部分可为主要临床表现，主要由多种血管性病灶引起，进一步证实重度 CAA 本身足以引起痴呆。一项研究纳入基因证实的 15 名症状性和 12 名症状前荷兰突变型 CAA，以认知正常个体为对照，发现症状性遗传性 CAA 所有认知领域得分均下降，而症状前患者认知功能正常。其他遗传性 CAA 多伴特征性的临床表现：Gelsolin 蛋白相关的淀粉样变性表现为面瘫、轻度周围神经病变、角膜格状营养不良、萎缩性球麻痹、共济失调和轻度认知损害；家族性英国型痴呆多在 60 岁起病，病理上示重度 CAA，临床表现为痴呆、进展性痉挛性四肢瘫、小脑性共济失调；家族性丹麦型痴呆多伴重度且广泛的 CAA 病理改变，出现白内障、耳聋、进展性共济失调和痴呆。

相比 CAA，CAA 相关炎症患者多出现急性或亚急性认知损害，其临床结局多样，部分患者临床完全缓解，部分患者进展为逐渐加重的认知损害，后者可能与潜在的神经退行性疾病相关。因其相对罕见性，尚未见相关认知损害的文献报道。

因此,无论有无脑出血事件,对所有 CAA 患者都应进行认知评估。认知评估有助于发现认知损害的模式和程度。目前,尚无 CAA 相关认知障碍的诊断标准,依据 VCI 的指南,这一诊断必须基于神经心理学测试,至少评估执行功能、处理速度、注意、记忆、语言、视空间能力等认知领域,但不应将记忆损害作为诊断的必要条件。如果条件允许,也应测评 CAA 患者的日常生活能力、抑郁状态等。

四、CAA 影像标志物与认知损害的关系

目前,临床诊断 CAA 主要依据影像学标志物,因此,CAA 的影像学标志物与认知损害的相关性及其对认知功能减退的预测价值显得尤为重要。其中,单一的影像学标志物与认知损害的相关性已在社区人群队列和卒中患者队列中得到验证,但结果仍存在较大异质性。这也提示,CAA 的认知损害,可能是多种病灶的累积效应而非单种病灶的作用。

CAA 经典的影像学标志物包括:①可发现极早期病变的淀粉样物质成像,如 ^{11}C 或 ^{18}F 标记的匹兹堡复合物 B(^{11}C/^{18}F - PiB)正电子发射断层扫描(PET);②出血性标志物:CT 上的脑出血,磁敏感加权成像上的脑微出血灶(CMB)和皮质表面铁沉积(cSS);③缺血性标志物:脑白质损害(脑白质高信号病灶,脑网络连接破坏,脑血流下降),腔隙灶,皮质下小梗死灶;④其他:扩大的血管周围间隙(PVS),综合 CMB、cSS、WMH 和 PVS 的 CAA 影像学积分。

(一) CAA 的淀粉样物质成像与认知损害的关系

^{11}C/^{18}F 标记的 PiB - PET 可在活体发现 Aβ 蛋白在脑内沉积,CAA 患者 PiB 的分布容积率高于正常人,而低于 AD 患者,可临床辅助诊断 CAA。但目前尚无血管性 Aβ 蛋白的特异性标志物,这限制了其在认知损害主诉患者中鉴别 AD 与 CAA 的应用价值。小型临床研究提示,CAA 患者的 PiB 分布也存在枕叶为主的特征,与 AD 额叶为主的分布不同。PiB 的摄取升高可能预测 CAA 患者的新发出血灶,但尚缺乏其与认知损害的直接证据。一项研究显示,皮质 PiB 摄取升高与全脑网络效率下降显著相关,而后者是 CAA 患者执行功能、处理速度等认知领域损害的危险因素,间接提示淀粉样物质成像可能反映 CAA 的认知损害。

(二) CAA 的出血性标志物与认知损害的关系

脑出血后,新发痴呆风险为 1 年 14.2%,4 年 28.3%,相比非脑叶出血患

者,脑叶出血患者(可能的 CAA 患者)的痴呆转换风险升高 2 倍以上,1 年痴呆转换风险高达 23.4%;其中,弥漫性皮质表面铁沉积、脑微出血灶数目(临床诊断很可能的 CAA 患者)、皮质萎缩评分和老龄是新发痴呆的危险因素。

磁敏感加权序列上的脑微出血灶是 CAA 最为经典的影像学标志物,表现为圆形或卵圆形的低/无信号区域,直径 2~5 mm(有时可达 10 mm),伴有晕染效应。脑微出血灶的存在可能与执行功能、处理速度减退有关,但不同研究间的结果存在差异。一项回顾性研究发现,在正常人群中,伴多发脑叶微出血灶人群(CAA 的高危人群)相比无脑微出血灶人群,其执行功能减退更快。相似的,在另一项大型人群研究中,调整年龄、性别和教育水平后,脑叶微出血灶是信息处理速度减慢最强的决定因素。而在一项纳入 58 名 CAA 患者和 138 名正常对照组的研究中发现,CAA 患者的脑微出血灶数目与执行功能、处理速度无相关性。脑微出血灶与痴呆转换风险明显相关。在脑出血患者中,脑微出血灶数目,而非脑出血体积和部位,是未来痴呆转换的预测因素;其中,存在>5 个脑微出血灶的患者新发痴呆风险进一步升高。

皮质表面铁沉积是磁敏感加权成像上一个脑沟内或周围的双轨样低信号灶,相比于脑微出血灶,对 CAA 诊断的特异性更高。但皮质表面铁沉积的研究多集中在其与蛛网膜下腔出血、一过性局灶性神经症状发作(TFNE)中,尚缺乏其与 CAA 认知损害的相关性证据。

(三) CAA 的缺血性标志物与认知损害的关系

既往多认为 CAA 是一种出血性疾病,而近来越来越多的证据提示,缺血性病变贯穿 CAA 病程的始终,包括脑白质损害和微梗死灶。微梗死灶往往是血管性损害的终末期阶段,而白质损害出现早且弥漫,对 CAA 早期病程具有较好的提示作用。脑白质损害影响不同脑部区域间的信息传递和整合,对认知损害的影响尤其重要。在实质损害出现以前,脑血管反应性和脑血流即可出现变化。血管性损害进一步导致神经元和轴索变性,引起脑微结构和网络连接变化。随着病变进展,可形成常规 MRI 平扫上可见的脑白质高信号病灶。

脑网络连接对多种空间分布病灶的损害较敏感,包括肉眼不可见的微小组织结构异常,可在一定程度上反映全脑损伤负担,与 AD、VCI、糖尿病和 CSVD 等患者的包括信息处理速度、执行功能等认知功能具有独特的相关性,并且是 CAA 相关血管病理改变和临床表现的中间环节。认知功能中信息处理和执行功能更依赖于不同脑部区域的联系,可反映在脑网络连接中。一项纳入 33 名 CAA 患者的纵向随访队列研究显示，CAA 中存在白质微结构异常，表现为弥散张量成像中全脑网络效率下降，并与执行功能下降显著相关，而与处理速度、记忆无关。另一项研究纳入 38 名非痴呆的很可能的 CAA 患者和 29 名年龄匹配的对照，发现全脑网络效率下降与处理速度、执行能力等认知功能下降和步行速度降低相关，而与记忆无关，且独立于年龄、性别、教育水平和其他 CSVD 影像学标志物。

脑白质高信号病灶对认知功能具有重要影响。脑白质高信号在老年人中十分普遍，但并不是一种单纯的、无害的老龄化现象，它是脑血管疾病、认知损害、精神疾病如迟发性抑郁、运动功能如步态和平衡损害，甚至死亡的高危因素。一项汇总 37 项研究、16 416 名患者的 meta 分析显示，白质高信号病灶的存在及其进展速度与智力、记忆、处理速度、注意和执行能力、感知等认知领域显著相关；另外一项 meta 分析汇总 22 个纵向随访队列，白质高信号病灶与进展性认知损害、痴呆风险升高 2 倍和卒中风险升高 3 倍显著相关。

白质高信号病灶是 CSVD 重要的影像学标志物，并与认知损害独立相关，但缺乏特异性，多种疾病中影响白质水分子流动性的非缺血性损害均可导致脑白质高信号病灶。近年来一些研究提示，脑白质高信号及其分布特征对 CAA 的辅助诊断和预后评估具有重要作用。CAA 具有独特的白质高信号分布特征，病理学和队列研究提示，老龄相关的白质高信号以额叶为重；高血压小血管硬化性白质高信号以基底节周围为主，无特定的脑叶选择性；而 CAA 中白质高信号主要累及后部皮质，包括顶叶和枕叶，并以皮质下点状分布多见，可能与血管性 β-淀粉样蛋白最常累及枕叶相关。

白质高信号病灶和 MCI、AD 患者的认知功能、皮质萎缩程度显著相关，而 CAA 可能是 WMH 和 AD 的中间环节。多项研究提示，白质高信号病灶与 CAA 患者主诉认知功能减退相关，但白质高信号体积与各认知领域减退的相关性尚存在争议。我们的研究还发现，脑白质高信号病灶的后部分布特征与 CAA 患者的视空间能力损害显著相关（见前文）。此外，相比其他神经心理测试和影像学标志物，白质高信号体积与临床前期的无症状性遗传性 CAA 最为相关，可能作为早期识别 CAA 的重要手段。

（四）CAA 的影像学积分与认知损害的关系

近年来，越来越多的证据提示 CAA 的认知损害可能是多种病灶的累积效应，而非单一影像学标志物的作用。目前，评估累积效应最常用的是 Greenberg 教授团队在 2016 年提出的 CAA 影像学积分（表 2-4-3），这一评分依据脑叶微出血灶数目、皮质表面铁沉积程度、中央半卵圆区扩大的血管周间隙数目和脑白质高信号 Fazekas 评分计算，总分 0～6 分；这一评分与 CAA 相关血管病理改变程度和症状性脑出血事件均具有很好的一致性。一项纳入158 名非痴呆、非脑出血的 CAA 患者的研究显示，基线年龄、MCI 状态、颞叶内侧面萎缩和 CAA 影像学积分是 CAA 患者痴呆转换的独立预测因素，而任意单一的影像学标志物均不具有预测价值，提示 CAA 患者的认知损害可能是血管性和神经退行性病灶共同作用的结果。

表 2-4-3　CAA 的影像学积分

类别	1 分	2 分
脑叶 CMB	2～4 个	≥5 个
cSS	局限性	弥漫性
CSO-PVS	>20 个	
Fazekas 评分	深部 2～3 分或侧脑室旁 3 分	

注：CMB：脑微出血灶；cSS：皮质表面铁沉积；CSO-PVS：中央半卵圆区扩大的血管周围间隙。

（五）其他影像学标志物与 CAA 认知损害的关系

颞叶内侧面萎缩和海马萎缩与 CAA 认知损害相关。这两者长期以来被认为是 AD 的影像学标志物，但近期研究显示，颞叶内侧面萎缩可预测脑血管疾病患者和 CAA 患者从 MCI 状态向痴呆转换。此外，遗传性 CAA 作为一种单基因遗传病，很少或几乎不伴 AD 的病理改变，而在其荷兰型突变家族中，发现海马体积下降。以上证据提示了颞叶内侧面萎缩和海马萎缩可能独立于AD 的病理改变而出现在 CAA 患者，在脑血管疾病，特别是在以 CAA 为代表的 CSVD 的认知损害中发挥作用。

CAA 的皮质萎缩可能是因为血管病变相关的微梗死灶破坏了白质纤维束的完整性，全脑体积下降也可在一定程度上反映出血性、缺血性等多种病灶的累积效应，从而提示 CAA 的认知损害。一项关注 CAA 患者认知谱的研究发现，仅全脑体积与处理速度、执行功能减退显著相关，而白质高信号体积、脑微出血灶数目、海马体积等均与认知功能无相关性。这也进一步提示了多种病灶的累积效应更能代表认知损害。

五、CAA 认知损害的治疗与预后

CAA 缺乏有效的治疗方案。近来，一些研究关注于针对 Aβ 蛋白的特异性抗体,Ponezumab 曾用于 AD 的治疗,靶定 Aβ 蛋白,可减少其在血管和脑实质的沉积。一项研究入组 36 名很可能的 CAA 患者,基线 MMSE 评分＞26 分,以 2：1 随机分组至 Ponezumab 治疗组和安慰剂组,治疗组每月 1 剂,连续使用 3 月,结果显示,Ponezumab 安全性和耐受性较好,治疗组 3 个月后血管反应性较安慰剂组好转,而两组脑微出血灶数目和 MoCA 评分均无显著性差异。CAA 的特异性治疗仍需大样本随机对照试验验证。

很可能的或可能的 CAA 患者合并脑出血或 TFNE 时,抗栓药物的出血风险明显升高,一些 meta 分析指出,在脑微出血灶＞5 个的急性缺血性卒中患者中,应谨慎考虑溶栓治疗。必需行抗凝治疗时可选用出血风险相对较小的新型口服抗凝药。而 CAA 相关炎症患者和以认知损害为主要临床表现的 CAA 患者,其抗栓药物出血风险相对较小。高血压虽然不是 CAA 患者脑叶出血的预测因素,但有临床研究指出控制血压对 CAA 患者防止脑出血复发有保护作用。

目前,尚无药物被证实可延缓或治疗 CAA 相关的认知损害,临床多沿用与 AD 相似的治疗方案。如不经治疗,非痴呆的 CAA 患者 1 年痴呆转换率为 14％,5 年为 73％。

CAA 相关炎症是一种可治疗的 CAA 亚型。一项纳入 139 名 CAA 相关炎症患者的 meta 分析指出,约 10％的患者不经治疗即可达到临床缓解;而对于绝大多数患者,激素是首选治疗方案,可采用大剂量激素冲击治疗序贯口服激素逐渐减量的方案;如复发,可尝试使用环磷酰胺或环磷酰胺联合硫唑嘌呤的免疫调节治疗。经过治疗,60％的患者临床缓解无复发,25％的患者有至少一次复发,而 15％的患者出现病情恶化,临床结局中 60％的患者可达到改良 Rankin 评分 0～3 分。

六、CAA 的认知损害在临床研究中的应用

与症状性脑出血事件相似,认知损害是 CAA 最常见且突出的临床表现,作为一项临床研究的结局指标,其具有较强的临床相关性、可重复性和经济效能,但对于小型短期研究的统计学效力和衡量 CAA 严重程度或进展的效力较差,CAA 各种结局指标在临床研究中的应用价值见表 2－4－4。

对于 CAA,认知损害是一项较有意义的临床晚期的结局指标,而对于临床早期阶段的研究效率较低。理论上,认知损害对多种出血性和缺血性病灶的累积效应较敏感,可能可以代表单种病灶难以反映的治疗效果总和;而且认

知评估在各个临床、研究机构均可进行,具有较好的一致性、经济、相对节省时间、可量化,且具有长期随访价值。但目前尚缺乏针对 CAA 认知损害设计的认知评估量表,使用的量表多来自 AD 患者,其敏感性和特异性较差,较难将 CAA 与其他老龄相关的疾病区分开,比如情景记忆和处理速度损害在 CAA、AD 和其他常见类型的痴呆均可见。此外,CAA 的认知损害机制尚不明确,也不清楚其代表的脑损伤类型,很难为治疗手段的生物学效应提供明确的病理生理学信息。因此,CAA 相关的认知损害更大程度代表了不可逆的脑组织损伤,仍需要大样本、长期研究明确其认知损害进展情况。

表 2 - 4 - 4　CAA 临床研究的结局指标

项　　目	临床相关性	衡量 CAA 严重程度或进展	针对小型短期研究的统计学效力	可重复性	成本效能
症状性脑出血	＋＋＋	＋＋	＋	＋＋＋	＋＋
脑微出血灶	＋＋	＋＋＋	＋＋	＋＋	＋
白质高信号	＋＋	＋＋＋	＋＋	＋＋	＋
微梗死	＋＋	?	＋＋	?	＋
DTI 改变	＋＋	?	＋＋	?	＋
认知评估	＋＋＋	＋	＋＋	＋＋＋	＋＋＋
Aβ 蛋白成像	?	＋＋＋	＋＋＋	＋＋	＋
血管反应性	?	＋＋	＋＋＋	?	＋
脑脊液 Aβ 蛋白	?	?	＋＋＋	＋＋＋	＋

注:＋:低效力;＋＋:中等效力;＋＋＋:高效力;?:尚不明确;DTI:弥散张量成像;Aβ:β-淀粉样。

七、结语

老年人中 CAA 相关的认知损害较常见,可应用改良 Boston 标准临床诊断 CAA。遗传性 CAA 和 CAA 相关炎症也可导致认知损害。CAA 的认知损害以执行功能和处理速度损害最严重,也可累及记忆、注意、视空间能力。单一影像学标志物与各认知损害领域的相关性尚有争议,而反映多种病灶累积效应的影像学积分对 CAA 患者的痴呆转换风险具有较好的预测价值。目前 CAA 及其认知损害尚无有效的治疗方案,CAA 相关炎症可通过激素联合免疫抑制剂治疗。

参考文献

［1］Linn J，Halpin A P，Ruhland J，et al. Prevalence of superficial siderosis in patients with cerebral amyloid angiopathy［J］. Neurology，2010，74(17)：1346－1350.

［2］Xiong L，Boulouis G，Charidimou A，et al. Dementia incidence and predictors in cerebral amyloid angiopathy patients without intracerebral hemorrhage［J］. Journal of Cerebral Blood Flow & Metabolism，2017：0271678X1770043.

［3］Greenberg SM，Al-Shahi Salman R，Biessels GJ，et al. Outcome markers for clinical trials in cerebral amyloid angiopathy［J］. Lancet Neurol，2014，13(4)：419－428.

第五章
遗传性脑小血管病与认知损害

脑小血管病(CSVD)是指脑内小血管病变导致的疾病,包括小动脉、微动脉、毛细血管和小静脉疾病,受累的穿通动脉为没有侧支吻合的解剖终末动脉,直径主要分布在 $100\sim400\ \mu m$。随着 MRI 日益发展和普及,CSVD 的识别越来越普遍。CSVD 的影像学表现为腔隙、脑白质高信号、微出血、扩大的血管周围间隙及脑萎缩。

CSVD 所导致的认知损害进展缓慢,认知损害主要表现为注意力和执行功能减退,包括信息处理速度减慢、语言流利程度下降、有效而持续的注意力减退和延迟自由回忆能力下降等。其行为症状表现为淡漠、抑郁、情绪不稳。由于执行功能障碍,继而导致日常生活能力下降。目前认为导致执行功能障碍的机制是不同的病灶对额叶-皮质下环路的破坏,特别是额前回背外侧、额叶眶部和前扣带回与纹状体、苍白球、丘脑腹内侧核和丘脑背侧核之间环路的阻断。不同的影像学改变对认知功能的改变有着各种影响:①脑白质高信号:中、重度脑白质高信号病变可使精神运动迟滞、注意力不集中、执行功能和整体认知功能下降,侧脑室旁白质高信号更易影响执行功能和处理速度。②腔隙:放射冠/半卵圆中心腔隙可导致执行能力受损;基底节腔隙可导致语言流畅性、信息处理速度、注意力和执行功能损害;丘脑腔隙可导致记忆力、注意力、信息处理速度、整体认知功能和执行功能下降。③微出血:也是痴呆的危险因素之一,根据微出血的数目与部位差异,影响执行功能、语言、抽象概括等不同功能。

与其他疾病所致的 VCI 相比,脑小血管病性 VCI 具有:①发病率高,约 50% 的 VCI 因 CSVD 所致;②不同患者间,临床表现和影像改变具有高度同质性;③认知损害随 CSVD 的进展而逐步加重。

CSVD 包含多种不同的单基因遗传性疾病,包括常染色体显性遗传性脑动脉病伴皮质下梗死和脑白质病（CADASIL）、常染色体隐性遗传脑动脉病伴皮质下梗死和脑白质病（CARASIL）、与 *COL4A1* 和 *COL4A2* 突变有关的小血管病变、常染色体显性遗传伴有脑白质病变和 *TREX1* 突变的视网膜血管病变（RVCL）和 Fabry 病等。

虽然这些遗传性脑小血管病有很多重叠的特点，但也有一些各自特定的表现有助于诊断和鉴别诊断。以下分别对各个单基因遗传性脑小血管病做展开介绍。

一、常染色体显性遗传性脑动脉病伴皮质下梗死和脑白质病（CADASIL）

（一）病因

CADASIL 是最常见的遗传性脑小血管病，是由位于 19 号染色体上 *Notch3* 基因突变所致，目前已经报道了超过 150 种突变基因型。*Notch3* 基因编码一种只在血管平滑肌细胞表达的含有 6 个半胱氨酸残基的跨膜受体，然而只在脑部小血管病变导致临床症状。导致 CADASIL 确切的机制尚未明确。已知 *Notch3* 基因突变可导致半胱氨酸残基数量的奇数化异常，从而改变受体功能，导致相应的血管平滑肌细胞退行性病变。具体的细胞内通路正在研究中。

（二）临床表现

CADASIL 的临床表现多变，平均发病年龄 40 岁，平均寿命约 65 岁。先兆偏头痛是 CADASIL 的早期表现之一，CADASIL 人群中先兆偏头痛患病率在 20%～40%；女性先兆偏头痛患病率几乎是男性的 2 倍；先兆偏头痛平均发病年龄在 30 岁左右，女性发病高峰年龄在 16～30 岁，男性发病高峰年龄在 31～40 岁。

卒中和短暂性脑缺血发作（TIA）也是 CADASIL 最常见的临床表现之一，约在 70% 的患者中出现；首次发作卒中或 TIA 的年龄跨度很大，报道的平均发病年龄在 40～50 岁，约在首次先兆偏头痛发作后的 15 年左右。卒中通常发生在皮质下，约 2/3 缺血性卒中是因小动脉病变所致的腔隙性脑梗死，表现为典型的腔隙性脑梗死综合征，如纯运动性/感觉性卒中、共济失调性轻偏瘫、构音障碍手笨拙综合征等。出血性卒中在 CADASIL 中则非常罕见。

20%～30% 的患者有情感障碍，最常见且最严重的是抑郁症，躁狂发作则相对少见。情感淡漠也经常被报道。

随着病情进展，CADASIL 患者会在较早的年龄出现认知功能下降，表现为执行功能障碍、处理速度下降，而记忆力损害程度相对较轻，病情随年龄逐渐缓慢加重，最终会出现严重的 VaD。约 60% 60 岁以上患者会进展为痴呆，伴随其他症状，如步态障碍、尿频及假性球麻痹。这些因素共同导致患者生活自理能力下降，需要照顾。

（三）病理改变

肉眼检查可见脑白质内弥漫性髓鞘脱失与 U 形纤维萎缩。显微镜检查显示累及小穿通动脉和软脑膜动脉的动脉病变。平滑肌细胞变性和所谓的非淀粉样蛋白嗜锇颗粒（GOM）在小血管中膜和外膜中的沉积是特征性改变。这些病变导致血管壁增厚，随后导致管腔狭窄，同时很可能导致脑血管自我调节能力下降，进一步导致脑血流量降低，最终导致脑白质病变和血管梗死。这些血管变化在肾、脾、肝、肌肉和皮肤上均有发现，故皮肤活检已被用作诊断CADASIL 的工具。

（四）影像学表现

脑部的 MRI 病变约在患者 20 岁时就能被测得。突变基因携带者通常在35 岁时均能被发现异常的 MRI 表现。T2 加权成像或水抑制序列（FLAIR）上可见到皮质下白质内、脑室周围、基底节及脑干出现局灶性、弥散性和融合性白质高信号病灶；其中颞极和外囊区域融合的白质高信号是 CADASIL 特征性影像学表现。约 2/3 有脑白质高信号的患者可以发现 T1 加权和 FLAIR 上低信号的腔隙。腔隙主要出现在大脑白质、基底节区及深部脑干。脑微出血也经常被报道，不过似乎同脑白质高信号的严重程度不相关。

（五）诊断和治疗

基于分子遗传的检测作为诊断金标准，皮肤活检可以帮助发现假阴性患者。然而，二代测序的发展提高了基因测试的成本效益和可用性，减少了对皮肤活检的需求。CADASIL 的治疗方案有限，包括对症和二级预防治疗。然而由于与抗凝药物和抗血栓治疗相关的罕见的脑出血病例报道，提示应该谨慎采用这些治疗。由于存在脑灌注不足的风险，以前认为应避免积极的抗高血压治疗及血管紧缩药物如曲普坦类药物。然而，新的研究并未发现因曲普坦类药物治疗而导致并发症；并且较高的收缩压是疾病进展的独立预测因子，表明应监测和调节动脉高血压。绝大多数的资料表明，小血管病危险因素可能会加速症状发展并应予以管理。胆碱酯酶抑制剂（多奈哌齐）在 CADASIL 患者治疗中没有发现有益作用。

二、Fabry 病

(一) 病因

Fabry 病是 X 染色体连锁遗传的由溶酶体 α-半乳糖苷酶(α-GAL)活力的部分或完全性缺失引起的鞘糖脂代谢紊乱性疾病。已经发现了包括 *GLA* 基因在内的多个突变。由于致病基因突变,α-GAL 活性部分或完全性缺失,从而导致其代谢底物神经鞘脂类化合物在血管内皮和平滑肌细胞等组织中沉积而影响多个器官。

(二) 临床表现

1. 经典 Fabry 病表型 经典的临床表现包括儿童期神经病变、运动不耐受、胃肠道症状、少汗症、角膜变化和血管角化瘤(位于脐周、腹股沟、阴囊和臀部,对称性分布,呈小点状黑红色的毛细血管扩张团)。通常症状出现较早,而且在男孩中更严重。成人早期会出现轻度蛋白尿并缓慢进展至终末期肾病。许多患者还发展为早期心脏疾病,通常为肥厚型心肌病,导致左心室肥大、瓣膜病和心律失常。

2. 迟发型表型 许多 *GLA* 突变患者不会发展为经典的 Fabry 病。然而他们往往会在以后的生活中出现心肌病、肾脏疾病和卒中。迟发性 Fabry 病的诊断通常在症状首次出现后的数年。

3. 卒中 估计约 16% 的 Fabry 病患者会经历一次卒中。在年轻卒中患者当中,Fabry 病的发生率在 1%~2.8%。高血压被认为是卒中最重要的危险因素。

(三) 影像学特征

即使没有神经系统症状,Fabry 病患者脑部 MRI 上的深部白质病变也很常见。脑白质高信号在儿童和成人中均有发现,并且似乎随着年龄增长而上升。在一项研究中,所有年龄超过 54 岁的患者都有提示小血管疾病的脑白质高信号。其他影像学表现包括双侧丘脑的后侧 T1 加权高信号(丘脑枕征),似乎是 Fabry 病的特征性表现。在 Fabry 患者中,据报道后循环和椎基底动脉扩张症的发病率较高。还有小血管疾病的表现,如微出血和腔隙。

(四) 发病率

经典 Fabry 病在男性中估计发病率为 1:50 000。如果算上已知的 *GLA* 基因引起的晚发型表型突变,Fabry 病的发病率在 1:4 600 左右。个别的一些突变导致 α-GAL 活性仅略有下降,而且随不同的表型下降程度也不同。

尽管 α-GAL 活性水平通常正常,但 Fabry 病女性患者发生肾、心脏或大脑并发症的风险也会增加。

(五)诊断和治疗

α-GAL 活性在男性患者中普遍降低,因此 α-GAL 活性检测对于男性的诊断是准确的,但有 1/3 的女性患者此酶活性在正常水平,因此女性患者需要进一步行基因检测。诊断的金标准仍然是突变基因的检测。近年来,引入了 α-GAL 的酶替代疗法(ERT)。ERT 已被证明在疼痛、心脏和肾脏疾病方面有重要益处,特别是在早期阶段就开始治疗。然而,血管已经发生的损伤是不可逆转的。

三、常染色体隐性遗传性脑动脉病伴皮质下梗死和脑白质病(CARASIL)

(一)病因

CARASIL 是较罕见的遗传性脑小血管病,由 Maeda 于 1976 年在一系列近亲家庭里发现并首次报道,故又称 Maeda 综合征,由 HtrA 丝氨酸蛋白酶 1(HTRA1)基因突变引起的,属于常染色体隐性遗传病。*HTRA1* 基因位于 10q26 区域,包含 9 个外显子。*HTRA1* 基因编码一种热休克诱导的丝氨酸蛋白酶,该酶抑制肿瘤生长因子-β(TGF-β)家族介导的信号转导。*HTRA1* 基因突变后,引起 TGF-β 信号上调,从而导致细胞外基质合成增加及血管纤维化,导致疾病发生。该病早先主要发现于东亚,近期欧洲也逐渐有患者被确诊。自 1976 年首次报道以来,目前确诊的患者仅 5 000 余例。

(二)临床表现

CARASIL 的发病年龄为 20~45 岁,平均发病年龄 32 岁,较 CADASIL 早。该病男性患者多见,临床确诊病例中男女患病之比为 3∶1。*HTRA1* 突变纯合子患者通常有临床三联征:早发性痴呆、步态障碍、腰背痛和脱发。20 岁左右出现下背部疼痛和脱发,30 岁左右开始出现步态障碍。认知功能减退首先表现为记忆力减退,且记忆力损害相对 CADASIL 更严重,随后出现计算力下降、时间定向障碍等。还可出现情感障碍,表现为性格改变、情绪不稳等。其他症状包括缺血性卒中,多为腔隙性脑梗死,表现为偏瘫、行走障碍、言语不畅、面瘫、共济失调、饮水呛咳、吞咽困难等症状。随病情进展,运动和认知功能缓慢下降,大部分患者在 45 岁以前卧床不起。*HTRA1* 突变杂合子患者不会发展为早期 CARASIL 临床三联征,但老年杂合子突变携带者卒中和脑白质病变的发病率增加。

（三）病理学特征

组织病理学显示 CARASIL 不是动脉粥样硬化性改变，而是由动脉平滑肌细胞缺失和动脉外膜细胞外基质减少导致的小血管离心性扩张及脑动脉血供调节障碍。

（四）影像学表现

头颅 MRI T2 加权像显示脑白质高信号对称分布于颞叶前部、小脑、脑干及外囊。在疾病后期可以见到从脑桥到小脑中脚明显的弧形高信号，是晚期 CARASIL 特征性的 MRI 表现。多发腔隙主要发生在基底节、丘脑和深部白质。颈部及腰部 MRI 可发现椎骨及椎间盘的退行性改变。

四、与 *COL4A1* 和 *COL4A2* 突变有关的小血管病

（一）病因

Ⅳ型胶原蛋白 α1 链（COL4A1）和Ⅳ型胶原蛋白 α2 链（COL4A2）均是位于编码Ⅳ型胶原的染色体 13q34 上的基因。Ⅳ型胶原蛋白是全身血管和器官基底膜的组成部分。这些基因的突变与系统性小血管疾病和各种症状相关，主要影响眼、肌肉、肾脏和大脑。目前认为病理生理学机制是突变的 *COL4A1* 或 *COL4A2* 在细胞内积聚，进而导致小血管基底膜增厚或局限性紊乱，与平滑肌分离。这些突变显性遗传，并导致所有基底膜的结构不稳定性。

（二）临床表现

Ⅳ型胶原基因突变的携带者具有不同的表型，从无症状携带者到累及从产前至成年的患者。*COL4A1* 突变可使小鼠和人易患围产期出血、毛孔畸形和幼儿轻偏瘫。在成人中，以肾病、动脉瘤和肌肉痉挛（HANAC）为特征的遗传性血管病综合征与 *COL4A1* 中的特定甘氨酸突变相关。在一篇关于 52 例 *COL4A1* 基因突变携带者的综述中，9 例（17.3%）发生了卒中，其中 3 例为缺血性卒中，6 例为出血性卒中，平均发病年龄 36 岁；大约 30% 的人发生了偏头痛，平均发病年龄 31.7 岁；约 21% 的患者出现癫痫发作，平均发病年龄 9.6 岁；幼儿轻偏瘫通常在出生时或出生后第一年被发现，约 34% 的患者罹患；其中有 18 人进行了脑血管检查（包括脑血管造影、磁共振血管造影、CT 血管造影），有 8 例发生了无症状性颅内动脉瘤，且大多数发生在颈内动脉系统。

（三）神经影像学表现和处理

许多突变携带者通常无症状，但在早期（平均年龄 39.4 岁，21～57 岁）MRI－MRA 显示脑血管病变。病理特征包括白质病变、腔隙和颈动脉虹吸段

的多发性颅内动脉瘤。病灶以额、顶、枕叶白质为主，尤以半卵圆中心明显，但颞叶和弓状纤维不受累。脑出血与体育活动、创伤和抗凝治疗有关。因此，建议如果确诊为突变基因携带者，应避免重体力活动和抗凝治疗。由于产前诊断出携带 COL4A1 或 COL4A2 突变的儿童有出血的风险，应通过剖宫产分娩。

五、常染色体显性遗传脑桥微血管病变和白质脑病（PADMAL）

PADMAL 是一种常染色体显性疾病，最近发现它是由 COL4A1 未翻译区突变引起的，导致 COL4A1 上调表达。PADMAL 在临床上与其他 COL4A1 突变在表型上不同。2004 年，Hagel 等描述了一个受到六代人影响的德国家庭，症状出现在 12～50 岁，主要进展是出现步态障碍、构音障碍、共济失调、轻瘫、情绪障碍和痴呆及突发中风。尸检显示患者存在腔隙性梗死，尤其是影响基底节和脑干以及锥体束变性。显微镜检查显示内膜增生、弹力纤维数量增加、小动脉和微动脉中膜萎缩。在所有受影响的家庭成员中 MRI 检查均发现脑桥病变。MRI 检查发现的病变主要为脑桥腔隙性梗死以及皮质下和脑室周围白质病变。神经影像学和症状与所谓瑞典型遗传性多发梗死性痴呆相似，但该疾病至今未发现与特定基因突变相关。所以有人猜测 COL4A1 突变是否也是瑞典型遗传性多发梗死性痴呆的原因。

六、视网膜血管病伴脑白质营养不良（RVCL）

目前已有几种涉及脑小血管病和视网膜血管病的综合征被报道。1988 年 Grand 等描述了一种名为脑视网膜血管病变（CRV）的显性遗传疾病，涉及三代 8 名家族成员。1997 年 Jen 等报道了涉及三代 11 名家庭成员的一种多器官疾病，其症状与 CRV 类似，但额外累及肾脏、胃肠道和皮肤。他们的症状包括肾脏异常伴蛋白尿和血尿、黄斑水肿伴周围微血管扩张性血管扩张症，以及在 30～40 岁时出现神经功能障碍，症状主要是偏头痛样头痛、精神障碍、构音障碍、轻偏瘫、失用和卒中。这种综合征被称为伴有视网膜病、肾病和卒中的遗传性内皮病（HERNS）。HERNS 和 CRV 在确诊后 5～10 年内都是致死性的。第三种被称为遗传性血管性视网膜病（HRV）的综合征于 1990 年被描述，发生在荷兰一个大家庭中，随后在 1998 年随访，共包括 289 名家庭成员。症状主要为血管视网膜病变、偏头痛和雷诺现象。然而，HRV 似乎不会导致早死。2008 年发现第四种表型，称为遗传性系统性血管病（HSA），涉及多个器官。症状在患者 40 岁中期出现,包括视力障碍、皮疹、偏头痛样头痛和认知功能下降,以及肝肾功能障碍。

(一) 遗传学

2007 年,CRV、HRV 和 HERNS 被归类在一起,通常称为视网膜血管病变伴脑白质营养不良(RVCL)常染色体显性遗传病。这类的患者都显示在 3p21 上编码截短的 3 种主要外切核酸酶- 1(TREX1)的基因中具有移码突变。在患有 Aicardi-Goutieres 综合征、系统性红斑狼疮(SLE)和家族性冻疮的患者中也发现 *TREX1* 突变,这些都是与 RVCL 不同的自身免疫性炎症疾病。*TREX1* 编码哺乳动物细胞中最主要的 $3',5'$- DNA 核酸外切酶,其突变导致参与颗粒酶 A -细胞凋亡的蛋白质错位,并削弱自身免疫监控。

(二) 病理学和影像学特征

病理机制尚不清楚,但发现患者血管基底膜较厚且为多层。血管壁可发现纤维蛋白样血管坏死或增厚的玻璃样血管壁,类似放射损伤。在有症状患者中报道了两种模式的脑 MRI 异常:一种是脑室周围和深部白质中 T2 加权高信号病灶;另一种是大小不等的造影剂强化的假瘤,常被误认为是脑肿瘤。在出现症状之前,可以发现点状钙化灶。额叶经常受累,而胼胝体和幕下组织则豁免。迄今为止,没有任何有效的治疗方案。

七、结语

之前逐个回顾了导致遗传性脑小血管病的单基因疾病的特征,以下将这些特点,对怀疑患有遗传性脑小血管病的卒中并伴有影像学小血管病证据的患者,按照临床步骤加以汇总。

1. **影像学**　CSVD 最常见的神经影像学发现是 T2 加权白质高信号和腔隙性梗死。对于怀疑遗传性疾病患者,如有颞叶前部的累及,提示 CADASIL 或 CARASIL;丘脑后侧 T1 加权高信号,提示 Fabry 病;脑桥腔隙性梗死,提示 PADMAL;造影剂增强的假瘤则提示 RVCL。

2. **家族史**　应特别关注一级亲属出现严重缺血性或出血性卒中,还应特别注意出现痴呆、认知功能下降,甚至死于脑内肿瘤的家庭成员,因为这些可以模拟 RVCL 中出现的腔隙性梗死。还应报告家族内发生婴儿偏瘫的病史。

3. **既往史**　偏头痛是 CADASIL、*COL4A1* 和 *COL4A2* 突变相关脑小血管病及 RVCL 的共同症状,但患者之前可能未曾被确诊。因此应当对先前头痛展开筛查询问。视网膜血管改变和角膜改变都能损害视力,在 RVCL 和

Fabry病中有报道。肾脏或心脏症状的病史也应被注意。还应注意的不常见症状是腰背痛、脱发、肌肉痉挛和雷诺现象,分别见于 CARASIL、*COL4A1* 和 *COL4A2* 突变相关脑小血管病及 RVCL。人格和情绪障碍的病史也须获得。

4. 查体和辅助检查　除了彻底的神经系统查体外,还需要进行其他查体和辅助检查。对可能的 RVCL 和 Fabry 病应行包括视网膜在内的眼科检查。尿液分析、血液样本、心电图和超声心动图可用于显示血尿、蛋白尿和肾脏和心脏功能障碍。

5. 诊断　确诊依靠已知致病基因的分子遗传分析。通常通过测量白细胞中的 α-GAL 活性来筛查 Fabry 病,然而最近的研究结果表明,携带致病突变基因的男性或女性患者可仍然具有正常或接近正常的 α-GAL 活性。这表明 Fabry 病的筛查和诊断应同时包括这两种检查方式。基因检测有效性的进展和成本的降低使得筛查大量的卒中人群成为可能,并增加对患者和相关基因突变携带者的快速准确诊断。

6. 异质性　*COL4A1* 和 *COL4A2* 突变有关小血管病以及 RVCL 都很少见,并且表现出各种不同的表型。这使得检测变得困难,因此世界上只有少数家族被诊断。CARASIL 之前被认为仅存在于中国和日本,然而,最近发现欧洲的 CARASIL 患者扩大了高加索人的疾病发病率,因此 CARASIL 可能之前被漏诊。重要的是,*HTRA1* 突变的杂合子携带者可能构成家族性脑小血管病的大部分,但目前尚未被认识到。然而,CADASIL 和 Fabry 病仍然是最常见的单基因小血管疾病,两种疾病均可见于所有种族和人群。

参考文献

[1] SøNdergaard C B, Nielsen J E, Hansen C K, et al. Hereditary cerebral small vessel disease and stroke [J]. Clinical Neurology and Neurosurgery, 2017,155: 45 - 57.

[2] Haffner C, Malik R, Dichgans M. Genetic factors in cerebral small vessel disease and their impact on stroke and dementia [J]. Journal of Cerebral Blood Flow & Metabolism, 2015.

[3] Tan R Y Y, Markus H S. Monogenic causes of stroke: now and the future [J]. Journal of Neurology, 2015,262(12): 2601 - 2616.

[4] Federico A, Donato I D, Bianchi S, et al. Hereditary cerebral small vessel diseases: A review [J]. Journal of the neurological sciences, 2012,322(1 - 2): 25 - 30.

第六章
血管性认知损害的动物模型

血管性认知损害(VCI)是指由脑血管病的危险因素(高血压病、糖尿病、高脂血症和高同型半胱氨酸血症等)、显性脑血管病(脑梗死和脑出血等)及非显性脑血管病(白质疏松等)引起的一组从轻度认知损害到痴呆的综合征,在我国已成为继 AD 后导致痴呆的第二大病因。虽然近几年对其认识不断深入,但是,VCI 的发病机制仍不清楚,临床上也尚无有效的治疗方法。因此,建立相应的动物模型显得尤为重要。它将帮助我们研究潜在机制,并有望为临床治疗提供新的思路和药物靶点。在本章中,我们将介绍几种 VCI 实验动物模型,并探讨导致认知损害的可能机制。

一、大脑低灌注模型

大脑低灌注被认为是引起认知损害和痴呆的一个重要因素。大脑血流量减少可作为 MCI 向痴呆转化的一个预测因素。影像学研究发现,在 T2 加权像(T2WI)上显示的白质高信号的严重程度与大脑血流量的减少程度密切相关。进一步的研究发现,在 VCI 患者中,脑白质的髓鞘完整性遭到破坏,这可能与白质低灌注相关。那么,是脑血流变化引起了白质病变还是白质病变引起了脑血流改变呢? 对于这个问题,我们虽然还没有明确的答案,但是,可以确定的是,白质病变尤其是额叶的白质损伤,是引起认知损害和痴呆的重要原因。因此,了解引起白质病变的早期事件,可以帮助我们从更早阶段减轻脑损伤,继而缓解认知损害和痴呆。

1. 动物模型

(1) 双侧颈总动脉闭塞(BCAO)模型:大鼠双侧颈总动脉闭塞或结扎模型是首个模拟慢性大脑低灌注的动物模型。这个模型会显著减少脑血流量,导致皮质脑血流量在手术后数日降低 70%,术后 1 个月恢复至基线的 60%。

但在 C57BL/6 小鼠中,Willis 环的侧支循环较差,双侧颈总动脉的永久性闭塞会引起小鼠死亡。因此,对模型进行了改进,将双侧颈总动脉结扎时间控制在30 分钟之内。在这种情况下,脑血流量仍会在短时间内下降 80%～90%,且在复灌后回升较快。在 VCI 患者中,脑血流量长期减少 20%～30%,该模型不能很好地模拟这种变化。

(2) 双侧颈总动脉狭窄(BCAS)模型:BCAS 模型是改良的大脑低灌注模型,它可以更好地模拟 VCI 患者的血流变化。BCAS 模型是在小鼠双侧颈总动脉上缠绕弹簧圈,使颈总动脉管腔狭窄。由于 C57BL/6 小鼠 Willis 环的侧支循环不良,因而在缠绕内径 0.18 mm 弹簧圈后,会导致脑血流量减少,随着时间的推移,由于脑血管的重构,脑血流量又会有所回升。通过对大脑皮质及皮质下脑组织血流量的监测,发现在术后 1～14 天,大脑皮质及皮质下组织的脑血流量均下降至基线水平的 50%,但在术后 28 天,血流量又恢复至基线水平的 70%。但是,该模型仍存在缺陷,如术后短时间内脑血流量会急剧减少。

(3) 双侧颈总动脉逐渐狭窄(GCAS)模型:为了解决 BCAS 模型中脑血流急剧减少的问题,用 Ameroid 缩窄环替代弹簧圈。Ameroid 缩窄环可以吸收细胞外液,然后慢慢膨胀,使颈总动脉管腔逐渐缩窄,引起大脑低灌注。在大鼠模型中,术后 3 天的脑血流量降至最低,大约为基线值的 70%,随后脑血流量逐渐增加,到术后 28 天时脑血流量恢复至基线值的 85%。但在小鼠模型中,大脑表面血流量是逐渐减少的,在术后 28 天时降至基线值的 70%,脑组织内血流量也逐渐减少,在术后 14 天和 28 天分别降为基线值的 80% 和 50% 左右。

2. 病理改变

(1) 脑实质的改变:在 BCAO 模型中,由于脑血流量在术后迅速且显著下降,所以白质损伤出现得很早。除此之外,在术后 1～3 天,模型鼠的皮质及海马可出现梗死灶,在术后 7 天,纹状体也可见梗死灶。在脑白质区,小胶质细胞的数量在术后 1 天也显著增加,并且能维持到术后 28 天。

在 BCAS 模型中,造模后 1 个月没有明显神经元凋亡,但在造模后 8 个月可见皮质及海马区神经元凋亡。虽然在造模后 1 个月时未见明显的缺血灶和出血灶,但随着造模时间的延长,术后 6 个月皮质及皮质下区域可见缺血灶和出血灶。脑白质损伤在造模 2 周后比较明显,在造模后 1 个月,通过免疫组织化学方法可以观察到广泛而弥散的有髓轴突损伤,且以髓鞘损伤为主,轴突损伤则相对较轻。除此之外,还能在结旁区看到轴突-胶质的完整性遭到破坏。

运用 MRI 技术,这些轻微的白质病变在造模后 1 个月就能在胼胝体中被观察到,随着时间的推移,到 6 个月时,胼胝体、内囊、海马伞及皮质下都能被观察到这些改变。除此之外,小胶质细胞也显著激活,随着有髓轴突损伤的加重,小胶质细胞数量逐渐增多,尤其在脑白质区。在该模型中,还能观察到星形胶质细胞的活化,但出现时间晚于小胶质细胞。

GCAS 模型引起的病理改变与 BCAS 模型相似,但是进展更慢。在大鼠模型中,髓鞘破坏程度较 BCAO 模型轻,并且脑实质损伤很少累及灰质和海马,在术后 28 天可以看到轴突-胶质被完整性地破坏。在小鼠模型中,术后 32 天可以看到海马神经元丢失、微梗死灶、脑白质损伤、小胶质细胞和星形胶质细胞的激活。

(2)血脑屏障和小血管的改变:在 BCAO 模型中,通过辣根过氧化物酶实验,发现在术后 3 小时辣根过氧化物酶就能渗入胼胝体的旁中央区,表明此时已经有血脑屏障的破坏,这极有可能与脑血流的急剧减少有关。术后 3 天,在 MRI 上可以观察到表面弥散系数增加,提示此时仍存在血脑屏障的破坏,存在血管源性水肿。随着脑血流逐渐恢复,血脑屏障的破坏程度也逐渐减轻。在 BCAS 模型中,在术后 6 个月,脑实质中可见到纤维蛋白原,并且紧密连接蛋白 claudin-5 表达量显著减少。但是,如果白质损伤更严重,那么,在术后第 3 天或第 7 天就能看到血脑屏障破坏。一项对血脑屏障超微结构的研究发现,早在 BCAS 术后 2 小时,血脑屏障的结构已发生了细微的变化,表现为内皮细胞间紧密连接的开放。

持续的大脑低灌注还能引起小血管形态改变,包括毛细血管壁增厚和纤维化。上述改变在 BCAO 模型中出现在术后 12 周,而在 BCAS 模型中出现在术后 6 个月。除此之外,在 BCAS 模型术后 6 个月,可以观察到纤维蛋白在血管壁沉积,在管周还可以看到含铁血黄素。

血脑屏障和小血管在 GCAS 模型中的变化尚无报道,有待进一步研究。

(3)脑体积的改变:脑萎缩,尤其是颞叶内侧和皮质下的萎缩,被认为是与认知功能减退相关的一种病理改变,不仅如此,它还能加重白质损伤引起的认知损害。脑萎缩的进展与白质损伤密切相关,白质损伤可以促进大脑灰质萎缩。虽然脑萎缩在 VCI 患者中很常见,但在这些模型中则相对少见。有研究发现,在 BCAS 模型术后 8 个月,皮质及胼胝体体积均未有明显改变,但是海马体积显著减小。而另一项研究发现,BCAS 模型术后 1 个月不能看到脑萎缩,但在术后 6 个月可以看到脑萎缩,并且脑萎缩与缺血损伤和出血损伤相关。虽然这些结果差异性较大，但是从中可以看出，脑萎缩通常发生在晚期，继发于神经元丢失和白质损伤。

3. 行为变化　许多动物实验发现，慢性大脑低灌注可以引起认知损害。在大鼠 BCAO 模型中，空间参考记忆能力受损很常见，有的在术后 7 天就能被观察到变化，这些行为学的改变可能与海马星形胶质细胞活化和 CA1 区神经元丢失有关。到了晚期，工作记忆能力也出现减退，并且与白质病变程度密切相关。有趣的是，BCAO 模型鼠还会出现气味识别能力的下降，提示其存在与嗅觉相关的认知功能减退，而嗅觉减退在人类多种神经退行性疾病中是认知损害的一个早期标志。

通过对 BCAS 小鼠模型的研究，发现慢性大脑低灌注主要引起工作记忆能力的减退。在术后 1 个月，工作记忆能力受损，但空间参考记忆能力没有明显改变，其可能原因是额叶-皮质下环路的选择性破坏。值得注意的是，轴突-胶质完整性的破坏和小胶质细胞的激活被认为与工作记忆能力的损伤密切相关。在术后 6 个月，随着全脑及海马萎缩的出现，工作记忆能力和空间参考记忆能力均受损。因此，慢性大脑低灌注导致的认知损害是与病理改变相一致的。

在 GCAS 小鼠模型中，工作记忆受损反映存在白质病变，而海马依赖的空间参考记忆能力则保持完好，表明该模型的海马病变程度可能较前两种模型轻。在大鼠模型中也出现了类似的变化。

总之，在大脑低灌注模型中，最一致且最明显的改变就是工作记忆能力减退。

4. 分子机制　在前文中，我们已经向大家介绍了大脑低灌注模型的病理改变，包括白质损伤、血脑屏障完整性破坏、小血管病变、脑萎缩等，但是，大脑低灌注又是如何引起这些病理改变的呢？我们将罗列 3 种主要的细胞分子机制。

（1）低氧损伤：在上述模型中，虽然脑血流量在术后确实有所减少，但是脑组织的氧含量是否也有改变？白质和灰质对氧的亲和力不同，那么，它们的氧含量是否相同？研究结果发现，在 BCAS 模型术后 3 天、1 周、6 周时，胼胝体区的氧分压显著降低。在正常情况下，白质的氧分压低于灰质，因而推测在 BCAS 模型中，白质更易受到低氧损伤。

少突胶质细胞是对缺氧十分敏感的一种细胞，在 BCAS 模型，术后 3 天就可以看到成熟少突胶质细胞和少突胶质前体细胞的丢失。造模后早期，缺氧可以引起少突胶质细胞的退行性改变,使轴突缺乏营养支持。对人大脑尸检标本研究发现,在邻近腔隙性梗死灶的白质区,郎飞结相关蛋白表达减少,白质病变区表达缺氧相关蛋白,包括缺氧诱导因子-1(HIF-1)、HIF-2以及基质金属蛋白酶(MMP)-7。

缺氧除了会损伤少突胶质细胞,还能破坏血脑屏障。有研究表明,少突胶质细胞和少突胶质前体细胞可以通过调控紧密连接蛋白的表达来影响血脑屏障功能。在小鼠BCAS模型中,少突胶质细胞通过增加MMP表达来破坏血脑屏障。少突胶质细胞-内皮细胞间信号传导通路的异常也可引起毒性物质进入脑组织,引起脑损伤。

小胶质细胞作为脑内的固有免疫细胞,对局部微环境的变化非常敏感,因而缺氧可以激活小胶质细胞。在年长的灵长类动物的脑组织中,激活的小胶质细胞主要位于白质区,而白质损伤是引起认知损害的重要原因。除此之外,有研究证实小胶质细胞的数量与轴突的结间距和轴突-胶质的完整性显著相关,表现为小胶质细胞数量增加与结间距缩短和轴突-胶质完整性破坏相一致。随着时间的推移,低灌注还会引起轴突脱髓鞘,而对髓鞘碎片的吞噬会引起小胶质细胞功能失调,促使小胶质细胞向促炎M1型转化来加重脑损伤。

(2)微血管的炎症反应:内皮细胞功能障碍被认为是引起脑血管结构和功能变化的重要机制之一。大脑低灌注可以上调黏附分子的表达,如细胞间黏附分子(ICAM-1)和血管细胞间黏附分子(VCAM-1),而这些都是内皮细胞激活的标志物。在大鼠BCAO模型中,这些内皮细胞活化标志物在术后1天就会表达增加,并且持续到术后28天,在术后3天时达到顶峰。在BCAS模型中,ICAM-1的表达量在术后3个月显著增加。内皮细胞表面黏附分子表达的增加会促进白细胞黏附和游出。运用双光子成像技术,发现在BCAS模型术后24小时,白细胞就会在软脑膜血管壁上滚动和黏附。此时,血管结构、星形胶质细胞、周细胞均无明显改变,提示这可能是一个早期机制。

随着血脑屏障的破坏,血液中的物质如纤维蛋白原可以进入脑实质内,从而激活小胶质细胞,引起炎症反应。小胶质细胞的激活除了表现为数量增多,还伴有MMP2、肿瘤坏死因子-α(TNF-α)、IL-1β和IL-6的释放,以及白质损伤的加重。MMP不仅可以通过降解细胞外基质以及内皮细胞间的紧密连接来破坏血脑屏障,还能降解髓鞘。活化的小胶质细胞还能促进活性氧物质的合成和分泌,通过阻断一氧化氮信号通路引起内皮细胞功能障碍。因此,级联放大的炎症反应可以通过MMP和氧化应激损伤血管内皮细胞,进一步破坏血脑屏障完整性。

（3）神经元-胶质细胞-血管单元功能障碍：细胞-细胞间存在着精密调控的相互作用，一旦这种平衡被打破，将会引起病理改变。神经元-胶质细胞-血管单元功能障碍将破坏血脑屏障，影响血液和脑组织间的物质交换，改变免疫应答。在生理状态下，神经元-胶质细胞-血管单元中各类细胞紧密配合，可以根据神经活动调节脑血流量，这种机制称为神经血管耦合。因而在大脑神经活动增加时，会有局部脑血流量的升高。有研究发现，在 BCAS 模型中，存在神经血管耦合受损，表现为对局部脑组织给予刺激后，脑血流量的增加幅度较对照组显著降低。

星形胶质细胞在神经血管耦合中起到了重要的桥梁作用。神经活动会释放神经递质，神经递质作用于星型胶质细胞上的受体后可以激活钙离子信号通路并将信号传递至终足附近的血管，通过释放血管活性物质引起血管舒张。BCAS 模型术后 7 天，在白质区可以看到星形胶质细胞的激活，而这可能会影响星形胶质细胞和血管间的相互作用。除此之外，在 BCAS 模型术后 3 个月时，可以看到原本位于星形胶质细胞终足的水通道蛋白 AQP4 重新分布，进而影响脑内的类淋巴循环。另一项研究发现，星形胶质细胞还会通过释放脑源性神经生长因子（BDNF）促使少突胶质前体细胞向成熟少突胶质细胞转化，修复损伤的白质。这种星形胶质细胞和少突胶质细胞间的相互作用在有炎症反应时会减弱，从而加重白质损伤。

周细胞是包绕在血管内皮细胞外的一种可伸缩的细胞，可以调控血脑屏障的功能，但是在低灌注模型中的作用还有待进一步研究。基膜-细胞外基质复合物在维持神经元-胶质细胞-血管单元完整性方面发挥着重要的作用，可以通过复杂的细胞外基质蛋白网为神经元-胶质细胞-血管单元提供结构和功能的支持，有望成为一个治疗靶点。

二、高血压模型

在老年人群中，高血压可以增加 VCI 和 AD 的风险，但是，具体的机制尚不清楚。有研究发现，高血压可以增加脑内 β-淀粉样（Aβ）蛋白的沉积和神经元内 tau 蛋白的过度磷酸化，从而加重认知损害。高血压作为脑血管病的一个主要危险因素，会引起血管重构、腔隙性脑梗死和白质损伤，导致认知损害和痴呆。

1. 动物模型　易卒中的自发性高血压大鼠（SHR‐SP）是遗传变异的

Wistar Kyoto 大鼠,其血压从 4 周龄起开始逐渐升高,在雄性大鼠 20 周龄、雌性大鼠 25～30 周龄时趋于稳定,平均为 220 mmHg。SHR-SP 在 5 月龄时会出现脑血流减少,平均在 9 月龄时会出现脑梗死和脑出血。

虽然 SHR-SP 具备 CSVD 的主要病理特征,但更倾向于 CSVD 的出血症状。自发性高血压大鼠(SHR)与 SHR-SP 相类似,会在 10 周龄前形成高血压,但不会有自发性脑出血。有研究发现,在 12～22 周龄,SHR 的血压均显著高于正常对照组大鼠。

可诱导的高血压大鼠(IHR)可以诱导表达肾素基因。成年大鼠诱导表达该基因可以使肾素-血管紧张素系统过度激活,造成高血压,并且血压水平会在 4 天内趋于稳定。

对猕猴的主动脉进行手术缩窄也可造成高血压,当主动脉缩窄至原先 25％左右时,可以引起持续的反射性高血压,血压>180/110 mmHg。

2. 病理变化　SHR-SP 会出现不同程度的脑血管损伤,大约 80％位于额叶、枕叶和顶叶皮质,其余的主要位于纹状体。在大鼠 12 周龄前,很少会出现上述病变,但当大鼠 30 周龄时,发生率就会高于 80％。表现为小穿支动脉管壁增厚,主要累及中膜平滑肌层,会有血管平滑肌细胞坏死和单核细胞黏附、纤维素样变和胶原沉积,是一个早期特征。到 13 月龄时,还会有脑实质小动脉管壁增厚。随着血管平滑肌细胞不断被纤维素样物质替换,会出现血脑屏障破坏、血管周围间隙扩大、管腔狭窄,以及血栓形成。有研究发现,在大鼠 5 周龄时,血管内皮细胞间的紧密连接蛋白 claudin-5 就会减少。除了血管病变外,该种大鼠在 8～12 周龄时出现白质损伤,可以看到组织水肿、细胞肿胀和有髓纤维束丢失。在 21 周龄时,髓鞘的主要成分髓磷脂碱性蛋白也开始减少。这种白质损伤与 VCI 患者在 MRI 上看到的病变相类似。

SHR 可以模拟早发型脑小血管病。在皮质深部区域,能看到血脑屏障破坏、小胶质细胞激活及星形胶质细胞增生;在脑室下区可以观察到神经祖细胞显著增生。自然杀伤细胞(NK)和 T 细胞在脑血管炎症反应及高血压相关的认知损害中发挥着重要作用。有研究发现,SHR 脑内可见外周浸润的 CD45＋白细胞。除此之外,还可以看到脑室扩大、全脑和胼胝体萎缩,伴有胼胝体区髓鞘丢失、小动脉管壁增厚和管腔内血小板聚集、皮质下组织损伤和血管周围间隙扩大。

IHR 会有外周组织的血管病变,如肾、心脏和肠系膜,表现为在 14 天时血管中膜增厚和纤维素样坏死,但是没有脑血管病变。为了引起卒中,IHR 在诱导表达肾素基因后需给予0.9％生理盐水。有研究报道,这样会引起许多小出血灶。

猕猴的主动脉缩窄模型可以引起脑血管病变、心肌肥大和视网膜病变,但对寿命没有显著影响。脑实质会有小梗死灶,伴有神经元和髓鞘丢失,且以前脑白质损伤最显著,在大脑皮质、海马、纹状体、中脑和小脑也有散在病灶。这些病灶常常出现在有病变的血管附近,虽然没有动脉粥样硬化、动脉瘤、出血等,但是有小动脉管壁增厚和血脑屏障破坏。在该模型中,虽然没有观察到弥散的白质损伤,但是在白质区域可以看到聚集的小胶质细胞和星形胶质细胞。

3. 行为认知变化 SHR-SP由于病变大小不同,会有不同程度的卒中样表现,从爪子有轻度的瘫痪表现到麻痹死亡等。在卒中样表现出现前,成年SHR-SP就有学习能力减退,在出现卒中样表现后,学习能力进一步减退。

SHR在水迷宫试验中与正常对照组大鼠相比无显著差异,提示SHR的海马依赖的空间参考记忆能力尚保持完好,但在新物体识别实验中则表现出明显的工作记忆能力减退。由于小脑体积的减小,SHR还可出现运动能力减退。

高血压猕猴会逐渐出现执行功能下降、短期记忆和认知功能受损,并且仅在数月后就十分明显。

4. 分子机制 低氧损伤和炎症反应在白质损伤的发生发展中扮演着重要角色。在人脑及鼠脑中,血管都是从脑组织表面穿入脑组织深部来给大脑提供养料的,因此位于大脑深部的白质是最易受到大脑低灌注损伤的部位。而长期高血压会使大脑血管壁增厚,引起管腔狭窄,还会使血管壁硬化,对血流的调节能力下降。

有研究发现,SHR-SP的白质区域处于低氧状态,而低氧可以引发一系列分子反应。HIF-1α在低氧状态下被激活,继而引起一系列靶基因的转录,参与脑组织的损伤和修复。缺氧还可以引起 furin 基因的转录,而 furin 参与了很多蛋白酶的活化,如MMP。MMP的激活可以降解基底膜和血管内皮细胞间的紧密连接,破坏血脑屏障完整性,引起血管源性水肿;还能与对其他组织造成损伤,如降解有髓纤维。除此之外,缺血缺氧还能引起脑内炎症反应,活化的MMP3和MMP9可以激活AP-1及NF-κB等转录因子,促进炎症因子的表达。

高血压本身还能使脑微血管密度减少,并且在老年人群中更显著,其可能机制与内皮细胞凋亡、内皮功能障碍、一氧化氮活性减弱、氧化应激、促血管新生和抑制血管新生因子失衡相关。高血压直接破坏毛细血管是血管稀疏的主要原因,但毛细血管新生障碍会加重病变。血管稀疏是由血管内皮凋亡引起的,始于内皮损伤,细胞外促存活信号减少和促凋亡信号增加。一氧化氮作为血管内皮生长因子(VEGF)和胰岛素样生长因子-1(IGF-1)的下游信号分子,在调控血管新生和内皮细胞存活方面发挥了重要作用。而高血压会引起血管内皮功能障碍,一氧化氮活性减弱,还会使促血管新生和抑制血管新生基因表达失衡,这些都将抑制血管新生,促进内皮细胞凋亡。

存在认知损害的老年人常常会同时具有多种病理改变,包括老年斑、磷酸化的 tau 蛋白、α-突触核蛋白和小梗死等,年龄和高血压常常使老年人出现 VaD 和 AD 并存的情况。有研究发现,高血压能引起 Aβ 蛋白和 tau 蛋白聚集。对青年期 AD 模型鼠用药物诱导高血压可以加快认知损害发生,会在血管壁上出现 Aβ 蛋白沉积,有血管炎症反应、血脑屏障破坏和周细胞丢失,使 AD 模型鼠在早期就出现海马神经退行性改变。这些结果提示,Aβ 蛋白和血管疾病相互作用会加速脑损伤。

三、高同型半胱氨酸血症(Hhcy)模型

高半胱氨酸是一种含巯基的氨基酸,本身并不参与蛋白质的合成,但可以直接或间接地损伤血管内皮细胞,促进血管平滑肌细胞增殖,促进低密度脂蛋白氧化,影响血小板功能等。高半胱氨酸是蛋氨酸代谢过程中重要的中间产物,其在体内的代谢途径主要有两条:约 1/2 的高半胱氨酸在甲硫氨酸合酶的作用下合成甲硫氨酸,此过程必须有甲基四氢叶酸作为甲基的供体,而甲基四氢叶酸则是 5,10-亚甲基四氢叶酸由 5,10-甲基四氢叶酸还原酶催化产生;其余约 1/2 则通过胱硫醚 β-合酶催化生成胱硫醚,该过程还需要几种辅因子,包括维生素 B_{12}、维生素 B_6 和叶酸等。Hhcy 被认为是心脑血管疾病的独立危险因素,可以显著增加卒中风险、白质病变及认知损害。根据高半胱氨酸的含量,可分为轻度(12～30 $\mu mol/L$)、中度(30～100 $\mu mol/L$)和重度(>100 $\mu mol/L$)。

1. 动物模型　目前,我们可以通过改变动物基因型或饮食结构来构建 Hhcy 模型。甲基四氢叶酸还原酶和胱硫醚 β-合酶是高半胱氨酸代谢过程中的两个重要蛋白酶,因此可以通过敲除这两个基因来构建动物模型。除此之外,给予小鼠缺乏维生素 B_6、维生素 B_{12} 和维生素 B_9 但含有蛋氨酸的饮食,14 周至 6 个月也可引起 Hhcy。已有实验证实,给予野生型和 APP/PS1 小鼠上述饮食后,6～12 月龄小鼠的血清高半胱氨酸水平明显提高。

2. 病理及行为认知变化 运用 MRI 技术,可以观察到 Hhcy 模型鼠大脑有明显的微出血灶。进一步用普鲁士蓝染料对含铁血黄素进行检测,发现 Hhcy 模型鼠的微出血灶数量较正常鼠明显增多,且主要集中在嗅球和顶叶皮质区域,而在额叶皮质和海马区分布较少。除此之外,还能看到小胶质细胞的激活,以额叶皮质和海马最明显。Hhcy 模型鼠在空间参考记忆能力方面较正常对照小鼠显著减退,但是运动能力无明显差异。

在 APP/PS1 小鼠中,中度 Hhcy 对 Aβ 蛋白的表达量没有影响,但能促进淀粉样斑块在血管的沉积。Hhcy 的 APP/PS1 小鼠和对照组 APP/PS1 小鼠相比,在额叶皮质和海马区域,脑实质组织中淀粉样斑块沉积减少了 $50\%\sim$ 60%,但是在脑血管的沉积则增加了一倍多。除此之外,Hhcy 还能加重 APP/PS1 小鼠空间参考记忆能力障碍。对 $3xTg$ 转基因小鼠给予缺乏叶酸、维生素 B_6 及维生素 B_{12} 的饮食后,这些小鼠会记忆减退,并且在脑实质内有 Aβ 蛋白沉积。进一步研究发现,影响 Aβ 蛋白清除的载脂蛋白 E 含量显著减少。

3. 分子机制 小胶质细胞作为脑内的固有免疫细胞,在大脑的发生发展中发挥了重要作用。M1 型的小胶质细胞通过释放细胞毒性物质、促炎因子等来加重脑损伤,M2 型的小胶质细胞通过释放神经营养因子、抑炎因子等来促进组织修复。有研究发现,中度 Hhcy 模型鼠脑组织中 M1 型小胶质细胞活化的标志物,如 IL-1β、TNF-α、IL-6 的 mRNA 表达量较正常组显著升高,而 M2 型小胶质细胞的标志物,如 Arg-1、IL-10、Ym-1 的 mRNA 表达量则显著降低。而 IL-1β、TNF-α、IL-6 已被证实可以引起认知减退,因此该结果提示,Hhcy 可能通过使小胶质细胞向 M1 型转化来引起小鼠认知功能减退。另一项研究发现,小胶质细胞的活化与高半胱氨酸的水平有关,轻度和重度 Hhcy 都会不同程度地抑制小胶质细胞活化,但中度 Hhcy 能使脑内炎症反应由损伤修复状态转变为促炎状态。

MMP2 和 MMP9 被认为是与脑出血密切相关的两个分子,有研究发现,Hhcy 能增加 MMP2、MMP9 的 mRNA 和蛋白质表达量,并且增加活化分子 MMP3 和 MMP14 的转录,但没有明显改变抑制分子基质金属蛋白酶组织抑制剂 2(TIMP2)和 TIMP1 的蛋白质含量。进一步研究发现,MMP2 和 MMP9 的活性显著增加,表明 Hhcy 可以通过增加 MMP2 和 MMP9 的表达来增加其活性。

有研究对脑内血红蛋白浓度及血氧饱和度进行了检测,结果发现 Hhcy 大鼠的氧和血红蛋白、总血红蛋白浓度、血氧饱和度都显著降低,提示氧供应不足可能是 Hhcy 引起认知损害的另一个潜在机制。

四、脑淀粉样血管病(CAA)模型

CAA 是指淀粉样物质在大脑皮质和软脑膜中小动脉中层和外膜上的沉积,其中,Aβ 蛋白的沉积最常见。CAA 不仅能引起脑出血和脑梗死,还能导致认知损害。一些基因鼠可以较好地模拟这些变化。

Dutch APP 是在人淀粉样前体蛋白(APP)基因 E693Q 位点点突变后形成的,它与在 APP 的 β-分泌酶和 α-分泌酶切割位点的突变不同,不会产生更多的 Aβ 蛋白,也不会加重 Aβ 蛋白引起的淀粉样病变,但可以导致脑血管病变。在该种基因鼠中,脑实质几乎没有淀粉样斑块的沉积,在 25 月龄时有血管平滑肌细胞退行性改变、脑血管淀粉样变、脑内炎症反应以及脑出血等。类似地,Dutch E22Q 和 Iowa D23N 在 Aβ 蛋白内的突变也会使血管壁上有足够的淀粉样斑块沉积,进而引起脑血管的淀粉样变。

Tg-SwDI 是一种同时具有 APP Swedish K670N/M671L 和 Dutch/Iowa E693Q/D694N 突变的基因鼠,会在 3 月龄时只在脑血管壁上出现 Aβ 蛋白沉积。与此同时,还会看到小胶质细胞激活和反应性星形胶质细胞增生,有 IL-1β 和 IL-6 表达增多。Tg-SwDI 鼠还有脑血管密度减少和脑血管细胞的凋亡。因此,该种基因鼠提供了脑血管淀粉样变并发脑内炎症反应的动物模型。

Osaka E693Δ 是在 Aβ 蛋白序列上聚集在疏水核心附近的一个突变。E22ΔAβ 蛋白突变小鼠是同时具有 Osaka 和 Swedish K670N/M671L 突变的一种基因鼠,该种小鼠在早期就有记忆力、视空间能力和执行功能减退。除此之外,该种小鼠的 α-分泌酶对 APP 剪切能力下降,早期就能在神经元内出现 Aβ 蛋白沉积,还能在大脑皮质和软脑膜的血管壁上出现 Aβ 蛋白沉积。

APP23 鼠是 APP Swedish K670N/M671L 基因突变鼠,该种小鼠会产生更多的 Aβ 蛋白,在 6 个月时就会在脑血管壁有 Aβ 蛋白沉积,已成为研究 CAA 的有效的动物模型。更重要的是,该种小鼠不会改变 Aβ42/Aβ40 的比例,更能代表散发型 CAA。

五、CADASIL 模型

CADASIL 是由于 19 号染色体上的 Notch3 基因突变所致的一种遗传性小动脉病。小中型动脉管壁嗜锇颗粒沉积和血管平滑肌缺失变性是 CADASIL 的特征性病理变化。除此之外,还会有白质病变和认知损害。

TgPAC-Notch3R169C 是一种模拟临床前期 CADASIL 的基因鼠，该种小鼠会有不断加重的局灶性白质病变，主要表现为髓鞘出现小空泡，但是没有少突胶质细胞的丢失，并且髓鞘仍然包裹着完整的轴突。肿胀的髓鞘会阻碍小胶质细胞清除髓鞘碎片。因此，该模型的白质病变可能是由于细胞内外离子失衡导致的。

Notch3 Arg170Cys 基因鼠是将 Notch3 第 170 位的精氨酸替换成了半胱氨酸，相当于 CADASIL 患者 Notch3 第 169 位的精氨酸替换成了半胱氨酸。该种基因鼠在 8 个月时会在大脑和外周形成动脉病变，伴有嗜锇颗粒沉积，还会有血管内皮下间隙和血管平滑肌间隙的扩大。除此之外，还有 CADASIL 的其他病理改变，如微出血、血栓形成、纤维状胶质增生及小梗死灶。在 13 月龄时，Notch3 Arg170Cys 基因鼠还会表现出运动障碍，如共济失调、轻瘫等。

六、结语

虽然我们在前文中向大家介绍了很多种动物模型（表 2-6-1），但是到目前为止，还没有哪一种动物模型具备了 VCI 的所有特征。这些动物模型都只能部分拟合 VCI 的病理变化，因而对这些模型进行的干预研究结果，是否能适用于临床 VCI 患者还有待进一步核实。一个好的动物模型不仅能帮助我们探索 VCI 的细胞分子机制，还能发现与认知损害密切相关的血管病变的生物标志物，最终将促进 VCI 的诊断和治疗。

表 2-6-1　血管性认知损害动物模型及病理改变

动物模型	举例	微出血	脑白质损伤	微梗死	血脑屏障破坏	CAA
大脑低灌注模型	BCAO 模型		✓	✓	✓	
	BCAS 模型	✓	✓	✓		加重
	GCAS 模型		✓	✓		加重
高血压模型		✓	✓	✓	✓	
高同型半胱氨酸血症模型		✓		✓		加重
CAA 模型	Dutch APP	✓		✓		✓
	Tg-SwDI	✓		✓		✓
	E22ΔAβ	✓		✓		✓
	APP23	✓		✓		✓

续表

动物模型	举例	微出血	脑白质损伤	微梗死	血脑屏障破坏	CAA
CADASIL 模型	*Notch3* 突变		√	√		
	R169C		√	√		
	Arg170Cys	√	√	√		

参考文献

[1] Duncombe J, Kitamura A, Hase Y, et al. Chronic cerebral hypoperfusion: a key mechanism leading to vascular cognitive impairment and dementia. Closing the translational gap between rodent models and human vascular cognitive impairment and dementia [J]. Clinical Science, 2017,131(19): 2451 - 2468.

[2] Gooch J, Wilcock D M. Animal Models of Vascular Cognitive Impairment and Dementia (VCID)[J]. Cellular and Molecular Neurobiology, 2016,36(2): 233 - 239.

[3] Yang Y, Kimura-Ohba S, Thompson J, et al. Rodent Models of Vascular Cognitive Impairment [J]. Translational Stroke Research, 2016,7(5): 1 - 8.

第三部分
国内外共识摘编与解读

　　本部分介绍国内外 7 个共识。前 6 个英文版指南或共识是本书编写者翻译的，对于解释性的文字有删节与省略，结论性内容都予保留，共识后有一个简短的解读与评论。为了节约篇幅、便于阅读，删去了全部参考文献及正文编码。有兴趣深入研究的读者可以下载原文阅读，原文地址已经附在文前。

　　Vascular cognitive impairment 中的"impairment"，其中文翻译历来有争议，正式出版的杂志上可以看到，有翻译为"损害""损伤""障碍"等，各执一词，在本书，原则上，impairment 翻译为损害，所以，vascular cognitive impairment 翻译为"血管性认知损害"，而 disorder 翻译为"障碍"，所以 vascular cognitive disorder 翻译为"血管性认知障碍"，两者的区别可以参考第四个共识阐述的道理。

　　另外，本书介绍的 7 个共识，有称"共识"的，也有称"指南"的，还有称"声明"的，这些不同词语的描述表明指导作用有差异，翻译介绍尽可能忠实原文，但我们解读的时候，为方便起见，都称为"共识"。

共识一
美国与加拿大卒中网血管性认知损害统一标准（NINDS 和 CSN）

原载：Stroke，2006,37：2220－2241.

除非对此采取某些措施,否则我们 1/3 的人群将会罹患卒中或痴呆或两者皆有。高达 64％的卒中患者存在某种程度的认知功能损害,有 1/3 会发展为明显的痴呆。尸检病理学研究提示高达 34％的痴呆病例存在显著的血管病理性改变。此外,导致个体罹患脑血管疾病的危险因素同样也是导致认知功能损害的危险因素。

由血管因素导致或与之伴随的认知功能损害被称为"血管性认知损害(VCI)"。VCI 可单独发生或与阿尔茨海默病(AD)伴发。而且,脑血管病理与 AD 病理间似乎存在很强的相互作用,那些同时有两种病理改变的患者的认知损害比只有一种病理改变者更明显。

因为血管性危险因素是可以治疗的,所以 VCI 和由血管因素促进的 AD 是可以被预防、延迟或缓解的。然而,令人满意的诊断标准的缺乏妨碍了 VCI 的研究进展。目前除多伦多卒中量表外,没有一个卒中量表对认知水平进行任何方面的评估,而多伦多卒中量表也从未在任何临床试验中被应用。更糟的是,过去和认知损害相关的脑血管疾病的诊断标准只聚焦于痴呆这种最严重的认知损害状况。事实上,仅约半数的 VCI 患者表现为血管性痴呆(VaD),而那些表现为非痴呆的患者却是临床试验的最佳候选,因为他们的认知损害处于早期阶段。诊断聚焦于痴呆带来的另一个问题是目前广泛接受的痴呆定义,要求必须存在记忆障碍。用此定义可以很好地诊断典型 AD,但却常常忽略了执行功能障碍这一 VCI 的特征。

作为制订 VCI 诊断标准的第一步,美国国立神经疾患与卒中研究院(NINDS)和加拿大卒中网络(CSN)召集了一个研讨会。大家一开始就认识到现阶段对 VCI 的知识还不足以去建立一个明确的 VCI 诊断标准。研讨会的目标是为将来的研究确定所需收集的数据要素,这些研究的目的是更好地定义 VCI、了解其病因及识别治疗目标。因此,参与者被要求完成以下工作:①制订可用于识别可能的认知和行为障碍患者的筛选问题。②建立一个基本的可用于一般临床实践或大规模 VCI 研究(如流行病学研究、遗传学研究或临床试验)的数据集,这样不同研究的数据可集中对比,也可进行交叉验证。③对于特定研究问题的研究制订一个"理想"的数据集。

另外,鼓励参与者提出一些方法或量表来定量特定的数据要素,指出哪些方法需要进一步验证,并指出具有研究前途的领域。

(编译者按:在事实不充分的情况下,不勉强编制专家共识,而是提出收集数据的标准方法,这是非常值得学习的思路。这个标准发表后,国内卒中团队按此收集的数据寥若晨星,现在开始,犹未为晚。)

以下罗列的是不同领域研究的各工作组对 VCI 的推荐,这些研究领域包括临床评估和流行病学、神经心理学、影像学、神经病理学、实验模型、生物标志物、遗传学和临床试验。

一、临床评估和流行病学

临床和流行病学工作组从两方面着手处理 VCI 问题。首先,他们概述了基于人群的 VCI 研究所需注意的要点,重点关注一个理想的研究应该收集的变量。其次,制订一个简短的、更具临床导向的评估标准。这组推荐包括一些由先前的实践得出并对临床医生具有指导意义的变量。

(一) 基于人群的流行病学方法

1. 人口学　小组认为在一个 VCI 研究中,最基本的数据集应包括以下内容:性别、出生日期、种族/民族、出生地和父母祖籍、在现在国家居住的时间、母语、受教育年份、职业、识字能力、居住状态及自理水平(包括居住形式、婚姻状况、左右利手及一个联系人)。

2. 知情者(如果有,并确定有关)　在搜集感兴趣个体信息时,应尽可能找到一个知情者。要明确知情者的来源及其与受试者接触的方式和数量。还要收集知情者的出生日期、性别、种族/民族、与受试者的关系和认识时间长度、受教育程度及生活状况。

3. 家族史　应记录一级家属的疾病史。最基本的疾病史信息应包括既往卒中、包括心肌梗死的血管疾病、痴呆和其他神经系统疾病。应该记录这些疾病导致的死亡及发生年龄。

4. 个人健康史　应彻底了解每位受试者的个人健康史，如心血管疾病史应包括心肌梗死、心律失常/房颤、血管成形术、支架植入、冠状动脉旁路搭桥术或心瓣膜手术、安装起搏器、充血性心力衰竭、心绞痛以及周围血管疾病。对于每位受试者，问诊时都应包括"你是否被诊断为_____?""你是否有_____的症状?"对每个情况都应仔细问讯。

还应了解包括卒中(缺血性或出血性)、TIA 和动脉内膜切除术在内的脑血管疾病史。还应询问有无手术史，特别是手术后有无认知损害的表现。最后，应详细记录受试者的用药情况，包括非处方药。

其他应该询问健康史中的内容包括偏头痛、高血压史、高脂血症、糖尿病、睡眠障碍、镰状细胞贫血、高凝状态及相关情况(如深静脉血栓、肺栓塞或自发性流产)、慢性感染病史(如牙周病和支气管炎)、自身免疫性疾病、抑郁、包括烟草和酒精的物质滥用、饮食、生活方式、肾脏疾病、绝经和使用避孕药、环境暴露(包括二手烟、杀虫剂和药物，这些应该按照类别进行分类)。

5. 评估　记录主观症状和发病情况，包括认知及行为症状、步态异常、震颤、平衡、吞咽情况、大小便失禁及假性球麻痹。另外，应该收集生命体征，包括身高、体重、血压(体位性的)、腰围、踝臂指数、心率、视力和听力。神经系统检查应包括美国国立卫生研究院卒中量表(NIHSS)评分、计时步态、运动、反射和 Babinski 征。

研究组讨论了是否要记录医生对受试者认知损害或血管性疾病的主观印象，但未能达成一致性结论。

另外，应进行包括针对 VCI 的精神状态(参见下面神经心理学部分的推荐方法)检查和行为学评估，后者包括神经精神症状问卷-知情者版(NPI - Q)、反映抑郁的量表如流行病学研究中心-抑郁量表(CES - D,)或老年抑郁量表，以及功能评定量表如 Pfeffer 功能评定问卷或 Barthel 指数。

虽然这些推荐的内容并不完全，但是这些项目在流行病学研究中被认为是极其重要的，可以之识别有认知损害的受试者。

(二) 简洁的临床评估

要求临床及流行病学研究组制订一个简洁的、适于繁忙工作的全科医师操作的临床检查标准。下面即为上述内容的简洁版。

1. 人口学　最基本的数据集应包括性别、出生日期、种族/民族及受教育程度。

2.知情者　如果有这样的知情者并且认为对研究有帮助的话,那么应该记录知情者提供的上述人口信息,还要记录其与受试者接触的时间和性质。

3.家族史　应记录一级亲属的卒中、血管疾病或痴呆病史。

4.健康史　应记录心血管或脑血管疾病、高血压、高血脂、糖尿病、吸烟、饮酒、无体能活动和用药情况。

5.评估　应了解受试者对自己一般健康的主观印象,包括在过去几年中是否有记忆能力变化、思维与行动速度或情绪的变化等。还要了解包括工具性日常生活能力在内的功能状况。

关于检查,体格检查应收集生命体征及身高、体重、血压、腰围、计时步态等数据。应进行针对 VCI 的精神状态检查。这些评估应包括检查者基于受试者认知功能损害及血管影响的临床判断所决定的评估检查。当然如上所述,这种主观的、定性的评估方法的可使用性还有待商榷。

最后,就研究而言,相关的实验室检查是必须的,这包括收集血清、血浆或某些细胞系的 DNA、心电图、心脏彩超、颈动脉超声、尿检查和头颅 MRI 检查。关于血清或血浆的标志,可考虑检查 C 反应蛋白、血脂、同型半胱氨酸、血糖、糖化血红蛋白、胰岛素、凝血因子和纤维蛋白原。

二、神经心理学

(一) 引言和测查选择的标准

VCI 涵盖了范围很广的认知功能损害,从非痴呆的相对较轻的 VCI 到较为严重的 VaD,或者是脑血管疾病与 AD 等其他痴呆疾病的混合。VCI 的认知功能缺陷涉及认知领域的各个方面,但或许执行功能的缺陷更突出,表现为信息处理缓慢、不同工作的转换能力受损及掌握和应用信息能力(如工作记忆)的缺陷。因此,神经心理学评估既需要对广泛形式的认知能力敏感,又要特别适合对执行功能的评估。限时的执行功能测查尤其适用于评估 VCI 的认知功能损害,因为患者的信息处理明显缓慢。

神经心理学工作组负责推荐适用于 VCI 的多中心研究的测查方案。鉴于不同的测查其目的不同,工作组被要求制订 3 种不同的测查方案,分别需要 60分钟、30 分钟和 5 分钟完成。60 分钟的测查方案被预计用于不同认知领域的研究,因此内容涉及 4 个方面:执行/活动、语言、视空间和记忆。此外,还选择了检查神经行为学改变和情绪。30 分钟测查方案内容取自 60 分钟测查方案,用于对疑似患者的临床筛选。5 分钟测查方案则被设计用来供基层保健医师、护士和其他同类保健专业人员在办公室或床边做快速筛选。它亦被设计用以开展大型流行病学研究或临床试验,因敏感性和使用方便,故在此类研究中尤为重要。此外,5分钟测查方案一旦被证明有效,则适于电话执行。

工作组组建了一个专家小组用来考核测查方案工具的好处及潜在局限性。为作此考核,工作组参考了预定的测查标准(表3-1-1)。因为没有完美的测查,故入选测查方案的量表应符合该测查标准的主要部分。特别倾向于检查执行功能、激活状态和(信息)处理速度、语词提取和情景记忆的测查,以利于鉴别 VCI 与 AD。

表 3-1-1　神经心理学测查标准

标准化样本的质量
心理测量学的质量
携带轻便
测查简短
费用
使用方便
对认知域的特异性(用于1小时的成套测查)
可有多种形式
可供国际或跨文化交流
无天花板和地板效应
曾在 VCI 人群中使用

(二) 提议的神经心理学测查方案

为使从相对简易的测查中获得尽量多的信息,选择了一些既往被确认有效的测查。提议了一些新的分析方法,借此可从一个简易的测查中衍生出多种测量值。例如,按范畴的单词形成能够提供与语言、活动、(信息)加工速度、定势转换、工作记忆及执行控制相关的信息。因此,一个简短的测查能够帮助了解不同的认知域。换句话说,通过神经心理学的"后处理",省时的测查仍能产生多种用以反映不同解剖区域和大脑网络的认知功能测量值。60分钟的测查方案,包括 ANT-语义流畅性、COWAT、WAIS-Ⅲ、DSST、TMT、HVLT-修订版或 CVLT-Ⅱ、BNT、简单和选择反应时测验、RCFT、NPI-Q、CES-D、IQCODE-简式、MMSE。30分钟包括 ANT-语义流畅性、

COWAT-音位流畅性、WAIS-Ⅲ、DSST、HVLT、CES-D、NPI-Q。补充：MMSE、TMT。5分钟的测查方案包括MoCA5个词的记忆任务、6条定向评估、1个字母的音位流畅性测验。

1. 60分钟的测查方案

（1）执行/活动

1）额叶功能分解的理论框架：按照大脑皮质有2种不同结构学趋势进化的理论，额叶的功能域可分成几部分，一个向背侧（执行-认知），另一个向腹侧（情感的自我调节）。由海马结构演化而来的"原皮质"与背外侧额叶一起，介导空间和概念推理过程；"古皮质"起源于眶额（嗅觉）皮质并与杏仁等边缘系统核相连，介导刺激-奖赏联系等情感过程。在人类进化的后期形成另两个特异的前额叶皮质功能，包括额上内侧对行为的调节和额极（尤其是右侧）对元认知(metacognitive)的调节。

2）测查选项：选择在执行/活动域中的测查以代表不同的功能。首先，工作组选择范畴（语义性）和单个字母（音位）流畅性测查。由于ANT常用，尤其在临床老年人群中普遍使用，而且有多种常模及跨文化应用，相对简易，故将其选为范畴流畅性测验。这个测查为CERAD(Alzheimer病登记联合)神经心理学评估测查的一部分。选择的字母流畅性测验是COWAT，这个测查包括2组，各有3个字母(C、F、L和P、R、W)，难度相当并可互换。有多种常模。

选择同时测查范畴和字母音位流畅性是因为，研究表明临床受试人群对这两项任务的反应不同，而且反映不同的执行功能和优势特异（如语言）过程。工作组认识到对音位流畅性进行测查存在一个普遍的文化问题，因为这种测查不适用于非语音性语言。在这些语言中，测查词的首发音或许比测查首字母更合适，这种测查尚待研发和证实其有效性。同样地，不同语言文化间各字母使用的频率亦不同，建议以非英语为母语的调查者测查音位流畅时，可选择使用频率大致相同的字母作为测查内容，类似于英语中C、F、L和P、R、W。

应该用标准化方式来完成和评分这两种流畅性测查，但增加评分内容能增加对额叶执行功能的了解。如在1分钟的词汇生成测查中，前15秒产生的词汇更多的是反映大脑的一个自动加工过程，是速度和活动的指数；后45秒产生的词汇反映了工作记忆、定势转换和执行控制，可以通过对受试者产生词汇的策略进行仔细分析而获得。诸如动物、水果的范畴提示可能依赖左颞顶后部的功能，而语音提示的词汇表的生成则与左额背外侧完整性有关。

除了流畅性测查外，工作组还选择了WAIS-Ⅲ-DSST。这项测查能直接反映大脑的处理速度和活动状态。对此项功能测查的补充是自由复述或提示复述。TMT 亦可作为评估大脑处理速度和定势转换的补充。最后,工作组推荐在情景记忆指数的基础上,把附加的 HVLT－R 评分作为反映额叶背外侧功能的策略性学习的测量。通过对超跨度表单学习策略的测查,可得到执行组织化的测量。

用于测量自我调节功能和认知后过程的测查方法还在研制中,但这些行为可以通过对照料者的问卷调查而得到推断。同样地,工作组建议在未来,应将简单和选择反应时测验列入测查方案,因为这些测查已被证明对额叶执行功能敏感,但这些测查受到成本的限制并要求有特殊的装备。作为测查方案论证过程的一部分,我们建议开展探索性和验证性因素分析,这种分析可能发现限时的和非限时的测查所需的执行/活动是不同的。

(2)视空间 工作组选择 RCFT 作为基本的视空间测查,该测查的记忆情况作为测查的补充。众所周知,非限时的空间任务需要组织和视知觉能力。有多个评分系统可用于此测查,包括一个标准 36 分制方法(用以决定测查最终结果的精确性)和更多的测查受试者组织能力的定量系统。多数评分系统有标化样本。

(3)语言/同类词复呈 工作组选择 BNT-第二版的短表(15 个项目)作为视觉对照命名的测量。BNT 与波士顿诊断失语检查有关,已被很好地研究。通过对不同年龄和教育程度的研究,证明 15 或 30 个单词短表的效果大致相同,且作为筛选试验是相对可靠和有效的。短表与 60 项 BNT 之间的相关系数为 0.97。常模信息来自 60 项的测查,但研究者认为可以外推到 15 项的短表。如上所述,ANT-流畅性测查既可作为非结构性的同类词语复呈测查,也可作为执行功能测查。词语流畅性作业已被广泛使用了几十年,对区别有 VCI 或痴呆人群与正常人,以及区别 VCI 和 AD 具有一定的价值。

更多有关语义和句法的详细测查,包括金字塔和棕榈树测验和 Token 测验被考虑到,但未被选为基础测查。这些测查可作为更深入探查领悟和语义理解力的一个补充。同样地,由于对失用症进行评分需要专门技能以及缺乏可靠的被有效性证实的成套测查,故失用症测查曾被考虑但最终未被选入。如果有适当的简易测查手段,将来可考虑使用失用症测查。

(4)记忆/学习 与段落复述测查或配对联想学习测查相比,工作组更倾向于表单记忆学习测查,因为表单记忆学习测查能在测查起初即得分并可反复执行,可同时测查患者的短时回忆和延迟记忆。另外,相比较段落复述测查,表单记忆学习测查较容易在其他语言和文化中研发。

经过再三讨论,HVLT-R 被作为表单记忆学习测查的首选。HVLT-R 的优点包括具有多种选择形式、已用于临床试验及测查所需时间相对较短。工作组意识到 HVLT-R 既不包括干扰表单也不包括提示性复述情况,而这两者在临床病例中均被发现与 VCI 相关认识功能损害有关。鉴于此,工作组推荐将 CVLT-Ⅱ作为 HVLT-R 的替代,能以之获得更多信息(如提示复述),或对能完成 16 个词的表单记忆测查的受试者进行研究,但需花时间去完成。

除 HVLT-R 或 CVLT-Ⅱ外,工作组推荐创建一个测查再认记忆的简易测查,该测查以强迫性选择图片识别内容为背景完成 BNT 项目。此外,还需完成 DSST 中对配对的符号和数字的提示性复述。

(5)神经精神病/忧郁症状 工作组推荐 NPI-Q,它由 NPI 衍生而来,可由生活照料者完成而不需问讯。此项测查能发现大多数 VCI 及其他疾病情况下发生的行为改变。为了更彻底地评估抑郁症状,工作组推荐 CES-D。该量表由国立精神卫生研究院制订,包含 20 个条目,完成需 10 分钟,以问卷的形式进行问讯评估或自我测查。CES-D 已被使用了 20 多年,通过定式精神问诊和明确的诊断标准证实了 CES-D 对 NINDS 卒中数据库患者的有效性,评分大于 16 分则高度提示临床抑郁(敏感性 86%,特异性 90%,预测阳性率达 80%)。已证明其在老年卒中患者(观察者评估和自我评估)中与其他抑郁测查结果高度一致,也在多个研究中被用以评估卒中后抑郁症状。它还被用于心血管健康研究(CHS)。除进行抑郁测查外,若时间允许,可考虑用 Starkstein 淡漠量表测查淡漠,因为多个研究发现疑似 VCI 患者有淡漠。

(6)患病前状态 为了解患者认知功能损害前的认知状况,应由了解患者情况的知情者完成 16 条的 IQCODE。

MMSE 被广泛用于各种痴呆的研究,可作为上述测查方案的有效补充。

2. 30 分钟的测查方案 现有的成套测查如改良 MMSE 和认知能力筛选工具已被用于对老年和痴呆人群的临床研究,但它们对 VCI 的敏感性值得关注。故提议从 60 分钟测查方案中挑选部分用于筛查,包括语义性和音位流畅性、DSST、HVLT-R、CES-D 和 NPI-Q。TMT A 和 TMT B 可作为补充,还可做 MMSE。

3. 5 分钟测查方案 关于 MMSE 是否能满足一个简易的最基本的数据集的要求有相当的争议。由于其不能有效地反映执行功能及 3 个词的复述检查,对 VCI 患者经常存在的轻微记忆损害不敏感,故未被推荐。另外,认识到简易测查方案的一个优越性在于能够通过电话完成测查。推荐的测查方案包括来自 MoCA 的一部分,可从 www. mocatest. org 网站上获得英文版和法文版的使用指南和样本均数,内含 5 个单词的即刻和延时记忆测查、6 条定向测查和对 1 个字母(F)的音位流畅性测验。MoCA 无需认可,是免费的,用于非商业性的临床和教育需要(版权归 Ziad Nasreddine 医学博士所有)。

补充测查(不是所有这些都可通过电话来完成)由 MoCA 剩余部分或全部组成,其测查内容包括画一个立方体和一只钟、3 个图片命名任务、一个简短的"TMT B",以及其他简短的注意力、语言和抽象概念的测查,需额外花时 5 分钟。若时间充足,一些调查者还希望完成完整的 TMT、语义流畅性测查或 MMSE。建议 MMSE 不与 5 分钟测查在同日进行,若需在同日进行,则应在完成 5 分钟测查 1 小时后再进行。

(三) 小结

需要提出的是这些方案被选择只因提供一个基本的评估,适于不同的目的。如果在一个项目上需要进一步强调特殊功能,可增添附加任务。需要完全评估测查方案的有效性,以了解它们识别认知功能损害及与脑血管病相关的认知功能损害的效用如何。尤其是 5 分钟测查方案和来自 MoCA 的附加选项,需要进一步在英语、法语和其他语言人群中进行年龄和教育的标准化。在使用像汉语那样不用音标的语言人群中,要进一步标准化音位流畅性测验;对来自简式 BNT 用以测查再认记忆的简要测查项目亦需进一步标准化。目的是鼓励所有人员,诸如临床医师、流行病学家、血管医学和痴呆的研究人员,按照具体情形,考虑使用推荐的测查来获得最基本的认知数据集,以改善跨文化、跨患者群和跨研究的交流、对比和对话,在全世界达到对 VCI 更好的认识和治疗。

三、神经影像学

迄今为止,神经影像学在 VCI 中的作用是描述而非诊断疾病。因此,它在 VCI 研究中起到的作用与对其他疾病而言,更基本的是起鉴别作用。其重在描述而非诊断的原因在于:①血管性病变常与变性性病变共存;②VCI 缺乏特异性的放射学特征。不同的研究人员曾用多种不同的术语和定义来描述 VCI 人群大脑的改变,从而使研究难以进行对比,这反过来又限制了我们对该疾病神经影像学特征的认识。在临床研究中,应用常用的最低研究数据集则可以帮助我们克服这一困境。最低数据集并不排除研究人员增加他们自己的神经影像学描述,相反它只是规定那些变量应当被测定并为所有研究者共享。这一标准的应用不仅将使不同研究(人群入选,结局)具有可比性,还将使研究组之间数据的共用更方便。

VCI 的前瞻性研究必须包括缺血性脑损伤及 AD 型病理改变,它们是 VCI 脑-行为关系中常见的混淆因素。虽然理想的测量方法是定量测量,但可靠的定性量表也可以为大规模队列研究提供重要数据。然而,这些标准在被接受之前,必须确定其观察组内和观察组间的可靠性,而且新标准必须经定量测量方法证明有效。此外,还要确定其转变成现有标准的方法。

MRI 是研究认知功能损害理想的影像学工具,原因是其敏感且能提供很多可靠数据。1.0T 的场强是最低要求,1.5T 或更高的场强则更好。以下几种序列是必须的:3DT1 加权像、T2 加权像、FLAIR 和梯度回波序列。前三者提示了解剖、梗死和其他病变的存在,而后者可检测出大的和小的、急性和慢性的出血。此外,提倡弥散加权成像和表面弥散系数的量化,它们可以提供急性卒中和白质纤维完整性信息。影像层面必须与 AC-PC 线平行,它连接前联合的上面与后联合的中点。CT 在 VCI 研究中的应用有限,因为它仅能检测出严重病变,结果难以量化,而且有明显的放射接触(尤其当需要 2 次或多次扫描时)。两种常规 CT 技术被用到:以眦眼线顺时针旋转 15°为轴线和以眦眼线逆时针转 30°的海马为轴线,用 2 mm 的层厚。

表 3-1-2 列举了推荐及可用于 VCI 前瞻性研究的 MRI 方法,表 3-1-3 列举了区分血管间隙和梗死的特征信号,它们也被用于心血管健康研究。鼓励使用这些标准化的定义。容量的测量,应考虑到性别因素对头颅大小影响的标准化处理,被推荐用以萎缩和白质高信号灶的定量测定,也可以采用有效的定性标准。梗死和出血的大小及位置必须标示,最好是用如表 3-1-4 所示的标准化的图谱。表 3-1-4 列举了可通过 CT 扫描获得的信息。必须建立反映脑室大小的定性和定量量表并证实其有效性,可用定性指标来描述海马萎缩和白质高信号。因为在慢性阶段的出血或梗死都表现为低密度影而很难区分,由此应该描述孤立的低密度灶而非梗死灶或出血灶的数量、体积及位置。急性或亚急性出血完全不同于梗死,应照之描述。

表 3-1-2　影像学测查:MRI 测量

特征	推荐 MRI 测量	可用的 MRI 测量
脑萎缩	头颅大小标准化后定量测脑体积	用 CHS 量表估计萎缩和脑室大小 用 Scheltens 量表估计颞叶内侧萎缩

续表

特征	推荐 MRI 测量	可用的 MRI 测量
白质高信号（WMH）	头颅大小标准化后定量测 WMH 鼓励使用解剖地形图	推荐：ARWMC 量表 接受：CHS‐WML 量表

梗死	用标准方法定位所有梗死以定量测定体积和部位；理想情况是用常见的立体定位空间定位梗死
	所有的梗死都该用 CHS 标准（表 3‐1‐3）与血管间隙相区分，不管用何种方法确定梗死的大小和位置
		特定部位的数量和大小：
		  大小（最大直径）：
		    大＞1.0 cm
		    小 3～10 mm
		部位：
		  解剖位置：
		  幕上
		  大脑半球皮质（可含皮质下）
		  仅皮质下白质
		  仅皮质下灰质
		  幕下
		鼓励使用 Talalrch 图谱精确解剖定位

出血	用标准方法定位所有病变以定量测定体积和部位；理想情况是用常见的立体定位空间定位病变	*每个部位的数量和大小：
		  大小（最大直径）：
		  大出血直径＞1 cm
		  微量出血在梯度回波＜1 cm

其他	占位，动静脉畸形，轴外积液，畸形，发育不良或任何损伤都会干扰对脑血管病的评估	部位：与梗死相同

注：CHS：心血管健康研究；ARWMC：年龄相关性脑白质改变；CHS‐WML：心血管健康研究‐脑白质病变。＊必须报道最小下限和场强，需要新的标准和研究。

表 3‐1‐3　影像学测查：CHS 病变评分

项目	白质		
	T1	FLAIR/质子	T2
血管周围间隙	低信号	等信号	高信号
缺血性改变	等信号	高信号	高信号
梗死	低信号	高信号	高信号

续表

项目	灰质		
	T1	FLAIR/质子	T2
血管周围间隙	低信号	等信号	低信号
缺血性改变	正常/异常	正常/异常	正常/异常
梗死	低或等信号	高信号	高信号

表 3-1-4　影像学测查:CT 测量

脑室大小*
海马:颞叶内侧萎缩
弥漫性白质病变;ARWMC
独立的低密度灶;
　　(CSF 密度;与梗死或陈旧性出血一致)
　　小:>3~10 mm
　　大:>10 mm
　　数量、体积、位置与 MRI 相同
急性出血

注:*需要有效证实的标准。

　　以病历中影像学报告摘要为基础的回顾性研究的价值有限,因为影像学报告很少有充足的细节。而且,一些在影像学报告中常被提及的影像学特征(如年龄相关性脑萎缩,血管源性白质病变)对临床研究并不可靠,不应被记录,因为它们仅仅是混淆信息。应该记录的数据是大面积梗死、小的皮质下梗死、急性出血、脑室扩大和其他病理改变。

　　其他的神经影像学技术及其应用在常规用于 VCI 前瞻性研究前还需要进一步的研究。需要深入研究的内容见表 3-1-5。

表 3-1-5　影像学测查:需进一步研究的领域

Ⅰ 现有技术能进一步提供关于脑和脑血管的有效描述性数据,但这些数据未被认为是基本的描述指标
a. 脑血管的状态
　1. 通过内皮中膜厚度(IMT)表示的大的颅外血管
　2. 由血管造影术所证实的测量技术评估颅外段颈内动脉狭窄
　　注意在Ⅲ.b.7 中讨论的颅内血管的血管成像问题
b. 白质病变
　弥散张量成像术测量的弥散度和分数各向异性

c. FDG PET 和灌注 SPECT 用以排除 AD

这些技术对 AD 有高的排除价值,可用以识别没有颞顶部低代谢/低灌注的不太可能是 AD 的患者。在缺血性脑损伤患者中,颞顶部低代谢/低灌注预示 AD 的价值不明

Ⅱ现有技术有潜在应用可能,但需要进一步证实

a. 因潜在重要性需优先研究的领域

  1. 对混合性病例的 FDG PET/灌注 SPECT
    用以识别脑血管疾病患者的 AD

  2. 淀粉样病变的 PET 成像

  3. 视网膜血管成像

b. 因尚不清楚的重要性潜力而非优先考虑的进一步研究

  1. 皮质灰质萎缩

  2. 底节/中脑萎缩的测量方法及其他局灶性萎缩的测量

Ⅲ未来研究发展的领域

a. 无现存技术,但因为其潜在重要性而需优先发展

  1. 颅内小血管成像

  2. 皮质微观梗死的成像

  3. 海马硬化的区分

  4. MR 分子成像

b. 现有技术在 VCI 研究中的作用不明

  1. 经颅多普勒发现的栓子(高密度短暂性信号)

  2. 功能性 MRI

  3. 血脑屏障的完整性

  4. MRI 波谱学

  5. 血管反应性

  6. 灌注成像

  7. 颅内大血管成像

注:FDG PET:去氧葡萄糖正子断层造影;SPECT:单光子发射断层显像;PET:正电子发射断层显像。

颅内血管成像是最近发展起来的。现有数据显示 MRA 与脑血管造影术相比有高的特异性,但敏感性低。而且即使在同一中心,其操纵的变异性很大。因此,这种或其他 MRI 技术需要进一步研究。经有经验者的操纵,CT 血管成像术更加敏感且特异性高,但因为有放射性和造影剂副作用,其临床研究的应用还是有些问题。

四、神经病理学

(一) 尸检中对脑组织的最佳处理方法

VCI 的病理诊断需要对所有可能的相关因素进行系统性分析,因此要求各

中心之间的尸检方法有相当的一致性,尽管具体的操作取决于某一特定计划的要求。许多中心都采用美国 AD 研究中心(ADRC)的指南。根据该指南的建议一侧大脑半球(通常是左侧)被固定,而另一侧大脑半球则被冷冻起来。如果是采用这种方法,就必须认识到被冷冻的大脑半球中的损伤可能会被遗漏,这一点很重要。因此,推荐各中心在尸检时将两侧大脑半球的冠状切片交替进行固定和冷冻。无论如何,即使死亡和组织冷冻之间相隔的时间较长,仍然推荐所有中心至少要将一部分脑组织材料快速冷冻以获得高质量的 mRNA。可以通过病例与病例之间的比较来评价 mRNA 及其活性产物的质量。固定脑组织的选样应该遵循 CERAD 方案,应包括白质的前部(即半卵圆中心)和后部部分。

很显然要评价 VCI 的神经病理学基础,应对以下内容判断:①脑实质的损害,包括梗死和出血;②可能导致实质损害的血管异常。导致完全痴呆综合征(生前)的血管病变常常比导致轻度 VCI 的血管病变要严重得多。此外,在缺乏严重血管疾病的情况下,低血压和低血糖等全身性因素也可以导致脑组织损害。最后,脑实质的异常可能与血管性疾病或全身因素无关,如 AD 和海马病变。

国立 AD 协调中心(NACC; www. alz. washington. edu)的血管数据适合于对脑血管疾病的评价指导,但还要对其优化以获得更多信息。下面的指南对各种考虑到的异常均划区为"最低数据集"和"理想数据集"。

(二) 需要收集的数据

1. 基底部、周围和脑膜血管的动脉粥样硬化

(1) 最低数据集:必须有对基底动脉粥样硬化严重程度的结论。最好拍照,尤其要注意 Wills 环前后部之间及两侧半球间的相似处或区别点。应提供反映主要动脉的典型组织学切片。注意记录出现的梭形扩张、动脉瘤及其严重程度。评价主要动脉的狭窄程度,可采用简单的四分位数法($0 \sim 25\%$, $26\% \sim 50\%$, $51\% \sim 75\%$, $>75\%$ 等)来估计。远端动脉(如脑膜动脉)的动脉硬化也要进行估计。

(2) 理想数据集:可通过血管造影数据获得患者生前颈动脉粥样硬化的进一步信息。在完整的尸体解剖中,通过对颈动脉和椎动脉的解剖可以明确粥样硬化的严重程度。这种方法在颈动脉(虽然解剖起来很耗时)比椎动脉更实用,尽管实际工作中很少这么做。在完整的尸检中,要对心脏、肾脏和其他血管床内的血管情况进行评价。另外,应有组织切片评价动脉粥样硬化,除了末梢动脉(如在大脑凸面的末梢动脉)的改变之外,还包括钙化斑、出血(陈旧性或新鲜的)、溃疡、管壁血栓或完全的血栓等。

2. 微血管病变：小动脉硬化 一般而言，动脉疾病比静脉疾病明显，但是，应对静脉外膜的纤维化程度进行评估，因为在一些研究中发现它与认知功能异常和神经影像学上的损害有关。CERAD方案对所取样本区域有具体的要求，要分别选取额叶和顶枕叶的前部和后部的白质。两侧大脑中动脉-大脑前动脉分水岭区是评价分水岭缺血性改变的最佳区域，同时也是估计脑淀粉样血管病（CAA）的最佳区域。

（1）最低数据集：对小动脉硬化程度的估计有很大的主观性。为最大限度地减少这种主观性，最好使用模板并将组织切片中的发现与之配比（Ann McKee，个人交流，2005）。任何程度的炎症都要被记录，包括淋巴细胞或巨噬细胞出现并聚集于血管上（而这并不一定说明存在脑缺血）。血管周围的含铁血黄素，作为既往出血的证据，即使量很小，也应被记录。应描述出现的纤维样坏死或Charcot-Bouchard小动脉瘤，但要认识到这些都不是特征性的微血管病并发症。

（2）理想数据集：在对平滑肌α-肌动蛋白和胶原的免疫组织化学染色的基础上，进行Masson三色法、弹性膜van Gieson法和Movat五色法等特殊染色，可以更好地获得大脑微血管（小动脉硬化性）疾病的图像。应至少测量一组微血管的硬化指数（SI=1-内径/外径），它是对动脉/小动脉狭窄程度的近似测量。

3. 微血管疾病：CAA

（1）最低数据集：可以用苏木精/伊红染色切片非常准确地判断CAA，但是刚果红或硫黄素染色及β-淀粉样肽免疫组织化学法是判断其范围和严重程度的最佳方法。关键的评估是脑膜-皮质微血管系统的受累情况：局灶性或广泛性、脑膜或皮质、小动脉和（或）毛细血管受累。可将单个动脉壁的受累程度（Vonsattel分级）乘以每个组织切片中受累动脉的数目来大致量化CAA的严重程度。不论是陈旧性（可以看到含铁血黄素和类胆红素）还是新鲜出血，受累小动脉周围的出血都要被记录。同样地，CAA伴随的炎症（通常为肉芽肿性）和CAA伴随的微血管病，包括小动脉瘤形成和纤维样坏死等，也要记录。

（2）理想数据集：如果要比上述方法更精确地对CAA的范围/严重程度进行量化的话，就需要采用网格计数法结合β-淀粉样肽免疫组织化学法。

4. 其他微血管病 就其临床重要性而言，CAA和小动脉硬化（即脂质透明变性）超出了所有其他类型的脑微血管疾病。但是神经病理学家对其他类型的脑部微血管疾病也必须有警惕性，虽然它们几乎不与痴呆合并出现。这些病变包括血管炎（非CAA伴随性）、弥散性血管内淋巴瘤和血栓性血小板减少性紫癜等。必须对新发的或以往认识不足的、与CADASIL相似的缺血性血管性痴呆综合征保持警惕性,它们包括 CARASIL 及 HERNS。

5. 与脑血管病伴随的脑实质异常　作为惯例,要对所有的梗死就数目、大小和部位和新旧进行估计和记录。虽然急性损害是脑血管病严重性和持续时间的标志,但就慢性进行性认知功能损害而言,其意义并非重大。

最低数据集:囊性损害可分为大的(最大径>1 cm)、小的(<1 cm)或微梗死(其定义为肉眼无法看到,但是可以通过组织切片检测到)。保留"腔隙性梗死",指位于底节、脑干或深部脑白质(而非皮质)直径<1 cm 的囊性损害。片层样坏死是一种特殊的缺血性损害,常伴有严重缺血缺氧性脑病或低血压。要注意分水岭梗死,通常对称地分布于两侧大脑半球(且时常在大脑前动脉/大脑中动脉的分水岭区域)。海马损伤,不论是多灶的、节段的、多节段的或弥散的,其评估和重要性将在之后讨论。绝大多数的神经病理学家都知道筛状改变代表血管周围间隙的扩大而非梗死。虽然这种改变并不一定伴随脑血管病,但仍然要记录其部位,位于白质或灰质。

在缺血区看到较多出血提示梗死灶中有明显渗血,或者是重吸收的脑实质出血。CAA 伴随的出血可新可旧、可大可小,有时候小的出血只能在显微镜下被发现。对此出血应判断并记录数目、新旧和大小,并与其所在脑标本中的其他血管性病变相联系。

6. 白质脑病

(1) 最低数据集:至少应记录白质前部和后部、脑室周围白质和深部白质的受累情况。最好将切片进行髓鞘染色(luxol 快蓝,Kluver-Barrera)以判断。可以采用内部对照法对"脱髓鞘"或更准确的是"有髓组织的减少"(因不能判断髓鞘苍白是由脱髓鞘还是轴索丧失所致)进行半定量分析,如对中小脑脚进行 0～3 级的半定量分析。记录中应标明这种改变是弥散的或是多灶性的。

(2) 理想数据集:定量评估大的梗死(是指很明显的梗死灶)的大小、数目和部位。如果可能,还应获取这些大脑切片的数字图像并将其保存在可以方便检索的数据库中。同样地,要记录小梗死的部位,并对其密度进行定量分析。可以将尸检中发现的梗死灶与生前神经影像资料中的梗死灶相对照。对尸解脑切片的影像学检查价值还存在争议,因为有些 MRI 序列不能解释所有改变。但是死后的影像学检查可能对估计皮质厚度和其"规则性"提供有价值的信息,进而作为因小梗死所致的皮质瘢痕的参照标志。免疫组织化学法是研究白质损害的最佳方法,可以选用少突胶质细胞髓鞘糖蛋白、磷酸神经微丝、神经胶质标志物、泛素和淀粉样前体蛋白(APP)的一级抗体。

7. **海马的损害**　海马结构在记忆存储和再认过程中起重要作用,尽管其大小较新皮质和皮质下白质小,但是值得关注。而且,海马在老年人中常有缺血缺氧性改变。

(1) 最低数据集:应对海马的前后部及杏仁核部位进行评价。对局部小梗死/瘢痕、弥散性或节段性(CA1,海马后脚)神经元丢失及星形胶质细胞增生均要进行评价。严重 AD 患者大脑中看到的斑片状神经元丢失和神经胶质增生与缺氧缺血性改变难以区分或根本无法区分。有报道,在额颞叶痴呆患者,尤其是伴有运动神经元病的患者中,尸检脑组织标本的海马损伤与海马硬化极其相似。正确使用泛素免疫组织化学法能够容易地将海马硬化症与缺氧缺血性海马损伤加以区分。

(2) 理想数据集:应包含海马的连续切片和对神经元丢失及星形胶质细胞的定量分析,但这通常只在专门的实验室开展。

8. **不完全性缺血性损害**　虽然不完全性缺血性损害被认为可能有临床意义,但缺乏其形态解剖学的广泛研究和一致性认识。它可能表现为组织疏松,这可以通过常规的苏木精/伊红染色组织切片进行判断。用识别组织损伤反应(如小胶质细胞、星形细胞增生,或出现其他的"反应"细胞,或反映树突、突触或轴突损伤的标志)的抗体的免疫组织化学法进行定量分析,能够发现脑组织的亚梗死性损害线索。就此而言,反应细胞的形态学改变(如小突胶质细胞的分支突起)远比其数目和密度重要。建立这些参数与神经影像学资料之间的联系很重要。对怀疑的缺血缺氧性脑病病例,检测小脑的浦肯野细胞非常重要,因其对缺血缺氧性损伤很敏感。

9. **混合的血管性和脑实质病变**　在老年人脑中,脑血管病和 AD 的病理改变常常并存。与 AD、路易体病或其他类型痴呆性疾病有关的病理改变及其程度都应详细地记载,这样才可能在一个特定的脑组织标本中对同病的程度进行正确分析。可采用 NACC、CERAR 及其他机构明确表述的标准进行分析。推荐将 Braak 分期用于所有病例。为了更进一步地估计 AD 的病变范围,可使用 β-淀粉样(Aβ)肽负荷分期。

(三) 提出的问题
神经病理学家应提供什么样的信息

在最后的尸检报告中,神经病理学家必须提供以下信息:①最终的诊断报告,它应能反映中枢神经系统中各种不同类型结构异常的相对意义,以及这些异常对导致神经变性性疾病的作用。②对所给病例的脑实质和血管病理改变作无偏倚的概括总结,而对这些发现的解释则交给别人。将所有包括的得分进行计算对估计这些病例的血管病变程度可能有用,有些研究机构正在开展这样的工作。

表3-1-6是为获取以上信息的推荐。

表3-1-6 要收集的VCI神经病理学特征的最小数据集

脑血管损伤
- 是缺血性还是出血性
- 是否主要为出血性损伤

动脉粥样硬化(底节、外周或脑膜)
- 评价:①底节动脉粥样硬化的严重程度(附照片);②对比Willis环的前后部;③左侧或右侧;④扩张,如是否有梭形动脉瘤及其严重程度;⑤主要动脉的狭窄程度(0～25%,26%～50%等);⑥是否有远端动脉(脑膜动脉)粥样硬化
- 评价方法:大动脉的组织学切片(代表性)

微血管病(小血管病)
- 测定:①通过半定量法(如使用模板)判断严重度;②炎症(淋巴细胞、巨噬细胞;非梗死性)的程度;③血管周围的含铁血黄素(代表陈旧性出血);④纤维样坏死或Charcot-Bouchard微动脉瘤
- 对动脉的评价较静脉重要。样本区应为CERAD加上前后部的白质。因此切片取自脑室周围白质和深部白质,两侧的大脑前-中动脉分水岭区域。这些区域也适合发现CAA

微血管病(CAA)
- 确定:①是局限性的还是弥散性的,是在脑膜还是在皮质,是小动脉性的还是毛细血管性的;②对个别血管病变的严重程度进行定量分析,如受累动脉数乘以切片数;③血管周围出血的证据(陈旧性的可以看见含铁血黄素);④CAA伴随的炎症和其他伴随的微血管病(如小动脉瘤形成或纤维样坏死)
- 判断方法:采用HE染色,最好是刚果红/硫黄素染色,用Aβ蛋白免疫组织化学法来描述血管周围神经炎特征

其他微血管病
- 是血管炎(不伴CAA的)、血管内淋巴瘤还是TPP相关等其他疾病
- 是否为家族性小血管病如CADASIL、CRV、HERNS中的一种

脑实质的异常(梗死)
- 测定:①梗死的大小、部位、时间(除了作为心血管疾病的信号,急性损害可能并不那么重要);②囊性的大小;③边缘带/分水岭(也可认为是小梗死);④腔隙性梗死(灰质深部、脑干和白质);⑤显微镜下的,即无法用肉眼看到;⑥片层状坏死;⑦海马损害(局灶的,多节段的还是弥散的);⑧筛状改变(情况)及部位(深部白质、皮质下结构皮质灰质)

主要的出血部分
- 测定:①脑实质大出血的重吸收;②出血的大小(如伴CAA的);③有明显出血的大面积梗死

白质脑病
- 测定:①是在白质深部还是在脑室周围;②是在深部白质的前部还是后部
- 评价:使用内部对照对切片,如中小脑脚,进行髓鞘染色(LFB染色法,K-B染色法)。还要确定半定量标尺(0～3+级)的度数,及其为弥散性还是多灶性的

海马损害
- 测定：①是局灶的微梗死或瘢痕，是弥散性或节段性（CA1，海马后脚）；②神经元缺失和星形胶质增生，是连续的损害表现，与严重的 AD 相区别；③血管性或变性性的解剖学特征
- 评价：海马及杏仁核的前后。由抗泛素切片可以看到更多损伤点

亚梗死或不完全缺血性损伤
- 测定：①疏松的程度；②星形胶质细胞和小胶质细胞增生程度；③皮质神经元的异常（固缩）与小脑浦肯野细胞对比。
- 评价：用反映损伤的一级抗体，如小胶质细胞、星形胶质细胞、轴突和树突的标志物等，进行免疫组织化学染色

混合性血管性-实质性（神经变性性）病变
- 测定：伴 AD、路易小体病及其他类型痴呆病理改变的程度
- 判断：采用 NACC、CERAD 和其他指南来判断伴血管性的类型

最终的诊断
- 提供：①脑实质和血管的病变的概括；②最终的系列诊断

五、实验模型

我们对于人体中血管功能障碍、脑损伤及认知改变（如 VCI）之间关系的认识还很局限。动物可用于建立引起脑功能障碍、破坏及 VCI 血管功能障碍的模型。动物模型具有研究特异的分子、细胞或系统情况参与血管及脑实质损伤机制的潜能，也有助于确定治疗的靶点。最后，动物模型可用来对新的治疗方法进行临床前评估，以指导人体试验及研究生物标志。在这一部分，我们着重提出几项围绕目前可供 VCI 研究的动物模型存在的关键问题，并对未来研究和动物模型研制提出推荐。

（一）目前哪些动物模型可用以研究 VCI 的病理生理机制

有一些实验模型可用于研究 VCI，然而这些实验模型的研制还远不同于研究急性缺血性脑损伤或 AD 的动物模型。这一缺陷也部分反映了目前对于人类 VCI 临床表现的定义及引起 VCI 临床表现的多种病因机制的不清楚。遗传和其他危险因素对血管因素引起认知损害的临床表现以及颅脑对于血管性疾病的反应都具有重大影响。这些问题均有待在下列所示的动物模型中予以深入研究。另外，在这些模型中，对于血管病理改变引起脑功能损伤并导致认知损害的机制的认识也很少，值得进一步探讨。

目前可用来研究 VCI 的模型包括啮齿类及灵长类动物。小鼠模型受人欢

迎的原因是可以操控特定的基因及适合进行更详尽的机制研究。灵长类动物模型没有被充分利用,但其具有重要的优势,如这些与人脑相似的灵长动物的大脑含有大量白质,这对研究白质受损与认知损害之间的相互关系特别重要。另外,灵长类动物模型中的疾病状态与人类的脑部疾病在功能与解剖上都更相近。已有报道发现,在老年的灵长类动物中可见到β淀粉样(Aβ)蛋白在微血管及老年斑内沉积,这与在AD患者中的发现相类似。现已研制了非常完善的血管损伤模型,它与人的局灶性缺血及慢性脑损伤的研究极具相关性,也可以指导在小型动物中开展类似的研究。在非人类的灵长类动物中进行研究的另一项优势是可以了解脑血管疾病对慢性神经行为的影响,这些模型动物的高级认知功能及行为与人类更为相近。

1. 脑淀粉样血管病(CAA)

现有模型:①过度表达引起AD的人的突变 *APP* 基因(如 *APPsw*)的转基因小鼠。这些小鼠过度产生野生型人Aβ蛋白,出现脑内斑块及CAA。②过度表达引起家族性CAA的人的突变 *APP* 基因(如 *APPDutch*、*APPDutch/Iowa*)的转基因小鼠。这些小鼠产生突变的Aβ蛋白。③松鼠猴、恒河猴、绒猴及其他动物。已知这些灵长类动物会发生年龄依赖性CAA与脑内斑块。

优势:啮齿类动物模型中表现出的病理改变与人类疾病中所观察到的相似,包括出血、Aβ蛋白、淀粉样物质周围的炎症、平滑肌细胞及血管周细胞变性、基底膜改变,以及软脑膜和穿通动脉周围的病变聚集。老年灵长类动物则显现出随年龄增长的Aβ蛋白沉积物的集聚、脑实质病理变化增多、血管改变及认知损害(但这些改变仅在一个选择出的物种亚组中进行了研究)。

不足:在某些转基因模型中 *APP* 的过度表达并不发生在人类,*Dutch* 或 *Dutch/Iowa* 突变型中突变的Aβ蛋白在大部分发生CAA的患者中也不存在。此外,至今仍未有强烈证据可证明人类有CAA相关的梗死出现,虽然这一问题尚未研究透彻。

未来发展方向/推荐:研制更多具有选择性血管性CAA而无脑内斑块的模型将对此领域有所帮助。同时,在动物模型中所发生的CAA若能在解剖分布上与人类相近,也将有所帮助。

2. CADASIL

现有模型:已研制出表达 *R90C* 或 R133C 位 *Notch3* 基因突变的转基因小鼠模型(Martin Dichgans,未发表数据,2006)。

优势：小鼠发生了与在人类疾病中所观察到的相似的血管病变及血管反应性问题。

不足：这些小鼠并没有出现缺血性改变。啮齿类动物的脑白质很少，限制了其与人类的可比性，后者会发生广泛的白质损害。

未来发展方向/推荐：需要在这些模型中进行详尽的行为学测试。对于利用脑切片观察白质功能及对损伤易感性的研究可能会提供有益信息。

3. 慢性少血(chronic oligemia)

现有模型：结扎大鼠或狒狒双侧颈动脉可引起持续前循环血流减少（即少血）及白质改变。

优势：可见白质改变及认知损害。

不足：在小鼠进行这一操作，技术困难，不像基因操控那样方便。

未来发展方向：双侧颈动脉弹簧圈可为另一有用的模型。还需要在小鼠及灵长类动物中研制其他的慢性少血模型。

4. 高血压性血管病

模型：①自发性高血压、卒中易感大鼠(SHR - SP)。当哺以含盐的西方饮食时，这些大鼠会出现自发的出血及缺血。②过度表达肾素-血管紧张素系统基因($R+/A+$)的小鼠。当给予一氧化氮合酶(NOS)抑制剂 L-硝基精氨酸甲酯(L-NAME)及高盐饮食时，这些小鼠会发生与人病理改变相似的脑干及其他部位的微出血。③灵长类动物胸主动脉缩窄，可产生脑白质和皮质损害。

优势：SHR - SP 大鼠：出现与人类相似的自发性脑出血及出血、缺血的病理表现。予以 NOS 抑制剂和高盐饮食的 $R+/A+$ 小鼠：可见与人类出血部位相似的自发出血。灵长类动物胸主动脉缩窄：与人类高血压引起的白质病变相关，但认知功能未曾评估。

不足：SHR - SP 大鼠：大鼠不及小鼠适于遗传研究。这些大鼠发生高血压和卒中的基因及细胞机制仍不清楚，病变发生的时间也无法预计。以 NOS 抑制剂及特殊饮食处理的 $R+/A+$ 小鼠：该模型需要进一步确认，其病灶较小，且需要多重操作，对机制的研究较为困难。同时，这种小鼠已是双重转基因产物，使得进一步进行基因操控的难度增大。

未来发展方向/推荐：对这些模型的行为研究有价值。需要进一步证实和研制啮齿类及灵长类动物的高血压性血管病变模型。对已有的灵长类动物高血压模型进行脑血管和行为研究很有益。需要进一步了解主动脉缩窄及其他灵长类动物高血压模型。

5. 老龄动物模型

模型:在许多物种中,增龄均伴随脑部血管和脑实质结构与功能的改变,特别是影响了白质和灰质。该过程在一些哺乳动物(如狗、灵长类、人类)中的表现即为淀粉样物质在脑组织与脑内小动脉中的沉积。老龄的小鼠、恒河猴、长尾黑颚猴及松树猴的脑组织中会出现弥漫性神经炎性的含有 Aβ 蛋白的斑块,其中恒河猴及松树猴会发生 CAA。这些都适于研究 VCI 中认知改变与淀粉样物质沉积的相关性。在啮齿类动物,有证据证明老化加速的小鼠(SAMP-8 小鼠)存在衰老加速,包括脑室旁白质内血管内皮细胞可见的损害及血脑屏障异常。大鼠及小鼠的老化模型都是有用的,特别是具有老化加速、血管功能障碍及认知损害的转基因模型。

优势:在某些老龄的灵长类种群中观察到的淀粉样斑块与人类 AD 的淀粉样斑块十分相似。这些动物体型较大,适合开展临床相关性研究。此外,灵长类动物拥有大量的脑白质。

不足:啮齿类动物的脑白质太少。

未来发展方向/建议:推荐对在正常老化过程发生年龄相关性脑实质及血管中淀粉样物质沉积的动物开展进一步的研究。同时,推荐开展关于这些改变对神经血管单元及 VCI 影响的研究。

6. 离体模型

模型:脑白质损害是人类 VCI 的一个突出特征。但是在低白-灰质比的小型动物中进行白质损害的研究显得相当困难。离体材料,如新鲜分离的视神经、胼胝体切片及新鲜分离的后索,是研究白质损害有效和成熟的模型。这些研究特别适合进一步分析白质细胞损害时的离子及分子改变。这种方法可方便用来发现由遗传和危险因素等引起的白质内在的易损性改变。从患者组织中分离出来的血管可用来验证从动物模型及人体中总结出来的假说。

优势:检查分离组织的神经及血管元素的特质可对发生 VCI 的细胞机制提供重要信息。

不足:利用分离出的白质材料总结出的结论有局限性,原因是丧失了正常的联系及缺乏在 VCI 中起重要作用的血管因素的相互作用。

未来发展方向/推荐:推荐利用离体材料进行进一步的研究,包括使用中枢神经系统不同白质区域的切片来研究白质损害的细胞机制及其对 VCI 的作用。

（二）可能与 VCI 最具相关性的在动物模型中使用的认知测查是什么

为了控制可能对认知功能有影响的系统性因素，对每个模型进行成套测试是非常关键的，应包括全面的体格检查及基本的神经功能检查。需要制订一套标准化的测试来评估感觉/运动功能、学习和记忆力以及社会和情感功能。以水中和陆地为基础的学习和记忆力测试都是有用的。重要的是不应把每项行为测试都与人类的相关能力等同起来。关于适合对小鼠进行的测试，请参照 Crawley 的著作。

对灵长类动物而言，可用的测试包括对共时事物辨别、视空间配对关联学习、空间记忆力、执行功能及始动性评分。

（三）从动物模型中可总结出哪些原则

动物模型为研究单个危险因素在 VCI 发展中所起的作用提供了独特的机会，这些危险因素包括特定的基因、高血压或糖尿病等慢性疾病状态。由于这些因素可在动物模型中独立控制，研究者可在其单独、联合或彼此存在相互作用的情况下对其影响力进行评估。为此，一项关键的步骤是使啮齿类动物株同时具备血管性和 AD 的危险因素（由 *Notch3* 及 *APP* 突变来检查），因为这些动物株或许最能代表在人类中可能是最常见的血管及 AD 复合病变。例如，这些模型可用来研究引起白质细胞损害的基本机制，以及脑白质对于缺血性损害易感性的区域性差异。

动物模型对转化研究很有价值，可用于发现新的生物标志；影像技术以及可能无偏倚的基因组学和蛋白质组学技术都是有待开发的重要领域。最后，这些模型可为未来新的治疗方法提供临床前测试。

六、生物标志物

如果血和脑脊液（CSF）中存在能精确区分血管源性与 AD 导致的认知损害的生物标志物，则可用来改善 VCI 的诊断。但是 VCI 的异质性和有突出 AD 症状的患者普遍存在血管组分，则妨碍了这个目标的实现。已发现一些检测性和排除性的生物标志物，其中 CSF 中的标志物比血中的标志物在区分各种认知损害中更成功。CSF 中的候选标志物包括：①血清白蛋白比率，反映颅内小血管血脑屏障的破坏程度；②硫酸脑苷脂，反映白质的脱髓鞘；③神经微丝，反映轴突变性；④基质金属蛋白酶（MMP），反映脑血管病相关的细胞外基质变化。虽然这些标志物对 VCI 诊断的特异性不高，但单独或联合运用能增加诊断的肯定性。另一方面，VCI 患者的 CSF 中没有升高的 tau 蛋白和磷酸化的 tau 蛋白,而其可用来识别 AD 患者。

（一）CSF 中的生物标志物

1. **白蛋白**　CSF 中的白蛋白指数可作为血脑屏障破坏的证据。VCI 患者 CSF 中的白蛋白增加,推测肝脏生成的白蛋白可漏过血脑屏障。这种血脑屏障的漏出在皮质下缺血性血管性痴呆（SIVD）中尤为明显。CSF 中的白蛋白显然来自血。先前的一项小型研究尝试以二乙烯二胺五乙酸钆（gadolinium-diethylenetriaminepentaacetic acid）来显示血脑屏障的异常未获成功,该研究未区分 VCI 患者类型。而另一项研究发现糖尿病患者,特别是 MRI 上显示有白质高信号的患者,存在明显增强,致使研究者假设 VCI 患者存在血脑屏障漏。虽然已很清楚 VCI 患者 CSF 中的白蛋白增加,但血脑屏障在其中的作用则需进一步研究。

2. **硫酸脑苷脂**　硫酸脑苷脂是一种聚积于髓鞘的神经鞘糖脂,被认为是活动性脱髓鞘的标志物。两项研究发现 SIVD 患者 CSF 中硫酸脑苷脂水平升高。

3. **神经微丝**　神经微丝是种细胞骨架成分,主要集中于大的有髓鞘轴突内,它由 3 个不同分子量的蛋白质组成,现已能检测 CSF 中的神经微丝轻链亚基（NFL）。SIVD 患者 CSF - NFL 浓度明显升高,且与患者白质病变相关。在没有血管病征象的纯 AD 患者中,CSF - NFL 是正常的。这些发现提示 SIVD 患者的 NFL 增加反映的不是 AD 的病理,而是 VCI 特征的轴突破坏。

4. **基质金属蛋白酶**　在包括脑血管病在内的神经炎性情况下,在动物和人脑组织中发现基质金属蛋白酶（MMP）。这些酶能破坏血管基底膜和紧密连接,导致血脑屏障开放。MMP 攻击髓鞘可能导致 SIVD 和 Binswanger 患者中的脱髓鞘。CSF 中测到的 MMP 的来源存在争议。MMP 由血液循环中的白细胞产生,包括中性粒细胞和淋巴细胞,它们能在炎症时侵入脑部。同时多数脑细胞也产生 MMP。以相应 CSF 与血浆的白蛋白比例为对照,MMP9 指数显示多发性硬化患者的 MMP9 由脑内生成。

（二）对临床医师的推荐

目前仅 CSF 白蛋白指数是唯一的临床检查。它通常在 VCI 患者中升高,但是无特异性,与 AD 有重叠,血中没有生物标志物。tau 蛋白和磷酸化 tau 蛋白是排除性标志物,它在 AD 患者的 CSF 中升高,而在 VCI 患者中不高。

（三）对研究者的推荐

硫酸脑苷脂、神经微丝和 MMP 有望帮助 VCI 的诊断,前两者反映白质的破坏,后者反映血管病中的炎症。

随着诊断正确性的提高和在亚组分型上取得的共识,这些检测的效度将得到确认。提高 AD 的诊断能更好地区分 AD 和 VCI。大量存在并不断增长的 AD 合并 CVD 的患者对于研究者来说是个挑战。

七、遗传学

有关 VCI 的遗传学研究长期关注于卒中和卒中的间接表型,如 MRI 的白质高信号和颈动脉病变,专门关于 VCI 的遗传学研究则很少。正如最近一篇综述指出的那样,决定 VCI 的遗传决定因素既包括了已知的与卒中及认知损害相关的血管病的影响基因(如高血压和颈动脉病变),也包括了影响大脑对血管病反应的基因(如涉及缺血耐受和神经元可塑性的基因)。该综述概括了发现这两大类基因的策略。下面的讨论将主要关注寻找这两类基因有关的一般性问题。

(一) 与 VCI 相关的单基因病

一些已知基因缺陷的单基因遗传病与 VCI 相关。如在下列情况,VCI 是重要的临床问题(相关基因列于括号内):CADASIL(*Notch3*)、遗传性 CAA 变异型(*APP*、*Cystatin C* 和其他基因)、镰状红细胞病(*Hbb* 和其他血红蛋白基因),Fabry 病(*GLA*)、同型高胱氨酸尿症(*CBS* 和其他基因)。由于这些单基因病患者人群有相同的血管病病理,部分排除了普通人群的病因异质性,因而有助于 VCI 的研究。

VCI 也是几种罕见的常染色体显性或隐性遗传的血管病的表型之一,但相应的基因突变还不明。这包括 CARASIL、CRV 和 HERNS。这些疾病的部分基因已被定位于特定的染色体区域,但具体的基因缺陷还有待明确。这些发现有助于我们对 VCI 病因机制的理解。

(二) VCI 的遗传危险因素

可通过连锁分析和相关性研究识别 VCI 的遗传危险因素。有关的一般性原则和围绕卒中相关研究的方法学问题已被最近的一些综述所涵盖。VCI 的遗传性危险因素研究面临特殊挑战,关键问题如下。

1. 界定目标表型　理想的表型应该:①有生物学意义。②可定量。③易获得。④可在群体研究中获得。应进一步考虑到研究人群的变异。显然认知功能具备完成日常生活的能力是 VCI 研究最关注的表型,相应的测查方法已在本文的临床评估和流行病学与神经心理学部分做了推荐。然而,基因研究可能不是以认知功能或功能障碍为目标表型,而是能反映血管病或与认知损害相关的中间表型,如白质高信号、网膜血管变化、颅内出血(可能包括微出血)和作为中枢神经系统内 Aβ 蛋白标志的匹兹堡复合物 B(PiB)。

2. 表型评估方案　方案需要在各中心间获得效度证实和应用(见下文)。方案还应能促进更进一步的、不是非理性(或不切实际)的大样本研究成为可能。

3. 恰当对照的选择　发现假的相关性的主要根源是人群分层不同。研究组和对照组应该在人种上匹配,并来自同一对象人群。详细的表型确定可以选择出"高于正常"的对照:如可选择出有"极好认知功能"者或"完全无白质损害"者。然而更有效的方法是将对照的表型确定方案限制于几个基本项目内。此外,如果能控制已知的危险因素对认知损害的影响,基因相关性研究中应该包括 ApoE 基因型。

4. 候选基因和候选基因区域的选择　基因组范围的相关性研究,在技术上是可行的,但依然昂贵和需要巨大的样本量。目前开展基因组范围的 VCI 相关性研究并不现实,这种情况可能因技术的改进而改变。

5. 独立样本的复制　任何在一个独立的病例和对照组研究中获得的新的相关性发现都应该被确认。可能在人群间存在相关顺序变异性、单倍体及相关强度的不同。无论如何,在独立人群中的重复是必要的。

因为表型复杂,VCI 基因相关性研究需要特别大的样本量(可能需要数千人)和多中心的协作努力。应该建立表型正常者的 DNA 库和无限增殖细胞系(就像卒中和帕金森病那样)。最后,应该在 VCI 的大型临床治疗研究中尝试附加遗传学研究。

八、临床试验

尽管认知功能的测查可以量化脑功能的一些最重要方面,但以往的脑血管疾病临床试验并不包括认知测查。如在卒中的临床试验中,最关注的是运动功能或日常生活能力。很显然,卒中同样会影响执行功能及其他认知功能,从而降低生活质量。而且,虽然认知功能并非完全独立于运动、感觉和自主神经功能,但可以出现认知功能严重受损,而其他损害则相对较轻。

临床试验中缺少认知功能的结局观察并非研究者对其缺乏兴趣,而是专家对选择有效和恰当的测查方法未能达成一致性意见。在本标准的神经心理学部分提出的 5 分钟、30 分钟及 60 分钟认知功能成套测查方案,就体现了在此领域的主要进步。如果临床研究者允许将这些测查纳入他们的研究方案中，那么就可以建立一个比较不同研究的共同基础。此外，在评审研究基金时重要的一个问题是决定选择哪一种认知测查。由于缺乏选择的共识及对提出的特殊测查的质疑，评审者们有时对在其他方面设计很好或重要的试验的开展显得迟疑。可喜的是，研究者们将接受推荐的测查方案作为最低标准。累积一定经验后，这套标准将会依据实际情况而予以修改及完善。

认知功能测查在临床试验中有 3 个作用：①通过测查选择受试者；②作为主要或次要终点事件的评定手段；③决定不良事件。鉴于时间及费用是临床试验主要的考虑因素，所以不可能开展完整的神经心理学测查。许多神经心理学家常常谈及做完一次彻底的测查需花费数小时。而在临床试验中，往往只有几分钟时间，最多只有 5~10 分钟。况且，测查也不可能全由神经心理学家完成，受过培训的协助者及护士将替代他们完成此项工作。因此，测查的可信度将难以保证，且测查结果的许多变异都需引起重视。

对神经心理学中详细阐述的测查方法的另一种选择是使用一个高度敏感的测查方法。这样，在临床试验中，研究者可以快速检查出潜在的认知损害者。有不少认知功能测查适合作为临床试验中的单个测查，而对不同脑功能最敏感的测查是对执行功能的限时测查，其中包括 TMT 及 DSST，这些测查都包含在神经心理学成套测查方案中。如果时间允许，这些限时的测查可以与主要反映记忆功能的 5 分钟测查方案相结合。尽管这些测查单独使用对单个病因没有特异性，但对与多种临床综合征相关的细小却有意义的变化很敏感。在此，列举一下他们在临床试验中的潜在价值。

（一）连线测查（TMT）

这是一个反映扫描、视觉运动跟踪、不同注意及认知灵活性的测查，操作起来方便而简单。它是一个通用的工具，可以方便地复制而不需担心受罚或支付费用。该测查对认知功能损害有高度敏感性，原因是它是限时检查，而且要求包括视知觉、精神运动及执行功能等多个功能域的完整。它对包括冠状动脉分流术、创伤性脑损伤及帕金森病等有潜在认知损害的状态也很敏感。Rapp 和 Reischies 近来发现将 TMT 的得分结合其他执行功能的测查，可在当前无痴呆的老年人群中分出将演变为 AD 者和不会演变者。在 VCI 的范围内，高血压合并广泛脑白质病变者的 TMT 得分低于有高血压而无广泛脑白质病变者或脑干腔隙性梗死者。Hochstenbach 等在一组住康复院的卒中患者中发现 TMT B 得分差与生活质量感受差有关。O'Sullivan 等发现 TMT

和 DSST 可以成功地从年龄和受教育程度配对的人群中区分出有脑小血管病变者。

(二) 数字符号替换测查(DSST)

DSST 始终被认为是韦氏量表的一部分且对脑损害非常敏感,它对痴呆前的认知损害敏感,并在痴呆发生后得分迅速下降。它还被发现对高血压控制及有氧运动的认知改善作用敏感。在参加 CHS 的老年人群中,DSST 得分与脑白质病变分级评分呈负相关,而在一个较小的临床研究中则对脑的小血管病变敏感。近来对社区动脉粥样硬化风险(ARIC)队列人群的研究发现,在认知功能评定时无卒中或冠心病史的中年人群中,DSST 基线得分低者预示着发生包括卒中的心血管疾病。

值得注意的是,尽管 TMT 和 DSST 有着高度的敏感性,但它们均不能用来区分 VCI 与 AD 或其他影响认知功能的各种情况。因此,这些测查均不能单独用以确定患者是否符合 VCI 的临床试验资格,而应与影像学及危险因素的评估相结合。

九、结语

与其他多数报告意味着结束不同,本推荐则代表着一个开始。由于现实原因,参与者大多来自北美,推荐标准也主要参照英文文献。本研讨会的特点是将各个不同领域的专家集中在一起,达到建立一个共同标准的目的。经过研讨会的热烈讨论及之后参会者间的广泛交流,最终制订了本推荐。该推荐标准代表了专家的意见,自然会受到专家个人观念及相关经验的影响。因此这个共识的出版是对辩论、研究及验证的一个公开邀请。必须开展在不同条件、不同语言及不同文化背景下对推荐的验证研究,还要对推荐进行定期的再评估。而且,如果被标准化了的、有明确分类的数据收集被广泛使用,就可构成临时标准的基础,然后可被用来测查、验证及改进。临床表型的定义可以为一种新的动物模型提供灵感,这种动物模型能更好地代表导致认知损害或痴呆的人类脑血管疾病状态。

我们对血管与变性性因素之间复杂的相互关系的认识仍处于不断发现但尚未达到真正认识的困惑状态。本文件标志着整合和重视一个共同方法的早期努力,当然不可避免地会有些忽略和值得争论的焦点,甚至是彻底的错误,我们鼓励读者予以纠正。

解读与评论

这是一篇开创性的共识,卒中和痴呆都是常见病,VCI 也是常见病,但常用的卒中量表并不评价认知功能,而痴呆的诊断标准则集中在认知损害的晚期阶段,且在很大程度上偏向 AD 的诊断。尚缺乏普遍公认的标准用于识别和描述 VCI,尤其是在早期阶段。该共识推荐了最低限度的常用的临床和研究标准,一个统一标准的制定代表着使用、确认和改进过程走出了第一步。使用相同的标准将有助于在认知功能损害的早期阶段识别患者,使不同的研究具有可比性,并且通过整合知识来加速研究进展。

实践已经证明,这个方案是切实可行的,极大地促进了 VCI 的研究。要注意的问题包括以下几个方面。

(1) 神经心理测验的分级设计,在国内很容易被接受,因为大部分单位没有人力财力给每个卒中患者做 60 分钟评估,像 MoCA 这样 15 分钟左右的评估广受欢迎。但在许多欧美专家看来,筛查量表是不够的,他们主张不管是临床还是科研应用,都须采用 60 分钟测验,所以,我们在国际交流或发表高质量研究论文时,应该尽可能完成 60 分钟评估。

(2) 神经影像学技术的发展非常神速,在本共识中,推荐了 3D - T1 加权像、T2 加权像、FLAIR 和梯度回波序列。近几年广泛应用的还有动脉自旋标记(ASL)、功能性磁共振成像(fMRI)、弥散张量成像(DTI)和磁敏感加权成像(SWI)等影像技术,有助于提高对脑低灌注、神经网络损伤和微出血等 VCI 血管性脑损伤早期识别的敏感性和特异性,便于轻度 VCI 的适当细分。PET 可显示脑葡萄糖的代谢以及淀粉样蛋白和 tau 蛋白的积累,这对于混合型认知损害的诊断非常有意义。结构影像和功能影像技术的融合用于显示血管性脑损伤对认知损害的影响,有利于对 VCI 亚型进行更精确的诊断和防治。所以,本共识推荐的影像学检查已经不是最先进的。

(3) VCI 的遗传危险因素:关键问题有界定目标表型、表型评估、恰当对照的选择、候选基因和候选基因区域的选择。笔者常常收到国外同道发来邮件邀请参加国际多中心的 VCI 遗传学研究,限于国家的遗传基因保护政策,没有参加相关研究。国内的 VCI 患者众多,建议多个或几十个卒中中心联合起来开展这个工作是很有必要的。

共识二
血管性认知损害和痴呆的科学声明
（AHA 和 ASA）

原载：Stroke. 2011 September；42(9)：2672 - 2713.

一、绪论

　　随着人们寿命的延长，认知损害所带来的负担日渐加重。虽然在老年人中 AD 是最常被诊断的引起认知损害的原因，但血管疾病，包括亚临床脑损伤、静止性脑梗死和临床卒中，也是独立导致或与其他因素共同作用引起认知损害的重要原因。由于疾病分类、诊断标准和测量方法等方面的问题，所以解释相关文献面临重大挑战，但是 VCI 和痴呆的话题非常重要，仍有必要进行详细的回顾和总结。

　　本文旨在对 VCI 和痴呆相关的证据进行全面回顾。本文也可为临床医师进行 VCI 和痴呆的预防和治疗提供全面指导。写作组成员由写作组副主席根据相关领域的研究工作情况提名，并由美国心脏协会卒中理事会科学指南监督小组、流行病学和疾病预防协会、文稿监督委员会批准。写作组进行了系统的文献回顾(涵盖了 1990 年至 2010 年 5 月 1 日的文献)，分析了已出版的指南、个人著作、专家意见等资料以总结现有证据，并指出现存知识体系中的空白，如果情况允许，则根据美国心脏协会(AHA)的分级标准(表 3 - 2 - 1)提出推荐意见。所有写作组成员均有权利对推荐意见进行评议，本文最终版本取得了写作组全体成员的一致认可。经 AHA、美国卒中协会(ASA)领导小组、流行病学和疾病预防协会和科学综述监督委员会审议后，本文由 AHA 科学声明协作委员会通过。

　　另外，为了收集相关的临床试验数据，写作组在 Cochrane 临床试验回顾、护理学和相关卫生学文献累积索引、AMED 虚拟图书馆、PubMed 和

Medline 等数据库中检索了血管性认知功能、损害、痴呆这几个关键词。检索文章标题则用上述检索词分别与治疗和特殊治疗进行联合检索。对既往发布的相关指南和专题会议的记录也进行了回顾，并检索国立卫生研究院全国补充和替代医学网、美国医师协会的医生信息和教育资源（PIER）系统和 Elsevier 医学全文数据库，以收集认知损害的非药物治疗的相关证据。

部分文献是基于相关领域的专家意见发表的，所以可能存在偏倚，但写作组在评估临床试验信息时则严格遵照检索策略和相应标准进行。

在发达国家，65 岁及以上人群痴呆的患病率是 5%～10%，随着增龄而增加，AD 患病率每 4.3 年翻一番，而 VaD 的患病率每 5.3 年翻一番。VCI 也与年龄显著相关。国际 AD 组织的最新报告显示在低收入和中等收入国家，越富裕的国家，痴呆的患病率越高，但仍与年龄密切相关。痴呆的发病率在不同群体也各不相同，且和年龄相关。AD 和 VaD 的年龄标化率分别为：19.2/一千人年和 14.6/一千人年。

影响 AD 和 VaD 发病率和患病率的一个重要因素是诊断标准。既往大多数研究使用 VaD 或多发脑梗死性痴呆（MID）的概念，而现在则引入了"VCI"一词以涵盖从轻度认知损害到痴呆的完整疾病谱。随着诊断标准的扩展，发病率和患病率随之增高。对疾病社会负担的深入认识，迫使我们尽早识别、预防和治疗有症状的和无症状的血管性脑损伤。"VCI"一词涵盖了从前驱症状［血管性认知损害，非痴呆（VCIND）］到明确的认知损害，VaD；同时"VCI"也包括了病理学水平从"单纯"AD 到合并血管性疾病的混合型认知损害，直到"单纯"的 VaD 的完整疾病谱。重要的是，基于专家共识已经提出了影像学、认知功能和病理学层面的评估标准。

除了上文提到的阈值问题，目前存在多种 VCI 和 VaD 的诊断标准。例如，Hachinski 标准由于较宽泛，所以诊断 VaD 的患者数量相当多，但 NINDS-AIREN 的诊断标准相对严格，据此得出的患病率数据则相对较低。另一个影响发病率估计值的重要因素是神经影像学在诊断标准中的比重。近来许多诊断标准将神经影像学纳入其中，这将对统计数据产生很大影响。另一个复杂的问题在于多种潜在的病理生理机制的共同作用。有的研究认为多种病理生理机制的共同作用，包括由 AD 和血管因素引起的退行性改变是老年人认知损害的最常见原因。

最新发布的第五版精神障碍诊断和统计手册(www.dsm5.org)可能使用另一组和痴呆相近的概念,如严重神经认知损害。过去的"轻度认知损害"(即痴呆前的有症状阶段)可能被"轻度神经认知损害"所替代。记忆丧失是 AD 的一个重要特征,但对于诊断轻度和严重神经认知损害并不是必须的,因为任何认知域功能损害,包括执行功能损害就足以诊断神经认知损害。然而,该标准在临床实践中的应用情况仍有待验证。

同时,人群 MRI 研究结果表明老年人中无症状小血管疾病的患病率较高(23%存在静止性腔隙灶和 95%可见高信号影),且与卒中和痴呆的风险增高相关。尸检也发现 AD 和血管疾病联合作用导致痴呆的频率很高,正如前文所述。

在病理学水平,对导致认知损害的各种类型血管病变的作用仍有争议,包括过去使用的概念 MID、大面积皮质梗死、腔隙性脑梗死、皮质下白质病变、皮质下梗死,或者这些病变并存。更进一步地说,血管性病变可以降低出现 AD 临床表现的阈值。最后,有病理学和临床证据表明在 AD 和 VCI 患者中胆碱能系统功能减退,胆碱能受体阻断剂用于这两组疾病的临床试验已经展开。

为了系统了解、诊断、预防和治疗血管疾病引起的认知损害,虽然目前情况很复杂,但了解现状非常重要。本文涵盖了对以下领域的认识现状:AD 和 VCI 的定义、VCI 的病理生理机制、探索血管因素对认知功能影响的神经病理学机制面对的挑战、神经影像学的典型表现和病程,另外,还讨论了中年期和老年期的危险因素和相关的临床试验。最后,对 VCI 的预防和治疗提出了推荐意见,指出了未来研究的方向。

在本文中,我们更倾向于使用"VCI"(完整的定义见下文)一词来展示与临床卒中、血管性脑损伤或亚临床疾病相关的认知损害的完整谱系,涵盖从临床表现最轻微的到最严重的认知损害表现。最严重的 VCI 就是既往所提到的 VaD。但请读者务必注意:卒中或脑血管疾病引起的认知损害的定义随着认识的发展是不断变化的,在本文的不同章节,为了讨论相关内容,将继续沿用 VaD、MID、卒中后痴呆等概念,从而与原始引文保持一致。

表 3-2-1 推荐级别和证据水平(AHA)

	特定治疗的效果			
推荐治疗分级	Ⅰ类,收益≫≫风险应进行该操作或治疗	Ⅱa类,收益≫风险需要进一步进行专门的研究,进行该操作或治疗是合理的	Ⅱb类,收益≥风险需要进一步进行专门的大样本研究,新的注册研究证据也是需要的,进行该操作或治疗可能是合理的	Ⅱ类,无益的(该操作/治疗是无益的或未证实有收益)或Ⅲ类,有害的(该操作/治疗对患者有害或花费很大,但对患者无益或有害)
特定治疗效果出现的可能性	A级已评估大样本人群*,数据来自多项随机对照试验或meta分析	建议该操作或治疗是有用的/有效的,有多项随机对照研究或meta分析证据	建议倾向于认为该操作或治疗是有用的/有效的,多项随机对照研究或meta分析得出了不一致的结论	建议该操作/治疗的作用/效果尚未完全确定,多项随机对照研究或meta分析的结论很不一致	该操作或治疗是无用的/无效的且可能是有害的,多项随机对照研究或meta分析的充分证据
	B级已评估有限人群*,数据来自一项随机研究或多项非随机研究	建议该操作或治疗是有用的/有效的,有一项随机研究或多项非随机研究证据	建议倾向于认为该操作或治疗是有用的/有效的,一项随机研究或多项非随机研究得出了不一致的结论	建议该操作/治疗的作用/效果尚未完全确定,一项随机研究或多项非随机研究得出了很不一致的结论	该操作或治疗是无用的/无效的且可能是有害的,一项随机研究或多项非随机研究证据
	C级已评估很有限的人群*,仅为专家意见、病例研究结论或医疗标准	建议该操作或治疗是有用的/有效的,仅为专家意见、病例研究结论或医疗标准	建议倾向于认为该操作或治疗是有用的/有效的,专家意见、病例研究结论或医疗标准存在不一致之处	该操作/治疗的作用/效果尚未完全确定,专家意见、病例研究结论或医疗标准有一定分歧	该操作或治疗是无用的/无效的且可能是有害的,仅有专家意见、病例研究结论或医疗标准支持

续表

特定治疗的效果				
所提出建议的措辞[†]	应该采取,建议采取,有指征的,有用、有效或有益的	是合理的,很可能是有用的/有效的/有益的,很可能是有指征的	或许可以考虑,有可能是合理的,该操作/治疗的作用/效果不明确的/不确定的	Ⅲ类-无益的:该操作/治疗是不被推荐的,无指征的,无益的或无效的Ⅲ类-有害的:该操作/治疗是潜在有害的,由于可能导致严重并发症或死亡是不应进行的
关于效果比较建议的措辞[†]	和B级推荐治疗相比优先选择A级推荐治疗	和B级推荐治疗相比A级推荐治疗很可能是更有指征的,A级推荐治疗很可能优于B级推荐治疗		

注:B级或C级推荐并不表示该推荐强度较弱。指南中涉及的许多重要的临床问题没有相关的临床试验。尽管缺乏临床试验证据,但对于一些临床问题可能存在明确的共识,认为某种检测方法或治疗措施是有用的或有效的。

 * 可用的数据来自于关于特定治疗/操作对不同亚组人群(如不同性别、年龄、糖尿病病史、心肌梗死病史、心力衰竭病史和应用阿司匹林病史等)效果的临床研究或注册研究。

 [†]根据效果比较研究(仅指Ⅰ类和Ⅱa类建议,A级和B级证据)做出的关于效果比较的结论将直接列出参加比较的治疗技术。

二、AD 和 VCI 的定义

(一)定义的演进

脑血管病危险因素及其临床表现相关的认知损害的定义已经发生了很大变化,而痴呆定义的变化更大。大约30年前,MID被用于描述多发卒中后的痴呆,也用于描述初次卒中后的认知损害。最近"VaD"一词被广泛应用,不考虑脑血管疾病的发病机制——缺血性疾病或出血性疾病,单发或多发性卒中所致的认知损害均采用此概念。

由于脑血管疾病也可影响多种认知功能从而引起MCI,一些学者提议采用血管性轻度认知损害（VaMCI）这一概念。VaMCI 即血管性因素所致的 MCI，用于包涵从正常到 AD 的转化过程。而 VCI 则进一步包括了脑血管疾病相关的不同程度的认知损害，从痴呆到 MCI。简而言之，VCI 是一种综合征，这种综合征有临床卒中或亚临床血管性脑损伤的证据，且认知损害至少累及一种认知功能。最严重的 VCI 就是 VaD。

（二）VaD 的诊断标准

VaD 的诊断标准非常重要，不仅作为临床医师的诊断工具，也用于人群研究中以确定发病率和患病率，识别相关危险因素和建立同质的队列以进行药物试验。精神障碍诊断和统计手册和国际疾病分类标准均提供了 VaD 的诊断标准以进行疾病管理和动态观察。美国国立神经系统疾病和卒中研究所与瑞士神经科学研究国际协会（NINDS‐AIREN）和美国加利福尼亚 AD 诊断治疗中心（ADDTC）的 VaD 诊断标准则在相关研究中被采用以识别 VaD 的特有症状和体征。最近还提出了识别皮质下 VaD 综合征的标准。

至今为止，所有血管疾病所致的认知损害的诊断均基于以下两方面：由神经心理测试检出的认知损害（痴呆或 VaMCI）和由神经影像学发现的与认知损害相关的卒中或血管疾病病史。然而，对于这两方面的识别标准却有很大的差异。我们提出了临床可行的痴呆和 VaMCI 分类方法（表 3‐2‐2），并建议采用"VCI"一词来描述所有脑血管疾病相关的认知损害，而不考虑脑血管病的发病机制（如心源性栓塞、动脉粥样硬化、缺血性卒中、出血性卒中或遗传性疾病所致的卒中）。

VaD 的所有诊断标准对痴呆都有不同的定义，这使得相关研究的可靠性受到质疑。基于记忆障碍诊断痴呆的标准来源于 AD，但该标准对于脑血管病引起的痴呆并不适用，因为脑血管病较少累及记忆相关结构（如颞叶内侧、丘脑），从而患者记忆功能相对完整。所以，记忆障碍并非诊断 VCI 或 VaD 所必需。

诊断 VaD 的另一个重点是确定脑血管疾病与认知症状的关系。为了准确诊断 VaD，需要通过神经影像学来识别皮质或皮质下梗死或其他卒中病灶，且这些病灶与临床认知症状相关。同时，考虑 VCI 相关的脑血管病的潜在病因（心源性或血管源性）对于识别特定的临床‐病理相关关系也有一定意义。虽然一些学者认为认知症状应在卒中后 3 个月内出现，但事实并非总是如此，认知症状可能在卒中发生 3 个月以后才出现。另外，部分 VCI 患者既往没有临床卒中史，且严重脑血管疾病只能通过神经影像学来证明。最后，白质病变

(WML)或脑白质疏松(有学者认为是小血管闭塞所致的脑白质密度降低)对于诊断 CADASIL(见于相对年轻人群的一种遗传性 VaD)也非常重要。但流行病学研究显示,WML 也可见于老年人或 AD 患者。因此,虽然在老年人中 WML 的诊断价值较小,但它是年轻的继发于脑血管病认知损害患者唯一的神经影像学表现。例如,伴或不伴脑梗死的 WML 与自身免疫病(如系统性红斑狼疮、舍格伦病)患者的认知损害和神经心理疾病相关。

(三) VaD 的异质性

老年 VaD 患者可合并多种影响认知功能的脑和全身性疾病,尤其是 AD。因此,通常很难确定认知损害是由血管因素或潜在的 AD 独立引起。一些研究发现,AD 合并脑血管病的患者,AD 病理学改变较轻时即出现痴呆表现。这种 AD 和脑血管病病理学上的协同作用可能解释颞叶内侧萎缩(推测可能由 AD 引起)患者与不伴颞叶内侧萎缩患者相比,卒中后痴呆风险增加的现象,因为海马萎缩也可由血管因素引起。这是临床诊断 VaD 的最大难点,因为 AD 的临床表现可在卒中后才出现,而有 AD 症状的患者在病程中也可发生卒中。本指南建议使用"很可能"一词来描述比较明确的 VaD,而当诊断不能完全确定或伴有可导致认知损害的其他疾病时用"有可能"一词。

下文中,我们将话题从 VaD 转移至认知损害程度不严重的 VCI。

(四) 轻度 VCI

遗忘型 MCI 一直被用于描述有 AD 风险的患者。虽然最初遗忘型 MCI 仅指 AD 的遗忘型,但进一步研究发现这些患者同时存在多个认知域的功能障碍。因此,现在 MCI 的内涵更丰富,包括了遗忘型 MCI 和遗忘型 MCI 合并其他认知障碍、非遗忘型单一认知域功能障碍和非遗忘型多认知域功能障碍。由于流行病学研究发现病理学存在皮质下血管病变的患者存在执行功能障碍,所以建议"VaMCI"一词仅用于特指有执行功能障碍而记忆功能正常的患者。然而,临床研究显示 VaMCI 患者也可表现出广泛的认知损害,也可能同时存在记忆损害。这些定义目前主要用于研究但也可在临床中用于疾病的初步分类。

(五) VaMCI 的可逆性

一些研究发现部分 MCI 患者的认知功能可以恢复正常。这些患者往往合并多种疾病(如抑郁、心衰、自身免疫系统紊乱),无论是否给予特定治疗,这些疾病可以自行好转。

无论脑血管疾病是否出现临床卒中,均与抑郁相关。这是关于 VaMCI 非常重要的话题,因为一些行为(如抑郁或抑郁症状)可能严重影响患者的日常活动和认知功能。虽然这些症状(如抑郁)通过特定治疗可以恢复,随后患者的认知水平也会好转。这意味着 VaMCI 有一定的可逆性。VaMCI 的另一种情况是卒中后认知功能好转。一些患者卒中后即刻出现认知损害,其中部分患者认知功能的改善是卒中恢复过程的一部分。

(六) VCI 的神经心理学评估

2006 年的美国国立神经系统疾病和卒中研究所-加拿大卒中协会(NINDS-CSC)协调标准提出了多种可用于疑似 VCI 患者的神经心理学评估量表。

疑似 VCI 患者的神经心理学评估需要综合认知评估量表。执行功能一直被认为是 VCI 的突出特点,因此所用量表应包括对执行功能的评估。对认知障碍的操作性定义(如以较正常对照组低 1 或 1.5 倍标准差来定量描述认知功能)优于定性描述认知损害的症状。

使用神经心理学量表来鉴别 AD 和 VCI 有一定价值。研究显示执行功能障碍并非仅与脑血管病相关,而记忆障碍与 AD 及其病理改变的相关性较其与脑血管病的相关性更强。由于很难把 AD 或 VCI 与混合型疾病(如 AD 伴脑血管疾病)完全鉴别,且混合型疾病可能比"单纯"AD 或"单纯"VCI 更多见,所以这一研究领域相当复杂。另外,还存在着异质性的脑血管病(如不同位置、大小、数量的卒中病灶)与 VCI 中统一的神经认知功能损害的相互作用。

(七) 结论

过去,人们常用 MID 或 VaD 对卒中相关的认知损害进行分类。而新的分类系统更倾向于使用 VCI。VCI 涵盖了不同程度的认知损害,包括执行功能受损和可能造成认知损害的各种脑血管疾病(包括亚临床的血管性脑损伤)。VCI 的最严重形式是 VaD,仅有轻微认知损害症状的新亚型(如 VaMCI)也给出了定义。由于考虑了认知损害患者的发病机制和防治措施,VCI 分类系统在临床中具有实用性。神经心理学测试、临床检查和神经影像学评估是诊断 VCI 的关键(表 3-2-2)。

表 3-2-2　VCI 的诊断

1. VCI 指血管性疾病导致的各种形式的认知功能缺损,包括了从 VaD 到 MCI 的完整谱系
2. 本标准不适用于明确诊断毒品或酒精成瘾/依赖的个体。受试者必须停用酒精或毒品至少 3 个月才能应用本标准
3. 本标准不适用于谵妄患者

痴呆

1. 痴呆的诊断应基于与之前的基线水平比较后确定的认知功能减退和超过两个认知域认知功能缺损的临床表现,且这些严重的认知功能缺损已经影响了患者的日常生活

2. 诊断痴呆必须进行认知功能评估,至少应评估 4 个认知域:执行功能/注意力、记忆力、语言能力和视空间能力

3. 日常行为能力受损不是由血管事件所致的运动/感觉功能障碍引起的

很可能的 VaD

1. 存在认知损害及脑血管疾病的影像学证据且

   a. 认知损害的起病与血管事件(如临床卒中)在时间上有明确的相关关系,或:

   b. 认知损害的严重程度和类型与散在的皮质下脑血管疾病病理改变(如 CADASIL 时)密切相关

2. 无卒中前或卒中后认知损害渐进性加重等提示为非血管性神经退行性疾病的病史

可能的 VaD

存在认知损害和脑血管性疾病的影像学证据,但

   a. 血管疾病(如无症状性脑梗死、皮质下小血管病)和认知损害间无明显关联(在时间、严重程度、认知损害类型等方面)

   b. 诊断 VaD 的证据不足(如临床症状提示存在血管性疾病,但无可用的 CT/MRI 证据)

   c. 由于失语症较严重,影响认知功能评估。但在导致失语症的临床事件前有书面记录(如每年一次的认知功能评估)显示认知功能正常,则该患者为可能的 VaD

   d. 除了脑血管疾病以外,还存在其他影响认知功能的神经退行性疾病的证据,如:

     (a) 其他神经退行性疾病病史(如帕金森病、进行性核上性麻痹、路易体痴呆)

     (b) AD 的证据如生物学指标(如 PET、CSF、淀粉样蛋白配体)或遗传学指标(*PS1* 基因突变),或:

     (c) 合并可能影响认知功能的活动期肿瘤、精神疾病或代谢紊乱

VaMCI

1. VaMCI 包括了 MCI 的 4 个亚型:遗忘型、遗忘伴其他认知域损害、不伴遗忘的单一认知域损害、不伴遗忘的多认知域损害

2. 应基于认知功能评估进行 VaMCI 的分型,至少应评估 4 个方面:执行功能/注意、记忆、语言和视空间能力。必须在与之前的基线认知功能进行比较确定认知功能损害(至少一个认知域受累)的基础上进行

3. 在工具辅助下的日常活动可能是正常的或轻度受累,且这种受累不是由运动/感觉障碍所致

很可能的 VaMCI

1. 存在认知损害和血管性疾病的影像学证据,且:

   a. 认知损害的起病与血管事件(如临床卒中)在时间上有明确的相关关系,或:

   b. 认知损害的严重程度和类型与散在的皮质下脑血管疾病病理改变(如 CADASIL 时)密切相关

2. 无卒中前或卒中后认知损害渐进性加重等提示为非血管性神经退行性疾病的病史

可能的 VaMCI

存在认知损害和脑血管性疾病的影像学证据,但

   a. 血管疾病(如无症状性脑梗死、皮质下小血管病)和认知损害间无明显关联(在时间、严重程度、认知损害类型等方面)

b. 诊断 VaMCI 的证据不足（如临床症状提示存在血管性疾病，但无可用的 CT/MRI 证据）

c. 由于失语症较严重，影响认知功能评估。但在导致失语症的临床事件前有书面记录（如每年一次的认知功能评估）显示认知功能正常，则该患者为可能的 VaMCI

d. 除了脑血管疾病以外，还存在其他影响认知功能的神经退行性疾病的证据，如：

（a）其他神经退行性疾病病史（如帕金森病、进行性核上性麻痹、路易体痴呆）

（b）AD 的证据如生物学指标（如 PET、CSF、淀粉样蛋白配体）或遗传学指标（*PS1* 基因突变），或；

（c）合并可能影响认知功能的活动期肿瘤、精神疾病或代谢紊乱

不稳定的 VaMCI

诊断为很可能的 VaMCI 或可能的 VaMCI 的患者如果症状恢复正常则应诊断为不稳定的 VaMCI

注：VCI：血管性认知损害；VaD：血管性痴呆；MCI：轻度认知损害；CADASIL：常染色体显性遗传性脑动脉病伴皮质下梗死和白质脑病；CT/MRI：计算机 X 线断层成像/磁共振成像技术；PET：正电子发射断层扫描技术；CSF：脑脊液；VaMCI：轻度血管性认知损害。

三、神经病理学

数十年前我们已经知道脑血管病和痴呆有关，但 VCI 的病理生理学现在仍然是不明确的，且情况非常复杂。如不同大小、数量、位置的脑梗死病灶，这些病灶在有痴呆和无痴呆的老年人中都非常常见，且通常和有症状的卒中不相关；通常伴有 AD 和其他疾病。为了解决上述问题，需要进行有痴呆和无痴呆的人群的基于社区的队列研究，收集临终前的临床数据和定量检测血管性和 AD 的病理学改变。这些资料的积累使我们对 VCI、痴呆和血管性因素重要性的认识不断深入。

（一）老年人中脑梗死非常常见

引起认知损害最重要的脑血管疾病是脑梗死。脑梗死即大体（宏观）或显微镜（微观）下可见散在的局限性的脑组织丢失。临床-病理研究主要针对陈旧性梗死灶，因为通常在死亡前数月进行认知功能评估，所以新发的梗死灶导致认知功能障碍的机制很难确定，且新发梗死灶可能与临终前的一些因素有关。肉眼可见的陈旧性梗死灶非常常见（可见于 1/3～1/2 的老年人），该比例远高于临床卒中的患病率。一些基于社区的研究显示，显微镜下可见的脑梗死比肉眼可见的脑梗死更加普遍。在一项研究中，脑血管疾病（包括显微镜下可见的梗死灶、小血管疾病和白质病变）的总频率高达 75% 以上。

(二) 脑梗死和 VCI

临床-病理研究显示,肉眼可见的梗死灶的体积和数量增加与痴呆的风险升高相关。然而,确定 VCI 或痴呆患者梗死灶体积和数量的阈值十分困难。与 AD 或其他神经变性疾病不同,现在还没有确诊 VCI 的神经病理学标准。事实上,虽然 Tomlinson 等认为脑组织丢失 100 ml 即可导致痴呆,但脑组织丢失不足 100 ml 的患者也可能出现痴呆。一些研究显示梗死灶大小、数量与认知损害之间存在不一致性。这些不一致性可能部分与梗死灶的位置相关,如丘脑、角回、基底核的梗死灶与其他部位的病灶相比,与认知损害的相关性更强。多部位的皮质和皮质下梗死灶均与痴呆相关,但与认知损害相关的局部因素目前并不明确。

这些因素之间的关系可能更加复杂,一些研究显示显微镜下可见的多发梗死灶与痴呆相关,即使在调整肉眼可见的梗死灶后这种相关性仍然存在。显微镜下可见的多发梗死灶可能意味着更加广泛因素的存在,如弥漫性缺氧、炎症、氧化应激或血脑屏障损伤。其他影响脑梗死与认知损害相关性的因素可能还包括认知功能储备和并存的其他病理学改变。

(三) 脑梗死与 AD 病理学和痴呆的关系

老年人的脑组织往往同时存在脑梗死和 AD 的病理改变。而且绝大多数痴呆患者和几乎一半临床上很有可能的 AD 患者病理学上并存多种疾病的病理改变,且以并存 AD 和脑梗死的情况最常见。虽然没有诊断混合性痴呆的病理标准,但研究显示 AD 患者脑内的梗死病灶也对认知功能有重要影响。一项研究显示只有伴皮质下梗死的 AD 患者才出现痴呆,提示这两种病理改变之间存在相互(增强)作用。虽然皮质下梗死对认知损害的重要意义及两种病理改变之间的相互作用仍不清楚,但随后的研究证实脑梗死和 AD 病理改变在降低认知功能和增加痴呆风险方面具有叠加作用。更重要的是,情景记忆(既往认为是 AD 的特征)受损与脑梗死相关。即使在调整 AD 的影响后,这种相关性依然存在。

现在有几点需注意。首先,由于临床认知不够深入,脑梗死在公共卫生中的重要性及其对痴呆的作用可能被低估。其次,脑梗死的危险因素与情景记忆和典型临床 AD 之间的联系可能存在一些错误的认识。再次,预防和治疗脑梗死可能降低临床痴呆的患病率。

(四) 脑梗死与 AD 病理学及 MCI 的关系

关于 MCI 病理改变的研究很少。研究显示 MCI 的病理中最常见的是

AD 的病理改变,混合性的病理改变也很常见。一项研究显示,对于遗忘型和非遗忘型 MCI,病理学上出现单纯梗死和 AD 伴梗死的频率与单纯 AD 改变的频率相当。因此,可以推断遗忘型 MCI 的潜在病理学改变是单纯 AD 而非血管性或混合性改变,但血管因素的作用可能被低估。

(五) 其他血管性病理学改变

老年人常存在其他血管性病理改变,包括白质变性和其他的血管疾病,如小动脉硬化/脂透明膜病、动脉粥样硬化和脑淀粉样血管病(CAA)。通过新的影像学技术识别的大脑微出血似乎也是常见的血管异常。白质变性和大脑微出血很可能反映了直接的组织损伤,而前述的其他血管疾病可能与局部病变(如梗死)和弥漫性损伤(如白质变性)相关,也可能导致非形态学的功能改变。虽然神经影像学提示白质变性和脑内微出血可导致认知损害,但现在仍不清楚这些病理改变是否独立导致 VCI。一些研究发现神经病理学测量的 WML 与认知功能无明显相关性,除非将 WML 的测量作为血管评分(包括脑梗死)的一部分,这种相关性才存在。需要对大量有痴呆和无痴呆的老年人进行多种血管性病理改变的定量评估和临终前的临床评估以确定各种血管性改变在 VCI 和其他类型痴呆中的作用。

(六) 神经影像学及病理学:未来的方向

神经影像学技术对老年人多种血管疾病的识别都非常有效,通过高分辨率 T1 图像可以精确定位脑的解剖结构,通过液体衰减反转恢复序列、弥散张量成像、磁化传递等技术可以定量研究组织改变,甚至可以通过氢谱研究神经化学改变。但尸体解剖作为神经影像学的补充仍有重要意义。首先,神经影像学能发现 3 mm 和更大的梗死灶,但显微镜下可见的梗死和小血管疾病(如小动脉硬化)往往超出了大多数影像学技术的分辨率范围。第二,一些血管性病理学改变可能反映血管性改变或退行性改变。例如,神经影像学研究发现白质变性(可通过液体衰减反转恢复序列和弥散张量成像显示)和脑内微出血与 VCI 和 AD 均有相关性,而病理学研究发现白质变性和微出血与脂透明膜病有关。另外,虽然白质变性与 AD 病理相关,微出血与 CAA 相关,但临终前通过神经影像学技术发现的海马体积变化与 AD 或血管疾病都可能相关,而病理研究显示海马萎缩在退行性疾病和血管性疾病均可出现。因此,MRI 中白质变性和脑内微出血虽然通常被认为是血管性病变的一部分,但也可能是退行性疾病病理学改变的一部分。尽管最近的研究显示 MRI 识别的 WML 与 AD 的神经病理改变没有相关性,但海马体积的变化(通常被认为是 AD 早期的特异表现)也可能反映血管性的病理学改变。这些数据突显了进一步研究的必要性,需要进行前瞻性的临床-病理-神经影像学研究,以明确神经影像学改变的潜在病理基础。另外,这些数据也强调了血管性改变和 AD 病理改变在 VCI、痴呆和临床 AD 演变过程中的复杂相互作用。

(七) 结论

在临床 AD 和 VCI 发展过程中,宏观和微观的梗死灶、其他血管性病理改变和退行性病理改变之间的相互作用非常复杂。在老年人中血管性和退行性病理改变很常见,且两者往往共存,而两者均可独立增加认知损害和痴呆的可能性。另外,血管性和退行性病理改变的临床表现和影像学表现可能有一定重叠。纵向的临床-病理-神经影像学研究有望帮助我们深入了解老年认知损害的病理生理机制和临床表现,从而使我们更好地防治此类疾病。

四、基础科学:神经血管单元和脑血流量

神经元、神经胶质细胞、血管周围结构和血管细胞共同组成了神经血管单元,它们在结构上、功能上及发育过程中相互作用以共同保持脑微环境的稳态。神经血管单元功能的改变是 VCI 的病理机制的一部分。

(一) 神经血管单元和脑内环境稳态

大脑需要持续的血流供应,脑血流量(CBF)中断可导致脑功能障碍和死亡,因此,精确的脑血流控制机制保障了脑血流供应与能量需求的一致性。神经活动时 CBF 明显增加(功能性充血),以提供能量并清除有害代谢产物。

在一定血压范围内,脑血管的自身调节使 CBF 相对恒定,避免了脑灌注压波动对脑的损伤。内皮细胞特异的受体识别机械信号(剪应力)和化学信号,并且有效地分泌信号分子,如一氧化氮、内皮素和前列腺素等。内皮细胞分泌的这些因子还介导了调整局部血流分布、免疫监督(与血管周围细胞联合作用)和止血机制平衡等多种作用。

脑血管内皮细胞之间的紧密连接和高度特异的膜转运体,调节血流和脑组织之间的分子交换,构成了血脑屏障的基础。而血管腔面的载体则能够清除脑内的代谢产物,包括 β 淀粉样(Aβ)蛋白。内皮细胞还可通过分泌内皮生长因子诱导神经母细胞的分化和迁移,对脑的发育、中枢神经可塑性和修复至关重要。

(二) 神经血管单元:血管性痴呆和神经变性疾病所致痴呆的重要靶点

VCI 和 AD 患者的神经血管单元均严重受损。本节内容主要讨论脑血管

病和神经变性疾病相关的微血管改变,而脑内大动脉结构和功能的改变将在文中他处讨论。VCI 和 AD 患者微血管结构发生明显改变:微血管基底膜增厚、血管迂曲、数量减少;小动脉出现"洋葱皮"样改变,并发生玻璃样变(脂透明膜病),而这正是微出血的原因。在易受累的室周白质中可见反应性星形细胞增生和小胶质细胞活化,且伴有缺氧基因诱导激活,提示存在局部缺氧。

如下所述,AD 和 CAA 患者皮质小动脉中层 Aβ 蛋白增多导致血管壁受损和脑叶出血风险增加。在动物模型中,VCI 和 AD 的主要危险因素(高血压、老龄和糖尿病)均可损害脑微循环内皮依赖的调节反应和抑制功能性充血。Aβ 蛋白有很强的缩血管作用,并可抑制内皮细胞依赖的调节反应、功能性充血和脑血管的自身调节。AD 患者大脑平滑肌细胞收缩能力增加,可能是在该病患者中观察到的 CBF 减少的原因。

(三) 神经血管单元功能异常的机制:氧化应激和炎症的作用

氧化应激和炎症是导致神经血管单元功能异常的重要原因。实验研究发现,烟酰胺腺嘌呤二核苷酸磷酸氧化酶产生的自由基参与了 VCI 的危险因素和 Aβ 蛋白诱发的神经血管单元改变。自由基可通过活化氧化还原反应敏感的促炎转录因子引起内皮细胞功能障碍,受损的内皮细胞可以释放血管内皮生长因子和前列腺素类物质,这些物质可使血管渗透性增加、蛋白质外渗和细胞因子生成增加。而炎症则可通过上调活性氧的产生来增强氧化应激,从而促进一些酶的产生和下调氧化反应。

VCI 早期即可见白质血脑屏障的改变。在自身免疫性白质损伤模型中,血浆蛋白外渗可导致血管炎症和轴突脱髓鞘,进一步影响神经冲动的跳跃式传导而使神经传导速度减慢。而失去节约能量的跳跃式传导能力后神经传导耗能增多,加重了局部能量的缺损和局部缺氧。同样的过程也可能造成 AD 和 VCI 患者的 WML,而 WML 在痴呆中发挥重要作用。

另外,AD 患者脑血管上的低密度脂蛋白受体相关蛋白-1(脑内一种重要的可清除 Aβ 蛋白的受体)下调,导致血管周围淀粉样蛋白质的积聚,从而加重脑血管功能障碍。部分 VCI 和 AD 患者血浆 Aβ 蛋白增多也可以导致脑血管功能下降,还参与 VCI 和 AD 患者脑白质改变的形成。血管的氧化应激和炎症抑制了少突胶质细胞祖细胞的增殖、迁移和分化,影响了受损白质的修复。另外,一些生长因子(如脑源性神经营养因子)的丢失,可能导致 AD 和 VCI 患者的脑萎缩。

（四）VCI 的动物模型

虽然认知损害和白质损伤的动物模型很少,但 CAA、CADASIL、脑血流灌注不足、高血压性血管病变的动物模型已经建立,且大多是啮齿类动物模型。很难通过降低脑血流量造成白质损伤和行为障碍来建立模型,且这种脑血流量改变在受累部位和持续时间上都很难与人类疾病保持一致,且这种模型的重复性很差。另外,血脑屏障改变和微血管炎症对白质结构和功能的影响也并不清楚。啮齿类动物模型虽然基因操作方便和适合进行大规模研究,但因其啮齿类动物的白质较少、行为方式很有限,所以这种模型也有不足。考虑到高等动物的复杂行为方式和丰富的白质病理改变,目前需要建立更高级动物的模型,并应用这些模型优先探索 CBF、微血管炎症和血脑屏障改变对白质和行为习惯的影响。

（五）结论

（1）日益增多的证据表明神经血管功能改变对 VCI 和 AD 都有重要作用。

（2）神经血管单元是 VCI 和 AD 的危险因素和 Aβ 蛋白产生毒性作用的主要靶点。

（3）神经血管损伤通过以下机制提升了脑组织对损伤的易感性:①改变脑血流的调节机制;②破坏血脑屏障功能;③减少对受损脑组织的营养支持和降低其修复功能。

（4）血管氧化应激和炎症是很多因素造成脑损伤的潜在机制,也是可能的治疗靶点。

（5）旨在促进神经再生和修复的治疗可能是有益的,但我们的认识很有限,还需要进一步的探索。首先应尽快努力建立合适的动物模型,并应用这些模型研究 CBF、微血管炎症、血脑屏障功能异常导致脑白质损害及行为习惯改变的机制,从而深化我们的认识并提供新的治疗靶点。在提出基于血管性痴呆和神经退行性疾病所致痴呆机制的治疗措施之前,通过控制血管性疾病的危险因素以保护脑血管功能的策略非常有价值。

五、脑淀粉样血管病和遗传性小血管综合征

（一）Aβ 蛋白对脑淀粉样血管病和血管的影响

穿支小动脉和软脑膜毛细血管的血管壁上沉积的 Aβ 蛋白是散发性 CAA 的特征,也是老年人常见的病理改变。未经选择人群尸检的脑标本中出现

CAA 的比例是 10%～30%，而伴 AD 人群尸检的脑标本该比率为 80%～100%。CAA 的进展可引起一系列血管壁破坏，包括平滑肌细胞减少、微动脉瘤形成、血管壁同心圆样变性(concentric splitting)、纤维素样坏死和红细胞外渗到血管周围。

虽然 CAA 通常被认为是引起自发性脑出血的原因，但日益增多的证据表明它也是增龄性认知损害的重要原因。人群的临床-病理研究显示 CAA 进展与认知功能下降相关，并且这种相关性在控制了 AD 病理改变的严重程度后仍独立存在。两者相关性的确切机制仍不明确。可能的解释包括晚期 CAA 的影像学表现，如微出血、微小的梗死灶，CT 或 MRI 所见的 WML 或 MRI 弥散张量成像所见的部分各向异性和平均弥散系数的改变。CAA 也可导致血管和血管周围的炎症，引起皮质下白质水肿和快速进展的认知损害。

因为缺乏直接的神经病理学证据，通常根据皮质或皮质-皮质下区域("脑叶")出血来做出 CAA 的诊断。若患者出现多处脑叶出血病灶且没有头部创伤、脑肿瘤或过量使用抗凝药物等可解释这些病灶的确切原因，则根据 Boston 标准考虑为"可能的 CAA"，通过神经病理学证据和基因诊断技术可以确诊。T2 加权的梯度回波 MRI 序列可提高识别脑内微出血的敏感性，而且是诊断"可能的 CAA"的重要条件。另外还建立了一些其他的潜在的诊断条件，包括脑脊液内 Aβ 蛋白降低或正电子发射断层成像技术可见的淀粉样蛋白配体匹兹堡复合物 B 滞留增加。匹兹堡复合物 B 滞留对于诊断 CAA 并无特异性，它也可见于 AD，因为此复合物与血管和脑实质内的淀粉样物质均可结合；然而，CAA 患者的这两种改变主要位于枕部的特点对 CAA 的诊断可能有一定价值。

现在还没有确切的治疗或减缓非炎症性 CAA 引起的认知损害的策略。一项最新的研究显示，在 CAA 患者中高血压和大面积的 WML 有一定相关性，从而提示血压控制对这些患者可能有益，尽管这种获益尚未被证实。对于 CAA 相关的炎症，有文献报道使用大剂量皮质激素或环磷酰胺治疗可使临床症状好转，且影像学所见病灶较前改善。

对于 CAA，不仅沉积于血管壁的 Aβ 蛋白参与其中，可溶性 Aβ 蛋白本身也可导致血管反应性改变和脑损伤。正如前一小节所述，该结论的证据来自动物实验，通过外源性给予 Aβ 蛋白或遗传修饰使动物高表达 Aβ 蛋白，均可使生理刺激或药物刺激后的血管舒张反应减弱，即使血管壁上没有 Aβ 蛋白沉积时该现象仍然存在。因为 Aβ 蛋白的浓度可通过直接或间接的代谢通路来调节,这些实验提示可能通过一定的治疗措施纠正 Aβ 蛋白导致的血管功能异常。但这种可能性还未在人体试验中进行验证。

(二) 遗传性小血管综合征

导致 VCI 最常见的遗传性疾病是 CADASIL。这种疾病的临床表现包括先兆的偏头痛、情绪障碍、反复发作的卒中和认知损害,影像学可见广泛的 WML、腔隙性梗死、微出血和脑萎缩。几乎所有的 CADASIL 都是由 Notch3 基因的错义突变引起的,这种错义突变可导致半胱氨酸残基数量的改变。这种突变也可见于散发的 CADASIL 病例,检测这种突变也是目前诊断该病的主要方法。大多数 CADASIL 患者皮肤和肌肉、血管可出现特异的超微结构改变,尤其是小动脉中膜的嗜锇性颗粒沉积。虽然没有根治 CADASIL 的方法,但需要注意的是心血管疾病的危险因素如高血压、血红蛋白 A1c 增加和吸烟都与 CADASIL 临床和影像学表现的加重相关。

其他遗传性脑内小血管综合征很少见,而且文献报道显示这些综合征通常不是新发的突变导致散发病例的原因。这些综合征包括由 APP(β 淀粉样前体蛋白基因)突变或重复引起的家族性 CAA;由开放阅读框移位导致的核酸外切酶 TREX1 缺失引起的常染色体显性遗传伴脑白质营养不良的视网膜血管病;由转化生长因子- β₁ 抑制剂 HTRA1 基因错义突变或无义突变导致的常染色体隐性遗传脑动脉病伴皮质下梗死和脑白质病变。有文献报道显示 COL4A1 四型胶原亚单位基因突变与先天性脑穿通畸形、脑白质病变或脑出血等疾病相关。其中较著名的是发现在特定人群中,COL4A1 基因内有一处单核苷酸多态性与脉搏波速、动脉僵硬度指数相关。

(三) 结论

CAA 可能是年龄相关的小血管功能障碍和 VCI 常见和重要的原因。诊断 CAA 和 CADASIL(最常见的遗传性小血管疾病)的方法已经建立,但这两种疾病均缺乏有效的治疗方法。血管性疾病危险因素如高血压、糖尿病和吸烟可加重 CAA 和 CADASIL 患者的病情,因而有可能是潜在的治疗靶点。

(四) 推荐

(1) 对于出现进行性认知损害的患者可使用 T2 加权的梯度回波 MRI 序列来识别多发的脑叶出血病灶,以做出可能的 CAA 的诊断(Ⅱa 级推荐,B 级证据)。

(2) 对于出现进行性认知损害、特征性影像学表现和提示常染色体显性遗传性疾病家族史的患者可检测 Notch3 基因突变引起的半胱氨酸残基改变

（Ⅱa 级推荐，A 级证据）。

（3）对于出现可疑 CADASIL 临床和影像学表现，尤其是没有明显的心血管疾病危险因素的散发患者，也可考虑进行 *Notch3* 基因检测（Ⅱb 级推荐，B级证据）。

（4）如果不能进行基因检测或 *Notch3* 基因突变意义不明确，可进行皮肤或血管活检以观察其超微结构变化，了解有无嗜锇颗粒沉积，以此作为替代或辅助的诊断策略（Ⅱb 级推荐，B 级证据）。

（5）对可能的 CAA 或 CADASIL 患者，控制血管性疾病危险因素是合理的（Ⅱa 级推荐，C 级证据）。

（6）考虑为 CAA 相关炎症所致的亚急性认知损害患者应接受免疫抑制剂治疗，如可选用糖皮质激素或环磷酰胺（Ⅰ级推荐，B 级证据）。

六、动脉结构和功能的病理生理

大动脉结构和功能的增龄性改变充分证明了血管的衰老过程。目前已经选定了一些动脉参数以进行血管衰老程度的临床评估，这些参数的选择主要是基于它们的可行性、可重复性和对心血管事件的预测价值。这些参数包括颈动脉壁厚度和主动脉僵硬度，它们也分别反映动脉粥样硬化和小动脉硬化的程度。最近许多研究都表明血管衰老参数与认知损害和无症状的脑部小血管疾病紧密相关。这种相关性独立于年龄和经典的血管性疾病危险因素而存在，从而提示大血管疾病与小血管疾病存在共同的病理生理机制。

（一）颈动脉内-中膜厚度与 VCI

虽然许多疾病可导致血管壁增厚，但正常衰老过程中的环形血管扩张（即心动周期中由于血压波动导致的血管直径的变化程度）可以导致弹性纤维断裂、减少和胶原纤维沉积增加，从而使个体在 20～90 岁的过程中动脉内-中膜厚度（IMT）增加约 3 倍。颅外颈部血管 B 超的纵向分辨率可达约 0.1 mm，从而可通过 B 超检查清楚地识别血管管腔和内膜、中膜和外膜之间的界面以测量颈动脉内-中膜厚度（IMT）。

一些横向和纵向研究分析了颈动脉 IMT 与认知功能的关系。这些研究在以下方面具有异质性：研究人群（样本量小、性别构成、健康个体或合并AD），颈动脉 IMT 的定义（双侧颈总动脉 IMT 的平均值、颈动脉分叉处的IMT、颈动脉多部位 IMT 的总和），评估认知功能所用的神经心理学量表（MMSE 评定一次或多次，采用成套的神经心理学测验对不同认知域进行评估)。尽管存在上述异质性,所有研究均显示了颈动脉 IMT 与认知功能的负相关关系,即动脉壁越厚,认知功能水平越低。在调整年龄和教育这两个变量后,这种关系仍有显著性。一些研究进一步调整了抑郁症状和(或)心血管疾病危险因素的水平。

颈动脉 IMT 与认知损害的因果关系尚不明确。颈动脉 IMT 同时反映了高血压患者由于血压升高导致的中膜增厚和由于动脉粥样硬化的危险因素所导致的内膜肥厚,或者两者并存(这种情况最多见)。几乎所有可能增加 IMT 的血管疾病都可以直接或间接地影响认知功能。颈动脉粥样硬化和 IMT 与心血管疾病的危险因素有关,包括代谢、炎症、饮食等因素,它们也与认知障碍相关。一些研究还发现颅内和颈部动脉粥样硬化与认知功能下降相关。例如,对于 AD 病理学评分较低的 90 岁以上的个体,颅内动脉粥样硬化是痴呆的重要预测因素之一。尸检研究发现合并大血管病变导致的脑血管病或动脉粥样硬化与老年斑数目的增加显著相关。

动脉粥样硬化性脑血管病的病理改变与 VCI 相关性的可能机制包括:血栓形成使动脉闭塞导致慢性脑低灌注,颈动脉斑块局部血栓或斑块破裂导致的远端栓塞,脑实质氧化应激增加,血压调节异常影响血脑屏障的完整性,大动脉和小动脉粥样硬化的遗传易感性。常见的心血管疾病危险因素可能分别独立地影响 IMT 和 VCI,但血管疾病的结果也可能直接影响认知功能。

(二) 动脉僵硬度和 VCI

众所周知,年龄相关的动脉血管的僵硬过程(小动脉硬化)与弹性纤维减少和胶原纤维增多有关,但该过程也与血管壁质的变化有关。最简单有效的、无创的和可重现的测量主动脉僵硬度的方法是测量颈动脉-股动脉脉搏波速,该指标的测量采用从足到足的速度测定方法检测多种波形(压力、多普勒、舒张)来实现。分析主动脉压力波形可以计算中心收缩压和脉压,两者均受主动脉僵硬度和小血管的几何构筑和舒缩状态影响。中心收缩压和脉压的无创测量可以通过对桡动脉或颈总动脉波形的数学变换进行估计。主动脉脉搏波速、中心收缩压和脉压都可对心血管事件有预测价值,且这种预测价值独立于传统的心血管疾病危险因素。

颈动脉-股动脉脉搏波速的测量是评估动脉僵硬度的"金标准",伴或不伴痴呆的认知损害患者的颈动脉-股动脉脉搏波速均升高。横向研究显示脉搏波速和认知功能之间呈反相关。一些研究采用了认知功能筛查量表和较特异的言语学习、延迟记忆和非言语记忆测试量表,结果显示颈动脉-股动脉的脉搏波速与痴呆前的认知功能下降相关。在控制年龄、性别、教育程度和血压后,这种相关性依旧存在。其他研究报道了动脉僵硬度与 WML 的位置、范围的正相关关系,而神经影像学所见的 WML 正是痴呆的重要前兆。

主动脉僵硬度与微血管性脑损伤的相关性可能存在多种机制。这些机制包括:内皮功能障碍,氧化应激大、小血管重塑的相互加重(即大、小血管的交互作用)和脑循环中血压在较高水平波动(这导致小血管在收缩期和舒张期持续有高灌注和低阻力)对小血管的影响。另外,大血管的硬化与左心室重量增加有关。而左心室肥厚和重塑与频发且严重的亚临床脑损伤有关。最近研究发现,无论血压高低,老年人左心室重量增加可使痴呆风险增加 2 倍以上。

(三) 小血管重建和 VCI

应用线性或压力肌动描记系统可以直接检测皮下和网膜脂肪组织内小的阻力动脉。但据我们所知,目前还没有关于小血管重建与认知功能下降和WML 关系的研究。小动脉重建的无创测量主要针对视网膜血管,通过眼底镜或激光扫描血流分析技术进行测定。视网膜动脉狭窄与动脉僵硬度增加和脑小血管疾病风险升高相关。

人们更加深入地认识到小血管疾病是全身性的。小血管疾病随着年龄的增加而增加,且血管性疾病的危险因素(尤其是高血压和糖尿病)可以加速该过程。推测其可能的机制为:毛细血管基底膜的进一步增厚和血管周围的胶原沉积导致终末小动脉闭塞,从而出现全身的小动脉功能障碍。另外,经小血管内皮的渗漏也可导致脑损伤。

(四) 结论

脑微血管损伤与颈动脉 IMT、主动脉僵硬度和小血管重建的机制是相互作用的。主动脉僵硬度对心血管事件的预测价值独立于颈动脉 IMT。对高血压患者的研究也发现了大、小血管的交互作用。这些数据表明无创的大血管和小血管检测对 VCI 和痴呆有额外和独立的预测价值。另外,这些无创检查对于确定各个动脉参数在各种痴呆(从 VaD 到 AD)人群中的相对权重也有帮助。最后,早期血管老化是否可以导致 VCI 和痴呆、是否可通过特定的治疗措施预防或延迟痴呆仍需要进一步的研究。

七、影响 VCI 临床表现和病程的神经影像学征象

VCI 是一种综合征,包括卒中或亚临床脑损伤的临床或神经影像学证据和与之相关的至少 1 个认知域的认知损害。尽管卒中在老年人群中很常见,

无症状性脑梗死更常见,头颅 MRI 可见的全部脑血管疾病相关的脑损伤(CVBI)包括 WML、脑梗死和其他表现。本节将讨论关于 CVBI 对认知功能和认知功能下降影响的神经影像学证据。

(一) 临床表现和神经影像学研究的重要性

如前所述,VCI 可有复杂多样的临床表现,且这些临床表现可能受到患者所接受的检查方法的影响。例如,在基于社区的研究中,有 CVBI 证据和认知损害的患者通常无既往卒中事件。另外,虽然 MRI 所见的微出血或尸检标本所见的小灶性梗死在生前已诊断为痴呆的患者群体中出现的频率均高于普通人群,但两者在 VCI 的病因构成中所占的权重并不清楚。因此,虽然 MRI 对于识别 CVBI 是目前最敏感的方法,但脑梗死灶的位置和大小与认知损害的关系十分复杂,仍是目前众多研究的主题。

应用 MRI 识别 CVBI 以诊断 VCI 时有两点至关重要:第一,MRI 识别 CVBI 的敏感性和特异性。MRI 所见的归为 CVBI 的病灶并非全由血管损伤导致,并非所有的血管性病灶(如小灶性梗死)都可以通过 MRI 发现。第二,对于通常并存 AD 病理改变的老年人群,可以确定 MRI 所见病灶与老年人特定认知域功能障碍之间的联系。一些研究通过尸检标本的 CVBI 测量对 MRI 所见征象的特异性进行了神经病理学评估,这些研究主要集中于 WML。一项研究分析了 MRI 所见的 CVBI 证据的病理学基础,结果显示 WML 与缺血性白质损伤显著相关,而与 AD 病理改变无关。而灰质的体积与血管性和 AD 病理改变均相关,海马体积与海马硬化和 AD 也都有相关性。显而易见,由于缺乏识别并存的 AD 病理改变的技术,所以不能通过神经影像学完全确定CVBI。最近提出的淀粉样蛋白显像技术已经可以显示 AD 相关的病理改变,未来可能对于研究正常衰老过程中血管性疾病和 AD 的独立作用和联合作用有重大意义。幸运的是,应用这些新策略的研究目前都在进行中。

虽然目前 CVBI 对于认知损害独立的、特殊的作用尚不明确,但通过对CVBI 高发人群或 AD 低发人群的临床研究和影像学资料的研究可得出总体的结论。下文将论述对可能影响 VCI 的临床表现和病程的 CVBI 研究的重要发现。

(二) CVBI 的流行病学和 CVBI 相关的认知损害

根据社区样本估计,无症状性脑梗死的患病率在 5.8%～17.7%,平均为11%,随年龄、种族、合并症及所用影像学方法的差异而有所不同。举例而言,在 Framingham 的研究中,41～70 岁人群无症状性脑梗死的患病率约为

10%,而 71～80 岁人群的患病率迅速升高至 17%,81～90 岁人群的患病率接近 30%。其中大多数个体仅有一个病灶,大多数个体梗死灶位于基底核(52%),其次为皮质下(35%)和皮质(11%)。无症状性脑梗死的危险因素与临床卒中基本一致。

WML 较无症状性脑梗死更常见,且多见于 30 岁以上人群,随着年龄的增长其程度逐渐加重。尽管年龄的增加是 WML 的重要原因,但 WML 也共享了卒中的危险因素。另外,可定义特定年龄区间内个体的 WML 范围,一项社区队列研究显示这种定义可用于定义 VCI 风险。

许多横向研究分析了 CVBI 的 MRI 证据与认知功能的关系。最近对大样本流行病学调查进行了回顾,并总结了无症状性脑梗死和 WML 对认知和行为的影响。有趣的是,虽然大多数研究表明 MRI 所见的 CVBI 与非记忆性认知损害有关,但也有研究表明其与记忆障碍有关。这些数据与最近的病理学研究结果一致,这些病理学研究显示尸检所见的脑梗死与情节记忆能力相关。认知损害也与 CVBI 有关。例如,重型颅脑损伤(SBI)可使痴呆和卒中的风险升高 2 倍以上。同样的,WML 也与改良的 MMSE 评分和 DSST 评分的下降相关,这种相关性对于 WML 与 MCI、痴呆和死亡也存在。最新研究也表明,与基线 WML 范围相比,WML 的进展对于持续的认知损害有更好的预测价值,尽管基线 WML 范围与 WML 范围的扩大有很强的相关性。

(三) 卒中后痴呆

对于有一次卒中病史的患者,卒中后痴呆(PSD)的发病率由于卒中后时间、痴呆的定义、梗死灶的位置和大小、诊断和排除标准的不同而各不相同。在 Rochester 进行的一项基于社区的卒中研究显示,卒中后立即出现痴呆的患病率为 30%,而卒中后 1 年痴呆的发病率为 7%,卒中后 25 年的发病率为 48%。总的来说,卒中使痴呆的风险增加 2 倍。高龄、较低的受教育水平、糖尿病史、心房纤颤及再发卒中均可增加痴呆的风险。伴 PSD 的患者有一定程度的功能损伤和较高的死亡率。调整人口学因素,伴发心脏疾病、卒中严重程度和卒中复发等因素后,伴发 PSD 患者的死亡率比正常人群高 2～6 倍。

神经影像学研究发现,无症状性脑梗死、白质改变和全颞叶或颞叶内侧萎缩均与 PSD 的风险增加相关。至少两项研究发现左侧大脑半球梗死、大脑后动脉及大脑前动脉分布区梗死、多发性脑梗死和关键部位梗死均与 PSD 有关。小样本研究所指的"关键"部位通常包括左侧角回、颞叶下内侧、内侧额叶、丘脑前部和丘脑中线背侧、左侧膝状体和尾状核等。但关键部位梗死的定义需要通过大型 MRI 研究进一步验证,并根据认知网络来定义相应的 CVBI 的范围和部位。

对于伴发 AD 的患者很难确定卒中认知障碍在多大程度上可以归因于卒中。在可疑 AD 患者中,估计 PSD 的患病率波动于 19%～61%。15%～30% PSD 患者卒中前有痴呆病史,其中约 1/3 有明显的颞叶内侧萎缩。在 Lille 的研究中,与不伴颞叶萎缩者相比,伴颞叶萎缩的患者卒中后 3 年痴呆发病率明显增高(分别为 81% 和 58%)。推测卒中前有认知损害或颞叶内侧萎缩的患者患 AD 的概率可能更高,但由于没有神经病理学证据,这也只能是推测。

(四) CVBI 和认知损害的便利样本研究

在便利样本中进行的关于 CVBI 的横向研究显示,痴呆患者 SBI 和 WML 通常增多,这与近期基于社区的病理学研究结果一致。不幸的是,在便利样本中对 CVBI 的研究由于主要纳入 AD 患者和排除了合并 VCI 的患者而造成混杂。至少一项研究表明存在皮质下血管性脑损伤的个体通常存在记忆障碍,同时伴发的腔隙性脑梗死与随后的轻度执行功能减退相关。相对的,脑灰质和海马的体积均与记忆功能下降有关。有趣的是,在根据 NINDS－AIREN 诊断标准确定的 VaD 患者中,CVBI 和脑萎缩的联合作用仍然存在。

(五) 脑血管疾病患者伴发的抑郁和 CVBI

老年抑郁可能与脑血管疾病相关。老年人脑白质损伤和其他皮质下损伤(如腔隙性脑梗死)更多见。有学者认为脑组织的这些改变与动脉粥样硬化的危险因素(如高血压、糖尿病和高脂血症)相关。神经心理学研究可以提供执行功能障碍和其他功能改变的证据。推测脑血管疾病患者出现抑郁的机制包括但不限于:自主神经功能紊乱、血小板激活、下丘脑-垂体轴激活、内皮细胞功能障碍、炎症机制、遗传因素和高同型半胱酸血症。选择特定的 5-羟色胺再摄取抑制剂治疗合并脑血管疾病患者的抑郁可能有效。关于抑郁将在下文进一步讨论。

(六) 结论

CVBI 的临床表现和病程复杂多变,而经典的卒中相关的阶梯状的认知功能减退仅是 VCI 并不常见的表现形式。MRI 对于识别 CVBI 有较高的敏感性和特异性,但 CVBI 与认知损害的关系由于多见的 AD 所致的脑组织改变和脑血管疾病所致的抑郁而存在混杂。近期对 AD 相对低发人群的前瞻性研究表明 SBI 和 WML 的进展与认知功能障碍（尤其是执行功能障碍）的加重相关。因此，SBI 和 WML 至少提供了目前可用的早期识别和预防 VCI 的标识，如果 SBI 与 WML 同时出现则高度提示潜在的 CVBI。但是 MRI 或 CT 对于诊断 VCI 的价值尚未完全明确。目前的研究将进一步提高 MRI 对微小梗死灶的识别能力，通过淀粉样蛋白成像技术和对颞叶内侧萎缩的识别，将进一步完善影像学所见的 CVBI 介导 VCI 的生物学机制。

（七）推荐

在做出 VCI 诊断时应用 CT 或 MRI 等头颅影像学技术可能是合理的（Ⅱb 级推荐，B 级证据）。

八、不同年龄人群心血管疾病危险因素对认知功能下降风险的影响

本节包括了关于不同程度的认知损害（包括按照国际公认的标准诊断的 VaD）的研究。这些研究采用的评估标准都符合 NINDS‐CSC 的 VCI 诊断标准，均报道了 VCI 通常累及的至少一个非记忆性认知域功能障碍的评估结果，或者做出了 VCI 或 VaD 的诊断。鉴于本文主要关注 VCI，所以关于以下内容的研究都被排除了，这些内容包括：仅整体评估认知功能，仅评估记忆功能、完全性痴呆或 AD。我们深知这样选择稍显随意，因为许多文献显示血管性疾病的危险因素也与 AD、混合性痴呆和遗忘型 MCI 有较强的相关性。另外，血管性疾病和神经退行性疾病的病理生理机制存在诸多相似之处。一些神经病理学研究也表明 AD 和血管性疾病并存的情况在老年人中最多见。

对于大多数危险因素，我们列出了Ⅰ级证据（即该研究是基于社区的前瞻性研究或该研究为干预试验的一部分，样本量超过 500，且该危险因素是该研究的主要内容）。对于特定的危险因素，如冠状动脉搭桥术和心排血量，我们回顾了基于细致的临床数据分析的Ⅱ级证据。

对于认知损害相关危险因素的研究，在解释证据时，以下事项务必注意：

（1）问卷结果基于受试者的回忆，而根据研究的定义，该受试者可能存在认知损害。

（2）必须考虑到反相的因果关系，因为有可能危险因素水平是对结局的反应而不是结局的"原因"。对于评估老年人认知功能的研究，需稍后或同时评估危险因素，尤其需要注意这一点。

（3）脑内生物标志物的活动通常不能直接测定。

(4) 用于诊断 VCI 的认知测验在一定程度上对于血管性疾病并无特异性,而不同的 VaD 诊断标准识别的是不同的人群。

(5) 老年患者脑部存在多种疾病导致的改变,但其临床表现可能相同。

(一) 不可改变的危险因素

1. **人口统计学因素** 文献报道的对 VaD 患病率的估计各不相同。最近的研究预计发展中国家 VaD 的患病率是 0.6%～2.1%。基于欧洲人群的研究数据的汇总显示,65 岁以上人群 VaD 的患病率为 1.6%,但不同文献报道的不同年龄段(每组的区间长度为 5 岁)人群的数据却各不相同。但总的来说,65 岁以上人群 VaD 的患病率和发病率均呈指数增长,而 90 岁以上人群的数据很不完善。随着年龄增加 VaD 发病率上升的模式与卒中一致,虽然卒中后痴呆在 80 岁以上人群可能更常见。一些研究显示男性 VaD 的发病率高于女性,尽管汇总全部发病率研究的数据后并未发现这种差异。MCI 可能不存在性别差异,但仍需通过进一步研究来回答这一问题。黑种人 VaD 的发病率似乎高于白种人或有卒中病史的西班牙裔,也许这反映了不同人群脑血管疾病风险的差异。最新的研究发现,同西方国家相似,在亚洲 AD 也是导致痴呆的首要原因。只有建立统一的诊断标准,深入了解人群血管疾病负担和死亡模式对估计流行病学数据的影响,才能排除病例定义过程中的方法学差异,从而准确估计血管性疾病相关的认知损害的患病率和发病率。

2. **遗传因素** 载脂蛋白 Eξ4 等位基因与心血管疾病风险升高相关,而且是 AD 遗传风险的重要标志。尽管如此,一些报道显示该基因多态性与 VaD 无关。随着更多的全基因组研究结果的发表,更多的基因靶点将不断涌现,尽管这些发现的短期临床意义仍不确定。另一个限制 VCI 遗传因素研究的关键是对其表型不能进行明确的鉴定,因为不可能排除重叠的 AD 病理过程的影响。

3. **小结** 和老年人的大多数神经认知损害疾病类似,随着年龄增长老年人的 VCI 可能更常见。载脂蛋白 Eξ4 等位基因与 VCI 无明显的表面联系。但在对 VCI 内表型的研究中将发现更多相关的候选基因。这些新的研究方向包括:特定的认知域如信息处理的速度、血管性改变如 MRI 所见的小梗死灶、神经病理学研究所见的微血管病变等。

(二) 生活方式

1. **教育** 较低受教育水平与 VaD 风险增加相关。但是认知功能评估中包含了受教育情况,该部分内容可能反映受试者的受教育时间和所受教育的质量、社会经济状况、慢性疾病或不健康生活方式、文化适应、种族社会化和认知功能等方面。因此,对 VCI 和教育水平的关系有多种解释,且其中存在多种混杂因素。

2. 饮食 关于饮食和认知损害关系的研究有很长的历史,在关于心血管危险因素和脑发育和生理的研究中都涉及了这一问题。

抗氧化剂,如维生素 E、维生素 C 及 β-胡萝卜素,不论是作为饮食(如水果和蔬菜)的构成部分或外源性补充成分,均有文献报道其可以降低认知功能障碍的风险。但一些前瞻性研究和干预研究显示摄入抗氧化剂对保护记忆力及减缓其下降并无益处。

很多研究之所以关注鱼油中所含的 ω-3 多不饱和脂肪酸,是因为它具有抗氧化和抗感染作用,而且它是脑细胞膜磷脂的重要成分,对于神经元的功能很重要。在关于认知功能的研究中,通过饮食摄入量估计 ω-3 多不饱和脂肪酸水平或直接测定血液内该物质的水平,在 3 年内随访老年人的认知功能发现:鱼类摄入量增多与认知功能障碍呈负相关。部分对中年人和老年人随访 5~6 年的研究表明 ω-3 多不饱和脂肪酸水平升高与更好的认知功能和更慢的认知功能减退相关。

维生素 D 水平是新近发现的心血管疾病和卒中的危险因素。最近,一项研究发现血液中维生素 D 水平降低和认知功能减退相关,但另一项研究显示两者并无相关性。需要进一步研究以明确维生素 D 水平与认知功能和认知损害之间可能存在的相关性。

叶酸、维生素 B_6 和维生素 B_{12} 是同型半胱氨酸生成和代谢通路的重要成分。同型半胱氨酸是血管损伤的危险因素。横向和纵向研究一致表明血同型半胱氨酸水平升高与整体认知功能的减退和多认知域功能障碍相关。在一项关于有心血管疾病或心血管疾病危险因素的女性的随机试验中,经过 6 年补充 B 族维生素以降低血同型半胱氨酸水平后,患者的认知功能并无明显获益。

有证据表明地中海饮食可减缓认知功能下降。但是,尽管关于饮食的关键研究证据都深刻地影响了我们对心血管疾病的认识,要明确饮食对老年人认知功能的影响则困难得多。由于前文所述的原因,饮食和认知功能的关系很难解释。为了推进该领域的研究,我们需要深入了解饮食和外周营养状况相关指标所反映的脑内代谢和营养情况;我们还需要更多可靠的饮食测量方法、关于膳食结构的研究和针对年轻人的研究。

3. **体力活动**　体力活动可提高脑内神经营养因子(如脑源性神经营养因子)水平,改善心血管系统功能和脑灌注,减轻应激反应和通过突触和神经再生增加脑可塑性。芝加哥健康和衰老项目(CHAP)对一个体力活动量较少的队列进行了研究,结果显示在检测前 2 周进行的体力活动,与认知功能下降无相关关系。然而长期有规律的体力活动,包括高强度活动和步行,均与更好的认知功能、更慢的认知功能下降和更少的 VaD 相关。推荐进行体力活动和锻炼来保持机体的健康和功能,并获得其对认知功能的潜在益处。AHA 推荐能够耐受体力活动的人群,尽可能每天进行 30 分钟中等强度的锻炼。而残疾患者可在指导和帮助下实施恰当的锻炼方案。目前已经证实体力活动对脑功能和脑可塑性、VCI 及相关临床事件有潜在益处。

关于体力活动的类型和频次的证据仍相对缺乏,体力活动改善脑功能的长期或短期收益并不明确。正在进行的老年人生活方式干预和自理能力研究(LIFE)是一项临床试验,该研究观察体力活动 4 年对身体功能的影响,将认知功能作为次级结局,预计 2013 年该研究将完成。

4. **饮酒**　数年来对于饮酒的风险和获益一直有争议,唯一可以确定的是大量饮酒可导致认知损害。饮酒所致认知损害的比较研究由于一些因素而难以分析,这些因素包括:饮酒的定义、对照组(即从不饮酒者为对照、以有饮酒史但已戒酒者为对照或饮酒频次较少者为对照)和结局测量方式。尽管如此,几项纵向研究(包括一些纳入有中年时期饮酒史的人群的研究)发现饮酒更多的人群与饮酒不频繁和从不饮酒的人群相比有一定的认知功能获益。但不同研究中获得收益的人群的饮酒量、整体认知功能、记忆和执行功能的相对改善情况和收益效果的性别差异都各有不同。

5. **肥胖**　由于其代谢后果和近期文献报道的与完全性痴呆的相关性,肥胖或多脂已成为一个备受关注的危险标记。体重指数和完全性痴呆及 VaD 之间的关系符合 U 形曲线,所以与体重指数正常的人群相比,体重指数过高或过低都会增加痴呆的风险。中年期体重指数与 VCI 显著相关,但老年期体重指数与认知损害呈负相关,即肥胖的老年人痴呆风险更低。研究发现的这种差异可能反映了中年期和晚年期痴呆人群体重随年龄变化的不同轨迹。在 Framingham Offspring 的研究中,更高的腰-臀比与 12 年后更低的认知功能相关。腰-臀比位于最高一个四分位的人群中,腰-臀比与高血压和痴呆存在更显著的相关性。并不清楚这些研究存在哪些混杂因素。最新的 meta 分析显示,在所有研究中更高的腰-臀比均与更高的痴呆风险相关。

6. 吸烟　众所周知,通过氧化应激和炎症反应,吸烟可影响心血管系统和神经系统。一些前瞻性研究发现吸烟者认知功能下降的风险高于不吸烟者,尽管这种风险仅见于特定的认知域,可能由于尼古丁可以激活脑内的胆碱能通路。

7. 社会支持/社交网络　对老年人群的纵向和横向流行病学研究均表明社会支持与和家庭支持与认知功能相关。但这些观察性研究的结论并未经随机对照试验证实,而且关于 VCI 的数据都是基于推测的结果。

8. 小结　生活方式可能是 VCI 的危险因素,一些生活方式因素已经存在增加 VCI 风险的可能机制的证据。关于这些因素在 VCI 中作用的研究还存在一些空白,这些空白可通过设计巧妙的流行病学研究、统一生活方式的定义和临床研究来填补。

9. 推荐

(1) 有 VCI 风险的个体戒烟是合理的(Ⅱa 级推荐;A 级证据)。

(2) 有 VCI 风险的个体对生活方式进行如下干预可能是合理的:限制饮酒量(Ⅱb 级推荐;B 级证据)、控制体重(Ⅱb 级推荐;B 级证据)和体力活动(Ⅱb 级推荐;B 级证据)。

(3) 基于现有证据,有 VCI 风险的个体使用抗氧化剂及 B 族维生素不能获益(Ⅲ级推荐;A 级证据)。

(三) 抑郁

抑郁可影响认知功能并出现认知功能下降的表现,抑郁可以是 VCI 的合并症、前驱症状或结果,而不是仅通过改变血管生理或神经元功能导致认知损害。一般来说,老年人群的大规模流行病学研究均应用量表(如流行病学研究中心的抑郁量表)对抑郁情况进行评估。一些研究提示抑郁症状对认知损害有预测价值。但在三座城市联合研究中,调整当前抑郁症状后,重度抑郁病史与认知功能下降持续 4 年之间的显著相关关系有所减弱。CHS 也提示血管因素并未参与抑郁症状与伴发 MCI 的相关性。

(四) 生理因素

生理因素呈现连续的动态变化,参与疾病的发生或是疾病过程的生物标记,并可通过临床评估、影像学或生物学标志物进行测定。

1. 血压　很久以前我们已经知道高血压可以引起卒中。对于老年期认知功能减退、轻度认知功能障碍和 VaD,中年期高血压是重要的可干预的危险因素。队列研究显示收缩压增高与老年期认知功能更显著的减退相关,尽管一些报道认为两者之间关系为 J 形或 U 形曲线。这些关于收缩压和认知功能减退之间关系的前瞻性队列研究的结论不完全一致,但大多数研究认为两者之间存在反相关系。关于老年期血压和高血压影响的数据也有分歧,从而关于老年人群的血压管理问题不能给出确切的结论。对老年人高血压和认知功能减退的关系一直存在争议,因为在纵向研究中认知损害和血压的相关性极易受以下因素影响,如年龄、随访时间、测量血压的次数、高血压的治疗情况、心血管疾病和卒中等合并症及可能的亚临床痴呆等。

2. 高血糖、胰岛素抵抗、代谢综合征及糖尿病 糖尿病所致的血糖和胰岛素调节障碍可通过多种机制导致血管和神经元损伤。慢性高血糖、胰岛素水平升高、代谢综合征和糖尿病与 VCI 相关,正如 VaD 或痴呆与卒中之间的相关性一样。值得注意的是,高血糖可导致脑血流的功能性改变,在血糖控制达标后可以逆转这种改变。对多个人群的研究都发现了相似的结论。研究发现糖尿病病史越长,认知功能越差。尤其需要注意的是老年人反复发生低血糖可引起永久性认知损害,而认知损害又是老年人低血糖的一个危险因素。

3. 血脂 在芬兰进行的心血管疾病危险因素与衰老和痴呆研究(CAIDE)中,中年血总胆固醇水平与 21 年后的认知损害相关,给予他汀类药物治疗后这种相关性减弱。一项基于病例的研究发现中年期血胆固醇水平升高可增加之后 30 年内 VaD 的风险,而与对老年人群进行的队列研究的结果并不一致。一些研究显示高胆固醇水平与更低的 VaD 风险相关,而另一些研究的结论则相反。与血压类似,这种不一致性可能反映了不同年龄人群血脂测定时机的影响、老年人接受低脂治疗的可能性较小(代际效应)和痴呆的临床发病。一项对有心血管疾病风险的老年人群进行普伐他汀干预的研究发现安慰剂对照组和治疗组多个认知域的功能无明显差异。

4. 炎症 炎症是多种心血管疾病危险因素导致血管和神经元损伤的重要机制。一项研究随访 8 年发现,在 VaD 起病前存在血浆中炎症蛋白(尤其是 α_1-抗胰凝乳蛋白酶和 C 反应蛋白)水平的增高;有研究显示 VaD 起病前25 年就有 C 反应蛋白水平的增高。一项关于脑衰老的研究随访 4 年发现 C 反应蛋白和 IL-6 水平均升高可使 VaD 的风险升高近 3 倍。

5. 小结 中年期的收缩压和舒张压、高血压病史和血胆固醇水平都是VCI 的预测因子。尽管老年人群暴露于高水平的这些危险因素可能获益,但老年人群 VCI 和老年期血压及血胆固醇的关系仍不清楚,还需要进一步研究。糖尿病和高血糖与 VCI 有关。炎症标志物 C 反应蛋白与 VaD 有关。

6. 推荐

(1) 推荐对有 VCI 风险的个体进行降压治疗(Ⅰ级推荐;A 级证据)。

(2) 对于有 VCI 风险的个体,治疗高血糖可能是合理的(Ⅱb 级推荐;C 级证据)。

(3) 对于有 VCI 风险的个体,治疗高胆固醇血症可能是合理的(Ⅱb 级推荐;B 级证据)。

(4) 对于有 VCI 风险的个体,并不清楚抗感染治疗能否降低 VCI 风险(Ⅱb 级推荐;C 级证据)。

九、并存的血管疾病

(一) 冠心病

在 CHS 研究和雷克雅维克年龄、基因和环境易感性的研究(AGES-RS)中,通过 CT 检测冠状动脉钙化(反映冠状动脉粥样硬化严重程度的指标)发现冠状动脉钙化与认知损害风险升高相关。调整 WML、SBI、脑内微出血和脑体积后冠状动脉钙化与认知损害的相关性减弱,从而提示其他血管机制也参与其中。

冠心病也是 VaD 的独立危险因素。既往认为冠状动脉搭桥术与较差的初始认知功能和老年期痴呆风险升高相关。但经过 1~6 年的随访后发现接受冠状动脉搭桥术的人群与冠心病严重程度相当的接受内科或经皮介入治疗的患者相比,认知功能下降的幅度无明显差异。

(二) 卒中

与匹配性别和年龄的人群相比,卒中后新发痴呆的风险约升高 2 倍,首次卒中后该比例平均为 10%,取决于受累部位、受损脑组织体积大小、临床表现的严重程度和卒中后早期并发症(癫痫、谵妄、缺氧、低血压)。最新的文献回顾发现老龄、低受教育水平、卒中前认知损害、糖尿病、心房纤颤是卒中后认知功能减退的危险因素,但卒中复发是初发卒中后认知功能下降最有力的预测因素。无论卒中前存在的血管性疾病危险因素的数量和严重程度如何,复发卒中患者痴呆的风险高达约 30%。

(三) 慢性肾脏疾病

既往认为严重的慢性肾脏疾病和代谢性脑病(见于尿毒症)、高血压脑病和卒中风险升高相关。对多个人群的多项研究均发现中度和重度慢性肾脏疾病的患者[其划分标准分别为：肾小球滤过率＜60 ml/(min·1.73 m²)和 30 ml/(min·1.73 m²)]存在多个认知域认知障碍患病率的阶梯状升高。CHS 研究显示中度慢性肾脏疾病与伴发 VaD 的风险升高相关。慢性肾脏疾病和认知损害间的相关性可能由于前者与小血管性脑部疾病共有的血管性危险因素而造成混杂。

（四）心房纤颤

心房纤颤,特别是未经充分抗凝的心房纤颤,是卒中的危险因素之一。在几个大样本的社区人群研究和一项对注册的接受心导管检查人群的前瞻性研究中,横向数据显示心房纤颤是较低的认知功能和 VaD 风险升高的独立危险因素。但一些研究并未发现心房纤颤和痴呆的相关性。研究结论的这种差异可能部分受到以下因素的影响：年龄或性别(这种效应对女性和老人更弱)、是否使用抗凝药物和抗凝治疗的效果。

（五）周围动脉疾病

檀香山-亚洲衰老研究(HAAS)和 CHS 研究都发现低踝臂指数(反映外周动脉疾病的指标)与 VaD 风险升高相关。Maine-Syracuse 研究表明颈动脉-股动脉的脉搏波速增加与认知功能降低相关。目前关于血流介导的内皮舒张(肱动脉反应性)与认知功能的研究数据极少。

（六）低心输出量

有研究发现无症状的心排血量降低与认知功能减退相关。既往认为心排血量降低与执行功能障碍(主要表现在计划和排序功能障碍)和局限性皮质下核团周围 WML 相关。慢性全身低灌注可能影响脑血流稳态。对动物和人类的观察研究表明慢性低灌注可导致 WML 的形成和发展。

低心排血量在认知损害的发生和发展阶段可能是一个关键因素,对于主要累及心脏收缩功能的老年心力衰竭患者尤其如此。

（七）结语

预防慢性血管疾病对于降低人群 VaD 造成的疾病负担可能有一定帮助。初发和复发卒中可显著增加痴呆风险,虽然其原因可部分归结于脑组织的丢失,同时它可能也反映了血管性疾病危险因素对卒中和认知功能的直接影响。换言之,卒中可以作为血管性疾病因素累积暴露程度的一个标识。与此类似,冠状动脉或外周动脉疾病、心房纤颤、肾功能衰竭和心力衰竭均与认知损害相关。

十、VCI 的临床试验及对症治疗

（一）背景

在过去十年间，脑血管疾病单独或与 AD 联合作用作为认知损害的原因已经变得非常明确，但采用批准用于治疗 AD 的药物治疗 VaD 的重要试验都未获得批准。其原因包括标准的认知功能评估显示收益非常有限，而在该认知功能评估过程中未充分评估执行功能，或者整体认知功能和日常活动方面的收益不一致，而当并发导致体力活动障碍的卒中时很难评估日常活动能力。另外，所用的 VaD 的诊断标准有很高的特异性但灵敏性很低，从而妨碍了患者的招募，且纳入标准中强调了记忆损害使得难以除外合并 AD 个体。最后，鉴于临床医师不能完全区分 VaD 和 AD，研究人员也只能勉强设立独立的标准。

控制血管性疾病的危险因素和对症治疗是 VaD 的主要治疗方法。除此以外，也有关于非药物治疗的研究。规范的筛选和控制基线水平、疾病的演变和对治疗的反应都非常重要。应记录患者的病史、社会功能和日常活动功能、详尽的认知功能评估结果及血液检验、脑和血管影像学检查等。同时，也需要记录导致疾病临床表现加重的因素（如睡眠障碍、疼痛和应激），并给予个体化的处理以优化患者和照护者的生活质量。

痴呆治疗的一些策略并不是直接针对疾病本身。痴呆照护者的支持、教育和发现社区资源也是医疗卫生人员的重要职责，包括日常活动的辅助设备和社区生活的支持系统，如方便的交通工具和患者驾驶安全性的评估。其他方面的工作包括针对心理学症状和神经行为学症状提出建议和处理措施、做好应对家庭经济水平下降的准备、制订就诊计划和照护者安排以及在疾病进展时给予治疗以延缓病情进展。对于这些重要方面的详尽讨论无疑超出了本指南的范围，但这些方面确实很重要。也可参考其他文献和基于证据的其他资料获得相关信息，如加拿大专家共识小组最近发表的关于痴呆患者综合护理的推荐意见。

（二）认知损害的药物治疗

临床和病理学证据均表明 VCI 与 AD 类似，也存在胆碱能神经元受损。持续 6 个月的随机双盲、安慰剂对照试验研究了胆碱酯酶抑制剂对认知功能、大脑功能及日常生活能力的影响。该研究采用了与 AD 相关试验相同的评估工具，研究结果见表 3-2-3。

表 3-2-3 VCI 的药物治疗

药物	推荐(分级/证据等级)	评　价
多奈哌齐	用于"单纯"VaD,分级 Ⅱa,证据水平 A	307、308 研究($n=1\,219$):认知和整体功能中等获益,机体功能降低 319 研究中($n=974$):只有认知功能获益
加兰他敏	对于 AD 和心脑血管疾病,分级 Ⅱa,证据水平 A	Gal-Int-6 研究($n=529$):单纯或混合性 VaD 患者,认知功能总体获益
	对于"单纯"VaD,分级 Ⅱb	Gal-Int-26 研究($n=788$):认知/执行功能中等获益
卡巴拉汀	分级 Ⅱb,证据水平 C	VCIND 研究($n=900$):一些患者执行功能中度获益
美金刚	分级 Ⅱb,证据水平 A	只有认知功能中等获益

注:VCI:血管性认知损害;VaD 血管性痴呆;VCIND:血管性认知损害,无痴呆;307、308、319、"Gal-Int-6"及"Gal-Int-26":研究名称。

多奈哌齐相关研究集中于"纯粹的"VaD($n=1\,219$),在这些研究中安慰剂组在 6 个月内情况稳定,从而提示需要改进试验以明确该药的效果。在个别研究中,认知功能确实有改善,但关于整体功能的数据存在分歧。对最新的关于多奈哌齐治疗 VaD 的大样本随机对照试验($n=974$)的 post hoc 分析显示,采用标准化的目视评分系统,伴海马萎缩的接受安慰剂治疗患者的认知功能减退较不伴海马萎缩患者的更显著,且不伴海马萎缩患者的认知功能基本稳定。从而表明在以后的 VaD 试验中可能需要考虑海马的体积。研究发现的多奈哌齐的副作用与其治疗 AD 的副作用相似。但最近的研究发现多奈哌齐治疗组的死亡率高于对照组,考虑是因为对照组的死亡率低于预期。一项对 168 名 CADASIL 患者使用多奈哌齐治疗 18 周的研究报道了中性结果,但分析次级结局发现治疗组患者的执行功能有所改善。

关于加兰他敏治疗单纯 VaD 患者($n=252$)和 AD/VaD 患者($n=295$)都有相关的研究。尽管各亚组的患者存在交叉,结果表明加兰他敏治疗组患者认知、整体功能和行为能力的下降均明显减缓,而安慰剂组各种能力均明显下降。加兰特敏治疗单纯 VaD 亚组由于统计效力不足而未能显示净收益。随后进行的关于加兰他敏治疗对单纯性 VaD($n=788$)的研究发现了认知功能的获益,包括执行功能的改善,但日常生活能力无提高;但总体来说存在整体功能获益的趋势($P=0.06$)。

关于利伐斯的明的研究较少,但一项历时 22 个月、非盲法对照研究($n=16$)和一项双盲安慰剂对照研究($n=50$)均发现应用利伐斯的明治疗 VCI 患者可以改善患者的执行功能,但这种改善作用对于痴呆患者并不存在。两项关于美金刚(N-甲基 D-天冬氨酸受体拮抗剂)的研究也表明,其可以改善认知功能,但不能改善整体功能。

对 VaD 研究的系统回顾显示:有充分证据支持多奈哌齐治疗 VaD 患者的受益,而加兰特敏则对混合性病因导致的认知损害有效,应用美金刚和利伐斯的明是否有益的证据并不充分。这些药物用于 VaD 的副作用和安全性与用于 AD 的研究结果相似。一项 meta 分析认为胆碱能药物和美金刚用于 VaD 患者的认知功能受益在临床意义上并不明确,在广泛应用这些药物之前还需要更多证据。由于缺乏同一药物或不同药物用于不同严重程度 VaD 受益的比较研究,目前还不清楚这些药物的相对优劣。

部分试验还包括了其他药物,如胞二磷胆碱、尼莫地平、吡拉西坦、石杉碱甲、长春西汀等,但虽然尼莫地平和石杉碱甲对小血管疾病很有效,但其用于 VCI 的证据不足,值得进一步研究。一项小样本研究发现应用舍曲林后可改善执行功能,该研究采用了 EXIT-25 执行功能评估量表。

(三)药物治疗

1. 小结　关于 VaD 药物治疗的研究发现应用多奈哌齐、加兰特敏和美金刚均可轻度改善认知功能,但关于这些药物对整体功能影响的数据并不一致,仅两项关于多奈哌齐的大样本研究给出了关于整体功能的数据。在加兰他敏的研究中,并存 VaD/AD 的患者应用加兰他敏可以抑制认知功能、整体功能的减退。这些药物用于 VaD 的副作用与关于 AD 的研究相似。我们还需要更多的临床试验证据,包括药物经济学研究。在以后的试验中,应基于最新临床标准的筛选患者和评估结局,采用更敏感的执行功能评估工具,可以更好地量化脑萎缩和血管性脑损伤的最新影像学技术(包括弥散张量成像和灌注显像,可能的话还有淀粉样蛋白显像或脑脊液分子标记)以识别并存的 AD 的病理改变。

2. 推荐

(1)多奈哌齐对于改善 VaD 患者的认知功能可能有用(Ⅱa 级推荐;A 级证据)。

(2)加兰他敏用于并存 AD/VaD 的患者可能有益(Ⅱa 级推荐;A 级证据)。

（3）利伐斯的明和美金刚用于 VaD 患者是否有益尚不明确（Ⅱb 级推荐；A 级证据）。

（四）非药物治疗

对非药物治疗也作为治疗方式或辅助治疗方式进行了一些研究，如前文已经论述的一些生活方式因素，如饮食、体力活动和社会支持。仅有少数非药物治疗方式被证实可使 VCI 患者获益。Cochrane 综述显示的两种有益的非药物治疗方法是认知康复和针灸。

认知康复和认知刺激疗法目前尚未被证明有效，因相关的随机对照研究非常少，且目前已发表的研究均存在方法学上的局限性。对啮齿类动物 VaD 模型的研究显示针灸疗法对 VaD 有益，但关于针灸对 VaD 作用的 Cochrane 的综述显示不能做出结论，提示需要进一步研究。

小结：关于 VCI 非药物治疗的证据非常有限。目前还不能就此提出正式的推荐意见。需要进行更多的严格设计的干预研究以了解这些非药物治疗策略（包括认知康复和针灸）的效果。

十一、通过控制危险因素预防 VCI

（一）公共卫生

因为痴呆多见于老年人，只要能轻度延缓其临床表现的出现或认知功能的减退就能使其发病率显著降低。在出现痴呆症状前部分 VCI 患者可能因其他并存疾病去世。据估计到 2050 年 AD 患者人数可达 106 000 000，如果可以将其发病时间推迟 2 年，则到 2050 年约可减少 AD 患者 2 300 000 人。

在血管性疾病的危险因素中与痴呆相关性最强的是中年期高血压（老年痴呆患者 30％合并高血压）。另外，观察性的流行病学研究表明糖尿病会明显增加痴呆的风险。因此应将血管性和代谢性危险因素作为预防痴呆的潜在靶点。干预这些危险因素的时机很重要，因为与老年期的检测结果相比，这些危险因素的中年期检测结果与痴呆的相关性更强，从而提示中年期是一个关键时期。另外，基于早期因素对成年期认知功能、健康和疾病影响的深入认识，目前认为保证儿童和青少年时期认知功能的正常发育是预防认知损害的前提条件。从出生直至青春期末段的均衡营养以保证正常的神经认知功能发育也很重要。

（二）高血压

1. 降压药物和痴呆风险的观察性研究　许多观察性研究（包括一些随访

数十年的队列研究)报道了中年期高血压与老年期认知功能减退和痴呆的相关性。而关于老年期血压水平和痴呆关系的研究结论存在分歧,其中大多数研究认为两者无相关性,而部分研究显示老年期低血压与痴呆相关。

一些纵向研究探讨了降压药物和痴呆风险的关系(表3-2-4)。除了两项分别随访13年和19年的研究以外,大多数研究的平均随访时间不足5年,大多数研究纳入了年轻人。在HAAS研究中进行了长期随访,从而足以表明长达12年以上的治疗效果。这些研究发现没有任何一种降压药物会增加痴呆风险。其中3项研究发现降压治疗和AD风险无关,其他研究认为降压治疗可降低AD的风险。有趣的是,对同一研究的两次分析由于随访时间不同得出了不同的结论:第一次对随访2.2年的数据进行分析发现降压治疗和痴呆及AD无关,而对更长时间随访的数据进行分析发现每治疗一年可使痴呆风险降低5%(而可使AD风险降低6%)。治疗时间越长、接受治疗时的年龄越低则这种保护作用越显著。在HAAS研究中也发现降压治疗对痴呆和AD的保护作用随着治疗时间的延长而增加。

关于不同类型降压药物的研究结论并不一致。一些研究显示特定类型的降压药物没有保护作用。国王岛项目(Kungsholmen project)及卡仕郡研究(Cache County study)发现,与其他类降压药相比,利尿剂尤其是保钾型利尿剂的保护作用更显著。但这一结论仅基于短期的随访、较少的痴呆患者,且由于适应证的选择可能导致混杂。在最近公布的一项研究中,在样本量很大的美国退伍军人数据库中比较了3种治疗方案的效果,该数据库中的个体几乎全部为男性(98%),与赖诺普利(一种血管紧张素转化酶抑制剂)或其他心血管药物相比,接受血管紧张素受体拮抗剂治疗的患者痴呆和AD的风险更低。通过比较血管紧张素受体拮抗剂和血管紧张素转化酶抑制剂(这两种药物的新颖性和价格都很相似),克服了适应证导致的混杂,但由于采用了退伍军人数据库,本研究也存在一些其他限制,如不能按照规范的标准准确诊断痴呆和AD、不能考虑潜在的混杂因素如受教育水平;另外,该研究的随访时间较短,也未能考虑种族因素的影响。因此要验证这些结论的可靠性,仍需进行类似的研究或随机试验。

小结如下:①观察性研究显示降压治疗对降低AD风险有益。②降压治疗时间越长,保护作用越显著。③降压治疗对较年轻者的保护作用比年长者更强。④一些研究表明特定类型降压药的保护作用比其他类型降压药更显著,但相关证据很有限且存在偏倚,因此不能就这种相关性给出确切的结论。

表3-2-4　关于降压药物和痴呆风险的主要纵向研究

作者	发表年份	研究	样本量	样本类型	年龄标准(岁)	平均年龄(岁)	随访年数(年)	痴呆诊断	降压药的总体疗效(CI=95%)	降压药的类型(CI=95%)
Guo 等	1999	Kungsholmen 研究	1 301	社区样本;无痴呆	≥75	83	3	痴呆;AD: DSM-Ⅲ-R	痴呆: RR=0.7(0.6~1)	主要为利尿剂治疗
in't Veld 等	2001	Rotterdam 研究	6 426	社区样本;无痴呆	≥55	68	2.2	痴呆; AD: DSM-Ⅲ-R; AD: NINCDS-ADRDA; VaD: NINDS-AIREN	痴呆: RR=0.6(0.52~1.12); VaD: RR=0.33(0.3~0.99); AD: RR=0.87(0.56~1.33)	降压药无区别
Morris 等	2001	EPESE 研究	634	随机样本	≥65	72	4	AD: NINCDS-ADRDA	AD: RR=0.66(0.68~2.61)	降压药无区别
Lindsay 等	2002	加拿大老龄健康研究	4 088	国家样本	≥65	73	5	AD: DSM-Ⅳ	AD: RR=0.91(0.64~1.3)	
Qiu 等	2003	Kungsholmen 研究	1 270	社区样本;无痴呆	≥75	81	5	痴呆;AD: DSM-Ⅲ-R	痴呆: RR=0.8(0.6~1.0); AD: RR=0.7(0.5~0.9)	
Yasar 等	2005	Baltimore 老年人纵向研究	1 092	社区样本;无痴呆	≥60	78	19	痴呆: DSM-Ⅲ-R; AD: NINCDS-ADRDA	AD: RR=0.64(0.41~0.98)	利尿剂特别是保钾型利尿剂效果更显著。HR=0.26(0.08~0.64)

续表

作者	发表年份	研究	样本量	样本类型	年龄标准(岁)	平均年龄(岁)	随访年数(年)	痴呆诊断	降压药的总体疗效(CI=95%)	降压药的类型(CI=95%)
Peila 等	2006	Honolulu 亚洲老年研究	1 294	社区样本	≥72	76	5	痴呆: DSM-Ⅲ-R 和 DSM-Ⅳ; AD: NINCDS-ADRDA; VaD: CADDTC	降血压药每年 HR; 痴呆: HR=0.94(0.89~0.99); AD: HR=0.96(0.93~0.99); VaD: HR=0.95(0.89~0.99)	
Haag 等	2009	Rotterdam 研究	6 249	社区样本; 无痴呆	≥55	68	13	痴呆: DSM-Ⅲ-R; AD: NINCDS-ADRDA; VaD: NINDS-AIREN	降血压药每年 HR; 痴呆: HR=0.95(0.91~0.99); AD: HR=0.94(0.90~0.99)	降血压药物同无区别
Li 等		美国退伍军人研究	819 491	国家数据库	≥65	74	4	无特别筛选	痴呆的 HR, ARB 对心血管药物: HR=0.76(0.69~0.84); ARB 对赖诺普利: HR=0.81(0.73~0.9); 赖诺普利对血管药: HR=0.94(0.91~0.97)	

注: CI: 可信区间; DSM-Ⅲ-R: 精神障碍诊断和统计手册(第三版,修订版); RR: 相对危险度; NINCDS-ADRDA: 国立神经病学会-交流障碍和卒中-AD及其他相关疾病协会; EPESE: 东波士顿老年人流行病学研究; DSM-Ⅳ: 精神障碍诊断和统计手册(第四版); CCB: 钙通道阻滞剂; HR: 风险比; CADDTC: 加利福尼亚-AD诊断治疗中心; ARB: 血管紧张素Ⅱ受体阻断剂。

　　2. 降压药物与痴呆风险的临床试验

　　(1) 相关试验:6 项关于降压药物的大样本随机试验对痴呆和认知功能进行了评估。其中 4 项研究表明降压药物对痴呆或认知损害的风险无明显影响。一项试验表明降压药物能降低痴呆风险,而另一项试验表明降压药物对PSD 有益(表 3 - 2 - 5 和表 3 - 2 - 6)。

　　1) 在老年人收缩压试验(SHEP)中,接受利尿剂和(或)β受体拮抗剂治疗组的痴呆发生率(1.6%)与接受安慰剂组的(1.9%)相似。最近重新分析SHEP 的数据发现可能由于两组间失访率的差异导致药物的治疗效果消失。

　　2) 老年人认知和预后研究(SCOPE)共纳入 4 937 名无痴呆的老年高血压患者,旨在评估单用血管紧张素受体拮抗剂或联合利尿剂治疗的效果,结果发现降压治疗后认知功能无明显改善。之所以没有发现受益很可能是由于积极治疗组和对照组患者血压水平的差异(3.2 mmHg vs. 1.6 mmHg)。虽然该试验初始设计为血管紧张素受体阻滞剂与安慰剂的比较,但在试验进行中考虑到伦理学问题,对照组患者也接受了降压治疗。因此,组间血压差异和研究的效力都被削弱。然后对随机分组后未接受补充降压治疗患者的数据再次进行了 post hoc 分析,结果显示尽管降压治疗对心血管事件、死亡率、血管性疾病死亡率的作用更显著,但降压治疗对认知功能及痴呆的中性作用结果并未改变。

　　3) 欧洲收缩压试验(Syst-Eur)提供了支持控制血压以预防痴呆的最有力证据。由于明确证实了尼群地平降低卒中风险的作用,该研究在中位随访时间达到 2 年时提前终止。安慰剂组中有 21 名患者被诊断为痴呆,而治疗组中有 11 名患者被诊断为痴呆,治疗组中痴呆发病率下降了 50%(95%CI: 0～76%),其中大多数患者为 AD。对该试验纳入的患者进行了非盲法随访发现对照组痴呆患者的例数翻了一番。在该扩展研究中,应用尼群地平治疗后,AD 和 VaD 患者例数均下降。

　　4) 在培哚普利预防卒中复发研究(PROGESS)中,6 105 名有卒中或短暂性脑缺血发作病史的患者被随机分配入单用血管紧张素转化酶抑制剂组、单用培哚普利组、血管紧张素转化酶抑制剂联合利尿剂组、培哚普利联合利尿剂组和安慰剂组。联合治疗使收缩压和舒张压分别降低 12 mmHg 和 5 mmHg,并使卒中风险降低 43%。随访 4 年,共有 410 例患者被诊断为痴呆,其中 108 例患者痴呆出现于卒中前。总的来说,治疗组痴呆风险降低 12%(全距: 8%～28%),但该风险降低无统计学意义。然而评估 2 个痴呆亚组(痴呆前有或无卒中史)后,有卒中病史者和无卒中病史者相比,经积极治疗后其痴呆风险显著降低(分别为 34% 和 1%，$P = 0.03$）。对于认知功能减退（定义为 MMSE 评分下降 $\geqslant 3$ 分）情况的分析也得出了类似的结果。另外，在 PROGRESS 的 MRI 子项目中，积极控制血压可以阻止或延缓白质区高信号的进展。

5）高血压对老年人认知损害影响研究（HYVET-COG）纳入了 3 336 名 80 岁以上收缩压高于 160 mmHg 的患者，入组患者给予单用或联用吲达帕胺和培哚普利、安慰剂治疗，结果发现降压治疗对于降低痴呆或认知功能减退风险无效。但由于发现治疗后卒中和总死亡率显著降低，该试验在随访 2.2 年后被提前终止。

所有发表的试验都有共同的局限性：①时间随访短；②痴呆的筛检和诊断标准不统一；③低痴呆风险的患者（平均年龄小），基线 MMSE 评分高；④发病人数少，统计效力低；⑤不同程度的失访，可能导致高估或低估治疗效果。

表 3-2-5　以认知损害或痴呆作为结局的关于降压药物的随机试验：一般特征

研究	样本量	平均年龄(SD),(年)	治疗策略	SBP/DBP差异(治疗组/安慰剂组)	随访时间(年)
SHEP	4 736	71.6(6.7)	利尿剂（氯噻酮）和（或）β受体阻滞剂（阿替洛尔）或利血平	−11～14/−3～4	4.5
Syst-Eur	2 418	69.9(6.2)	钙通道阻滞剂（二氢吡啶类）加（不加）β受体阻滞剂（马来酸依那普利）和（或）利尿剂（氢氯噻嗪）	−8.3/−3.8	2.0
PROGRESS	6 105	64(10)	ACEI（培哚普利）加（不加）利尿剂（吲达帕胺）	−9.0/−4.0	4
SCOPE	4 937	76.4(…)	ARB（坎地沙坦）和（或）利尿剂	−3.2/−1.6	3.7
HYVET	3 336	83.5(3.1)	利尿剂（吲达帕胺）和（或）ACEI（培哚普利）	−15/−5.9	2.2
PRoFESS	20 332	66.1(8.6)	ARB（替米沙坦）	−5.4/…	2.4

注：SD：标准差；SBP/DBP：收缩压/舒张压；SHEP：老年人收缩期高血压试验；Syst-Eu：欧洲收缩期高血压试验；PROGRESS：培哚普利预防卒中复发研究；ACEI：血管紧张素转换酶抑制剂；SCOPE：老年人认知与预后研究；ARB：血管紧张素Ⅱ受体拮抗剂；HYVET：老年人高血压研究；PRoFESS：有效预防卒中复发的策略研究。

表3-2-6 以认知损害或痴呆作为结局的关于降压药物的随机试验：干预对痴呆的影响

研究	痴呆的诊断	痴呆的发病率和发病例数				关于痴呆的主要结果	痴呆类型（AD、VCI或卒中后痴呆）
		治疗组		安慰剂组			
		痴呆例数/患者总数	发病率(/1 000人年)	痴呆例数/患者总数	发病率(/1 000人年)(95%CI)		
SHEP	专业诊断；DSM-Ⅲ-R	37/2 365	无指征	44/2 371	无指征	痴呆减少16%，不显著	不确定
Syst-Eur	专业诊断；DSM-Ⅲ-R	11/1 238	3.8	21/1 180	7.7	痴呆减少50%(0~76%)；$P=0.05$	23例AD；7例混合性痴呆
PROGRESS	专业诊断；DSM-Ⅳ	193/3 051	16	217/3 054	19	痴呆减少12%(8~28%)；$P=0.2$	再发性卒中患者痴呆减少34%(3%~55%)；$P=0.031$%其他痴呆患者(-24%~22%)；$P=0.9$
SCOPE	ICD-10诊断；独立临床事件委员会	62/2 477	6.8	57/2 460	6.3%	治疗组风险上升7%；$P>0.2$	不明确
HYVET	专业诊断 DSM-Ⅳ	126/1 678	33	137/1 649	38	痴呆减少14%(9%~23%)；$P=0.2$	164例AD和84例血管性痴呆结果相似
PRoFESS	痴呆临床印象	408/8 624	无指征	409/8 646	无指征	痴呆风险无降低；$P=0.48$	不明确

注：CI：可信区间；VCI：血管性认知损害；SHEP：老年人收缩期高血压研究；AD：阿尔茨海默病；DSM-Ⅲ-R：精神障碍诊断和统计手册（第三版，修订版）；Syst-Eu：欧洲收缩期高血压研究；PROGRESS：培哚普利和预防卒中复发研究；DSM-Ⅳ：精神障碍诊断和统计手册（第四版）；SCOPE：老年人认知和预后研究；ICD-10：国际疾病分类（第十版）；HYVET：老年人高血压研究；PRoFESS：预防卒中复发的有效策略研究。

（2）meta 分析：到目前为止，有 5 篇关于降压试验中痴呆风险相关数据的 meta 分析（表 3 - 2 - 7）。总结如下：①这些 meta 分析的方法存在诸多差异，如模型（固定模型或随机模型）和患者的选择。②没有一篇 meta 分析包括了全部 5 项相关的试验，即使最新发表的 meta 分析也如此。③只有一项分析发现痴呆风险显著降低，但是该结论在 HYVET 结论的描述中提出且分析不足，尤其是关于不同研究的纳入标准的分析。④总的来说，痴呆风险降低的范围是 11%～20%（表 3 - 2 - 7）。

表 3 - 2 - 7 血压相关随机试验的 meta 分析——降压治疗对痴呆的影响

作者	发表年份	试验名称	样本量（事件例数/患者人数）	模型类别	异质性检验的P值	主要结果
Birns 等	2006	PRoGRESS；SCOPE；Syst-Eur	642/18 196	确定	0.18	0.89(95%CI：0.75～1.04)；$P=0.15$
Feigin 等	2005	PRoGRESS；SCOPE；SHEP；Syst-Eur	883/23 505	随机	0.06	0.80(95%CI：0.63～1.02)；$P=0.07$
Peters 等	2008	HYVET；PRoGRESS；SHEP；Syst-Eur	786/16 595	随机	0.49	0.87(95%CI：0.76～1.00)；$P=0.045$
McGuinness 等	2008	SCOPE；SHEP；Syst-Eur	232/15 295	确定	0.16	0.89(95%CI：0.69～1.16)；$P=0.38$
McGuinness 等	2009	HYVET；SCOPE；SHEP；Syst-Eur	695/15 427	确定	0.3	0.89(95%CI：0.74～1.07)；$P=0.21$

注：PRoGRESS：培哚普利预防卒中复发的有效策略研究；SCOPE：老年人认知和预后研究；SHEP：老年人收缩期高血压研究；Syst-Eu：欧洲收缩期高血压研究；CI：可信区间；HYVET：老年人高血压研究。

（3）正在进行或计划进行的试验：收缩压干预试验（SPRINT）旨在评估将血压降至推荐水平以下是否可获得额外收益。这项研究共纳入 7 500 名 55 岁以上收缩压高于 130 mmHg 且至少合并一个血管危险因素（高胆固醇血症、吸烟)的患者,被随机分配入积极治疗组(控制收缩压低于 120 mmHg)和常规治疗组(控制收缩压低于 140 mmHg)。对患者的随访至少持续 4 年。该试验在 2010 年秋开始,并且包含由国家老年协会和 NINDS 支持的认知研究子项目。

3. 小结　观察性研究表明降压治疗可以使 AD 患者获益,且与高龄人群相比,低龄人群接受降压治疗的收益更显著。

少数大规模的降压治疗试验包括了认知功能评估及痴呆的诊断。由于一些共同的局限性,降压药物对痴呆和 AD 风险的影响仍存在诸多不确定性。

meta 分析既没有证实也没有否定降压治疗对痴呆风险的影响。这些 meta 分析的局限性与降压治疗试验相似,除此之外也没有提供更多的有效信息。对特定患者数据的 meta 分析也是需要的,因为只有如此才能对潜在的重要因素(如年龄、血压和基线认知功能)进行恰当地评估。识别高危人群对于进一步的研究也很有必要。

4. 推荐

(1) 对于卒中患者,降低血压可降低 PSD 风险(Ⅰ级推荐;B 级证据)。

(2) 有较可信证据表明中年人群接受降压治疗对于预防痴呆可能有效(Ⅱa 级推荐;B 级证据)。

(3) 对于 80 岁以上人群,降压治疗预防痴呆的价值尚未明确(Ⅱa 级推荐;B 级证据)。

(三) 糖尿病

与其他老年期疾病类似,糖尿病也会增加认知功能减退、痴呆和抑郁的风险。在众多导致认知损害和痴呆的危险因素中,有文献显示高血糖和高胰岛素血症作为参与 2 型糖尿病的重要代谢改变均与认知损害和痴呆相关。同时 2 型糖尿病也可能伴发其他精神障碍,如抑郁或焦虑,据文献报道这些临床事件在 2 型糖尿病中的患病率更高。

最新的 meta 分析显示,治疗高血糖与预防微血管病相关,在某种程度上也与预防大血管事件相关。但严格控制血糖后并未发现其对卒中的预防作用,也没有关于控制血糖对轻度 VCI 和早期痴呆有保护作用的研究证据。因此强化降糖治疗不能预防卒中,而卒中是认知功能下降的危险因素之一。对于严重高血糖患者来说,由于高渗透压和电解质紊乱的影响会导致急性认知功能减退,通过立即给予胰岛素治疗可能改善这些情况。

在配德利锭和达美康缓释剂对糖尿病和血管疾病作用评估(ADVANCE)

研究中,联合降压和降糖治疗可降低大血管疾病相关终点事件和死亡率。推测认知损害可能是 2 型糖尿病预后的独立预测因子,但并不改变降压或降糖治疗对主要大血管事件风险的改善作用。

一项系统回顾认为没有关于 2 型糖尿病患者接受降糖治疗的类型和强度对于预防和治疗认知损害的充分研究证据。对于老年糖尿病患者,强化控制血糖所致的低血糖对认知功能的影响也是未来需要研究的内容。

小结:糖尿病是精神症状和认知损害的重要危险因素,但可用的证据绝大多数是观察性研究的结果。关于降血糖治疗的保护作用的证据水平都很低,需要进一步的干预试验来阐明降糖治疗对认知损害和痴呆的可能的保护作用。当然,也需要评估新的降糖药对认知损害或痴呆的影响。需要支持新的试验以研究高血糖对认知损害的影响,并评估应用新型降糖药和经典降糖药对认知损害的影响。

推荐:治疗糖尿病/高血糖对痴呆的预防作用尚未完全明确(Ⅱb 级推荐;C 级证据)。

(四) 血脂

高脂血症和血脂异常是影响认知功能的重要代谢过程。无论是初次或二次研究,基于 meta 分析的数据和一个试验,即通过加强降胆固醇治疗预防卒中的试验都表明,抑制素类治疗对预防卒中有效。基于 meta 分析和一项临床试验——积极控制血脂以预防卒中研究(SPARCL)的原始证据和次级证据均表明他汀治疗对卒中有保护作用。

在老年人应用普伐他汀的前瞻性研究(PROSPER)中,经过 4 年治疗,应用 MMSE 量表评估认知功能发现接受普伐他汀治疗组和安慰剂治疗组患者的认知功能无明显差别。一些 meta 分析认为尽管对啮齿类动物的实验研究报道了他汀治疗的保护作用,但他汀治疗对于人类的认知损害并无明显改善作用。一项 2007 年完成的他汀干预研究——降胆固醇药物延缓 AD 病程的研究(CLASP)尚未发表。最新发布的立普妥对 AD 影响的研究(LEADe)随机纳入了 640 名轻度 AD 患者,结果显示接受联合阿托伐他汀(80 mg)和多奈哌齐治疗 72 周后认知功能无改善。

小结:虽然应用他汀类药物控制血脂可预防卒中,但这些药物并不能预防老年人的认知功能减退。关于他汀治疗对认知功能影响的观察性研究证据很少,而且相关证据的水平也很低。需要更多关于高脂血症和认知损害之间关系的研究,并分析通过降脂药物治疗能否影响认知损害过程。

推荐：治疗高脂血症对痴呆的预防作用仍不确定（Ⅱb 级推荐；C 级证据）。

(五) 其他血管性危险因素的干预

1. **抗栓治疗**　一些观察性研究表明阿匹林可以改善认知功能，虽然其他研究并未证实该结论。极少数关于抗血小板治疗的试验对认知功能进行了评估。在阿司匹林治疗无症状性动脉粥样硬化试验（AAA）中，3 350 名 50～70 岁患者被随机分配入治疗组（阿司匹林肠溶片，100 mg，1 次/日）和安慰剂组，随访 5 年，显示阿司匹林治疗组和安慰剂组患者的认知功能无明显差异。在有效预防卒中复发的策略研究（PRoFESS）中，20 332 名缺血性卒中患者随机进入 2×2 的析因设计分组中，患者接受阿司匹林（25 mg）和双嘧达莫缓释剂（200 mg）一天 2 次，或者氯吡格雷（75 mg）一天 1 次，或者替米沙坦（80 mg）或安慰剂一天 1 次，以预防卒中复发，而认知功能减退或痴呆则作为非初级终点事件。在中位随访 2.4 年后，两种抗血小板治疗策略对认知功能结果（MMSE 评分中位数≤24）或严重认知功能减退（倒数第二次和基线水平相比，MMSE 评分下降≥3 分）或痴呆的影响无明显差异。

2. **生活方式**

(1) 饮食：一些观察性研究发现地中海饮食人群比其他饮食人群的认知功能更好，且痴呆风险更低。最近对社区老年人群的研究显示，更好地坚持地中海饮食可以减缓认知功能下降。但没有对健康人群进行类似干预的随机对照研究。

(2) 体力活动：观察性研究中发现增加体力活动可改善认知功能，但只有一项小样本的干预研究随访了增加运动量后改善的认知功能。研究显示有氧锻炼是有益的。对有较高认知功能减退风险的老年女性进行了历时 6 个月的研究，通过严格的对照策略发现通过非药物治疗可改善执行功能。同时，也对我们理解为什么有氧运动能提高部分认知功能，而部分认知功能似乎对运动锻炼不敏感有帮助。近期发表的关于体力活动对认知功能减退影响的 meta 分析纳入了 15 项观察性研究，结果表明不同强度的体力活动对于各种功能减退有显著的和一致的保护作用。

(3) 吸烟：吸烟是卒中相关痴呆的危险因素。目前还没有关于戒烟对认知功能影响的干预性研究。

3. **维生素补充**　关于补充维生素能否改善认知功能的研究已经开始。一项系统回顾显示老年女性补充叶酸（750 μg/d）对认知功能和情感评估结果无明显改善作用。

对于轻度和中度认知功能减退和不同类型的痴呆患者,叶酸对认知功能和情感并无改善作用。但荷兰的另一项研究让 818 名患者口服补充叶酸(800 μg),3 年后认知域功能多有改善(而未干预人群认知功能随年龄有下降趋势)。

澳大利亚的一项研究纳入了 276 名健康老年人,通过补充 B 族维生素降低同型半胱氨酸,干预 1 年和 2 年时测定认知功能,结果显示认知功能无明显改善。

4. 小结　一些观察性研究发现地中海饮食对减缓认知功能下降有益。

关于抗血小板治疗和补充维生素对认知功能影响的证据非常缺乏。研究表明通过补充 B 族维生素降低血同型半胱氨酸水平不能改善认知功能。关于这些干预的证据仍很缺乏,也不能提出专门的推荐意见。

一些观察性研究和很少的干预性研究显示改变生活方式(如饮食、体力活动)或许可以改善认知功能。尽管吸烟是众所周知的血管性危险因素,但戒烟对认知功能的影响并不确定。

只有有限证据支持物理治疗可防止认知功能下降。仍需要更多研究支持以评估生活方式干预对防治认知损害的作用,并探讨戒烟对该过程的影响。

5. 推荐

(1)一些研究显示地中海饮食可减缓认知功能的下降,地中海饮食可能是合理的(Ⅱb 级推荐;B 级证据)。

(2)无充分证据表明补充维生素可以改善认知功能,尽管已证实补充维生素可以改善同型半胱氨酸水平,补充维生素的有效性尚未明确(Ⅱb 级推荐;B 级证据)。

(3)体力活动可能对防治认知损害有益(Ⅱb 级推荐;B 级证据),但调整其他生活方式或维生素干预的有效性尚未确定(Ⅱb 级推荐;B 级证据)。

(4)抗血小板聚集治疗对 VCI 的作用仍未确立(Ⅱb 级推荐;B 级证据)。

十二、总结和行动路线

在发达国家,老年人口增长迅速。例如,2000 年 60 岁以上人口达到了 6 亿,预计到 2025 年 60 岁以上人口会达到 12 亿,2050 年达到 20 亿。高龄老人(≥80 岁)数目也在迅速增加,其中约 20% 难以独立进行日常生活。而认知损害多见于老年人,且严重影响个体的独立生活能力。痴呆的患病率随年龄增加而升高,80 岁以上人群中痴呆的患病率超过 30%,美国每个痴呆患者每年的照顾费用超过 40 000 美元。识别认知损害高风险人群和轻度认知损害(如 MCI、VaMCI)患者对于预防和推迟痴呆及其后遗症、节约公共卫生资源非常重要。通过评估心血管疾病和卒中的危险因素并针对其进行特异性治疗可以预防或推迟认知损害的发生。认知功能是老年人致残和致死的重要预测因素之一,但通常未将其纳入心血管风险和靶器官损害全面评估中进行评价。

正如前文所述,对于老年人认知损害和痴呆的常见病因(AD 和 VCI)的理解已经取得了一些进步。现在普遍认为卒中的危险因素也是 AD 和 VCI 的危险因素。事实上,有学者提出了 AD 的血管假说,且参与神经血管单元功能紊乱的基因可能也参与了 AD 的过程。因此,有学者提出可能存在血管机制和神经退行性改变的会聚点,两者共同导致认知损害。支持会聚假说的流行病学证据显示传统的心血管危险因素也可以增加 AD 的风险。例如,在芬兰进行的队列研究发现,收缩压增高、高胆固醇血症、糖尿病可使 AD 的风险增加约 6 倍,而其中任何一个因素都可使 AD 风险增加约 2 倍。

前文提到的流行病学研究和临床前期研究允许我们的预防重点向更"上游"阶段的靶点转移,这些上游靶点包括:与血管病共同的危险因素,可能影响预防结局的外部通路(如体细胞和线粒体基因突变、晚期糖基化终末产物、促炎因子)和内部通路(如端粒缩短、生长因子减少、细胞凋亡),以及其他异常的通路。另外,我们现在需要考虑到 AD 可能不是单一疾病,而可能是不同病理生理机制导致的一组疾病。支持该观点的主要证据是不同的血管疾病危险因素如高血压、糖尿病和高胆固醇血症通过不同的病理生理学机制引起或加重 AD。

另外,由于本文的重点集中在亚临床 CVBI、卒中、血管疾病危险因素,所以深入了解"静止性"卒中和 WML("隐性"的脑损伤)很有必要,因为这些事件与神经心理损伤相关且会增加 VCI 和卒中后遗症的风险。据估计,静止性卒中与有症状卒中的比例超过 9:1,且静止性卒中患者合并轻度 VCI 的患者数约是合并较严重 VCI(如 VaD)的 2 倍。合并隐性脑损伤的人群可能尤其适合于开展血管性疾病风险因素干预研究,以验证相关概念。

总之,本文讨论了关于 VCI 和痴呆的争议及关于血管性疾病的危险因素、动脉老化、CVBI 影响认知功能的证据。深化对 VCI 和痴呆认识的行动路线在前文中已提出推荐意见。需要深入开展多学科、横向和纵向的研究,并根据多种可能影响认知功能的脑部疾病的共同病理生理机制、跨学科的专家意见,通过临床试验验证新的治疗靶点，围绕卒中和 AD 未研究和待研究的交界领域、高危人群、疾病的早期阶段和系统性的整合策略来做出推荐意见。

为了构建行动计划，我们需要考虑以下研究领域来深化我们的认识：

（1）继续开发、验证和改进实用的评估相同和不同地域、文化和种族 VCI 人群的认知功能量表。

（2）继续探索新的神经影像学方法，以识别 VCI 相关的 CVBI 的生物标记和危险因素。

（3）通过纵向研究明确临床神经病理学改变和神经影像学改变的关系。

（4）建设国家优秀的 CVBI、VCI 和痴呆研究中心并进行中心内和中心间的多学科、横向和纵向联系。

（5）进行恰当的、基于统计学的随机对照研究，探讨对中年和老年人群干预血管性疾病危险因素预防 VCI 和 AD 的效果，并进行相关的成本-收益研究。

（6）进行临床和临床前研究，以进一步了解衰老对大血管和神经血管单元的影响。

（7）识别 VCI 和痴呆的新的危险因素。

（8）研究血管性脑损伤的位置、严重程度和范围对认知功能的影响，同时探讨年龄相关的病理学改变和认知功能储备。这些项目同时应积极寻找新的遗传和其他因子以构建新的 VCI 防治策略。首先对有血管性疾病危险因素和临床诊断的 CVBI 患者进行干预可能是进行大样本临床试验以检验预防策略的第一步。

随着基础科学、药理学、流行病学、神经影像学、神经病理学的进展，我们将能更好地为临床医生做以下方面的指导：

（1）识别 VCI 和其他认知损害时，如何选择神经心理学量表和神经心理评估频率。

（2）控制心血管危险因素对预防认知损害的价值和需要控制的因素。

（3）基因及新的血管疾病危险因素在 VCI 中的应用和解释。

现在，缺乏用以给出推荐的重要数据，我们鼓励临床医生使用筛查工具以识别老年患者存在的认知损害（如 www.mocatest.org），并按照国家或地方的指南控制血管性疾病的危险因素。最近 AHA 发布的关于初发和复发卒中的 2011 年指南中提出了有效的风险因素管理措施，虽然这些措施还未在合并 VCI 的患者中得到证实。

解读与评论

　　这个共识是迄今有关 VCI 主题,尤其是 VCI 治疗环节最全面、最深入的一篇,笔者在编译的时候,不忍心删除太多文字,因为有许多循证医学内容,仅出现在这个共识中,而不见于其他共识。

　　本文回顾了 VCI 的定义、神经病理学、基础研究、病理生理学、神经影像学及血管性和其他相关危险因素对 VCI 的影响,以及 VCI 预防和治疗的可能时机。本共识可作为临床医师深入了解 VCI、痴呆及其预防和治疗的指导材料。美国神经病学协会认为此指南可作为神经内科医师的教材。

　　本共识"VCI"一词涵盖各种血管性脑损害(卒中仅是其中一种)相关的认知损害的完整谱系,包括了从轻度认知损害到痴呆(血管性痴呆,即 VaD)的全过程;同时 VCI 也包括了病理学水平从"单纯"AD 到合并血管性疾病的混合型认知损害,直到"单纯"的 VaD 的完整疾病谱。重要的是,该专家共识已经提出了 VCI 诊断的影像学、认知功能和病理学层面的评估标准。血管危险因素如高血压、糖尿病所致的认知损害,是否归为 VCI? 这是备受争议的问题,根据本共识,VCI 不包括血管危险因素所致的认知损害。本共识 VCI、VaD、VaMCI 的明确定义与诊断标准为目前国际上许多论文所采用,值得我们学习参考。

　　神经血管单元的功能障碍和脑血流调节机制的改变可能是造成 VCI 重要的潜在病理生理机制。脑淀粉样血管病作为 AD、脑内小灶性梗死、小灶性出血、大量脑出血和 VCI 风险重要标志的地位逐渐确立。老年人认知损害的神经病理学通常是 AD 和脑微血管损伤联合作用的结果,两者可有重叠和协同,从而增加了认知损害的风险。因而,MRI 和其他影像学技术对 VCI 的识别和确定诊断非常重要,而且皮质下型 VCI 通常伴有白质密度增高和脑深部的小灶性梗死。在许多情况下,VCI 的危险因素与卒中的传统危险因素是一致的。这些危险因素包括但不限于心房纤颤、高血压、糖尿病和高胆固醇血症。更进一步说,这些因素也可能是 AD 的危险因素。颈动脉内-中膜厚度和血管僵硬程度逐渐被作为动脉老化的标志,同时可能是 VCI 的危险信号。现在,还没有任何特异的 VCI 治疗方法取得美国食品和药品监督管理局(FDA)的批准。然而,发现和控制引起卒中和心血管疾病的传统危险因素对于 VCI 的预防也许有效,即使老年人也是如此。

本共识中有助于临床医师说服患者调整行为方式的指导内容也很丰富、实用，比如，VCI 的预防，日常生活的注意事项有哪些？戒烟与限制饮酒量为什么是必要的？如何在高危人群中强化控制血管危险因素？在药物治疗方面，也有详细的介绍，有严谨的证据等级与推荐等级，比如，我们临床上常用的抗氧化剂及 B 族维生素，能否获益？这个共识解答了这些问题。当然，有些治疗方法需要更多的研究才能下结论。

共识三
血管性认知障碍的诊断标准
(VASCOG)

原载：Alzheimer Dis Assoc Disord，2014，28：206-218.

长期以来，脑血管病被认为是认知损害的一个重要原因，但是定义脑血管病后认知损害的概念，却有着一段多变的历史。"动脉变硬"或脑动脉粥样硬化是"老化"的原因——这一存在已久的观点，在 20 世纪 60 年代受到了来自英国泰恩河畔纽卡斯尔的神经病理学研究的质疑。这些研究表明，VaD 与超过一定程度的多发性脑梗死有关，而且与 AD 不同。这个观点在 1974 年的一篇论文中被进一步详细说明："……对于血管疾病引起的痴呆，它是通过造成多发的小的或大的脑梗死灶而导致的。"这引起了"多发梗死性痴呆"这一术语被当作 VaD 的同义词而广泛使用。近 20 年，随着几套 VaD 诊断标准的发布，将其概念扩展到不仅把多发性皮质和（或）皮质下梗死，还把关键部位的单发梗死、非梗死性白质病变、出血及低灌注看作是 VaD 的可能原因，而引起了对 VaD 狭隘概念的更大争议。VaD 的定义中存在着许多不明确的地方，这一直困扰着这个领域的研究者，于是他们对现在的标准进行了严格的审阅和更新。

一、VaD 现有标准的局限性

常用的 4 种 VaD 的诊断标准是：NINDS-AIREN 标准、ADDTC 标准、DSM-Ⅳ标准和 ICD-10 标准，其中后两者比前两者更加泛泛而论，更少可操作性。许多临床医师和研究者仍继续使用哈金斯基缺血指数量表和它的修订版来诊断 VaD，即使它并不是用于此目的。还有不太常用的专门诊断皮质下血管性痴呆的标准。NINDS-CSN 在 2006 年召开的研讨会上，统一了血管因素引起的认知损害的各方面的评估标准，以及为提高数据的质量提出了许多建议。由此，现有 VaD 诊断标准的许多局限性被突显了出来，某些局限是各种标准所共有的,而另一些则是某些标准所特有的。

首先,在"VaD"中强调"痴呆"可能是不正确的,原因有以下六点。

(1) 在大众思维里,痴呆这个词越来越等同于 AD,即使 AD 只占了所有痴呆病例的一半以上。

(2) 它不利于血管疾病引起的认知损害的早期识别。认知损害是一个连续的过程,诊断 VaD 使用的是识别晚期认知障碍的基于严重度的阈值。然而,在疾病到达这个阶段之前进行改善病情的治疗,可能更加有效。因此学术界已经多次呼吁:放弃 VaD 的称谓,转而使用一个能把血管性认知功能障碍描述得更加全面的术语以克服这个局限。

(3) 诊断 VaD 时使用的认知功能域已经被批评了。以上提及的 4 种常用的诊断标准中 3 种将记忆损害作为诊断 VaD 的必要条件,而且使用的痴呆定义是基于 AD 的临床特点。有充足的证据表明,额叶执行功能的紊乱是 VaD 更突出的特征,而不是记忆损害。事实上,在一些明显认知缺陷的病例中可能并不存在记忆损害或其特点与 AD 中见到的不同。

(4) 这些标准对于认知损害的水平、卒中的次数和部位、神经影像学异常、神经病学特征的要求明显不同,以至于当这些标准应用于相同数据时,得出的患病率估计值可能相差许多个数量级。因此有必要对这些标准的每一个方面进行严格的审阅,最好是用完善的经验证据。

(5) VaD 不是一种疾病,更确切地说有许多种病因,其中只有一部分有特征性的临床表现。而现有的标准并没有将这些差异考虑在内。

(6) 虽然 VaD 被普遍认为是继 AD 之后引起痴呆的第二大常见的单一病因,其实许多痴呆的老年人是由血管性病因和 AD 性病因(加重认知损害)共同导致的,这种类型有时被称为"混合型"痴呆。而且,研究者越来越意识到血管病变和神经退行性变的过程可以相互作用,因此脑血管病的危险因素也会增加患 AD 的风险。因此两种病因同时出现可能并不是偶尔发生,任何分类方法都应该认识到这个重叠情况。

本篇文章根据最近的研究进展指出了一些诊断标准的局限性,不仅在 VaD,也涉及 AD 痴呆和痴呆前阶段新诊断标准的发展,以及美国精神病学协会 DSM - 5 的发表。最近,美国卒中协会也发表了一个关于血管性认知功能障碍的全面的共识声明,包括提出了可疑的和可能的 VaD 及 VaMCI 的新诊断标准。

二、方法

一个针对血管性认知障碍(VCD)如何分类的讨论会被作为第四次血管行为和认知障碍(VASCOG)国际代表大会的一部分而举行(2009.1,新加坡)。参加此次会议的该领域的专家审阅了目前的研究证据,评价了现有的诊断标准。基于此次的讨论,一套新的诊断标准的草案被讨论小组起草和审阅,其中包括没有参加此次讨论会的专家。在采纳了一些建议后,许多进一步的草案被传阅。在最终确认前,这个标准在第五次 VASCOG 国际代表大会(2011.9,法国里尔)和第五次 VASCOG 国际代表大会(2013.6,加拿大多伦多)上被讨论。

三、结论

(一) VCD 的诊断标准

诊断 VCD 有两个方面的必备条件:①确定存在认知障碍;②确定血管疾病是引起认知缺陷的主要病因,如果不是唯一病因。虽然脑血管病病史常常会促使细心的医师去探寻认知缺陷何时出现,但是通常的诊断过程是首先确定存在认知障碍,再询问它的病因。

(二) 确定存在认知障碍

“认知障碍”这个术语存在已久,但 DSM-5 中使用的是“神经认知”一词。最近有些作者已使用“血管性认知损害”作为更加全面的概括血管性认知综合征的术语。

在此文中“损害”一词有两个限制:①在医学中,损害被用来表示任何功能域中一种功能的减退或丧失,也被作为一个基于标准数据的统计构建或一种能力缺陷的证明来使用;②在文献中,血管性认知损害有时也被用来表示血管因素引起的严重度不足以诊断为痴呆的 MCI。我们提议使用“VCD”是因为认识到经常需要进行类别诊断,包括轻度损害、痴呆前和痴呆综合征。VCD能包含很多综合征和疾病,也能认同许多有脑血管病的患者也会出现非认知症状(比如抑郁、焦虑和精神症状)这一事实。那么功能上的“损害”就被理解为了障碍的结果而不是它的一个诊断标准。复数词“disorders”的使用承认了VCD包含很多种不同严重程度和功能障碍模式的疾病。这个词也隐含着某种功能从先前较高的水平出现了一个下降,这种下降可以用纵向数据来证明或从发病前的水平来推测。

诊断认知障碍有 2 个必备条件：一个主观报告和一个认知缺陷的客观测试证据。

1. **主观报告** 认知障碍的患者来临床就诊往往是出于患者本人或知情者担心患者已经有了认知功能下降。在一些病例中，这种担心可能首先出现在医师或其他专业照料者心里，尤其是当患者或其家人对这种功能下降缺乏意识时。这种担心可能来自已被观察到的认知损害或缺陷，或者是害怕将来会出现认知下降。来自于任何原因的担忧都足以达到主观的诊断标准，都需要寻找认知下降的客观证据。对"主观报告"的，需要与 DSM-5 提案（最近提出的 MCI 的诊断标准）一致，也是为了与 AD 鉴别。在 VaD 中，典型的主观报告是这样的：个体不得不依赖于其他人做计划或决定，不能完成复杂的事情，不断重复自己的话，需要频繁的提醒才能完成手头任务，在语言表达和接受方面有很大困难，难以适应熟悉的环境或在身体图式（body schema）、计算能力、阅读或写作方面有明显异常。在 VaMCI 中，这种异常更加不易被察觉，个体仍然能独立，但是完成任务需要比之前更大的努力，以及求助于辅助策略。因此他（她）在难以完成多项任务或会抱怨组织计划时需要付出额外努力所带来的劳累。他们的工作可能比之前出现更多错误，因此需要加倍检查。用词困难可能很明显，可能需要额外的帮助来定向。

2. **认知损害的客观证据** 医师做出这个诊断必须掌握使用可靠的认知功能测试所得到的支持认知功能下降的客观证据。理想的测试是由训练有素的专业人员进行的正规的神经心理成套测试，但是更简短的"床旁"测试，比如总体或筛选测试也就已足够。这就表明了一个事实：即使在资源丰富的条件下，正规的神经心理测试可能也是无需获得或不堪实用的，这时一个同等的临床评估可能就已足够。这个测试检测一系列认知域（表 3-3-1）的认知功能，理想的床旁测试应该覆盖这些领域。诊断标准没有规定具体的测试手段，只要是标准化的以及有可用来对照的常模性数据即可。然而，有共识建议使用统一的成套测试，该测试正在接受各种语言环境下的验证。与大多数以前对痴呆的定义显著不同的是，记忆损害并不是诊断的一个先决条件。大量的文献都得出这样的结论：血管性认知损害重要的障碍是在处理速度和额叶执行功能上，表现为信息处理减慢、工作记忆变差、定势转移能力下降。在 VaMCI 中，信息处理减慢尤其突出，这要求必须使用定时测试。在 VCD 中，情景记忆常常受损，但是损害模式可能与在 AD 中见到的不同，信息提取比保持更容易受到影响，因此，比起词表的自由回忆，患者在再认任务中表现更差。然而，这些都是一般情况,因为 VCD 的认知状况是多种多样的,也反映出导致这些缺陷的大脑病变的多样性。而且,我们已经认识到,运动或语言缺陷会妨碍精确而全面的认知评估,因此我们必须努力克服这个限制。

表3-3-1　在 VCD 中评估的认知域

(1) 注意力和处理速度(持久注意,注意分配,选择性注意,信息处理速度)
(2) 额叶执行功能(计划,决策,工作记忆,反馈/纠错回应,新环境,习惯抑制,心理灵活性,判断)
(3) 学习和记忆(即刻记忆,近事记忆)
(4) 语言(命名,表达,语法和句法,感觉性语言)
(5) 视结构—知觉(结构,视知觉和推理)
(6) 实践—直觉—身体图式(实践,直觉,右/左定向力,计算能力,身体图式,面孔识别)
(7) 社会认知(情绪识别,社会抑制,心理理论,移情)

(三) 诊断的阈值

血管性认知损害的概念表明,在 VCD 中的认知损害是一个从正常功能状态到痴呆的连续过程。这与许多其他病因导致的认知障碍的情况是相似的,比如神经退行性变、创伤或物质相关的病因。诊断过程需要说明处于这个连续统一体的哪一种类,将认知损害分类为轻度血管性认知障碍和显著的 VCD(痴呆)已被 DSM-5 采纳,与最近对于 AD 的建议相似。血管性脑损害可以没有任何明显的认知损害症状,这种无症状的个体将来认知功能下降的风险很高,值得医师注意去阻止这种下降。这已被看作轻度 VCD 前期或"大脑风险"期。虽然临床疾病中,对于临床前期的诊断越来越重要,但是现在的标准是供临床使用的,因此仅限于轻度和显著认知障碍的诊断。

用"轻度"和"显著"这对不对称的词来取代"轻度的和严重的"或"微小的和显著的"这些词,是被 DSM-5 所采纳的一部分。"严重的"一词与认知缺陷的程度(用来定义具体类型)明显相关,使用"微小的"一词容易忽略值得临床注意和干预的重要障碍。虽然"痴呆"这个术语不被大多数研究小组赞同,但其有史以来就被认为很重要而不能丢弃,现已被当作"显著的"VCD 的同义词使用,除了 DSM-IV 和 ICD-10 定义的这种痴呆:由至少两个认知域损害导致的痴呆,其中一个必须是记忆域。轻度和显著水平之间的差别基于认知缺陷的严重程度,更重要的是基于功能损害。诊断痴呆的传统方法是:当认知缺损严重到足以损害社交或工作能力时,个体的工具性日常生活活动受影响,不能独立执行。"丧失独立能力"的诊断阈值已被包括在标准里。在 VCD 中,尤其重要而需要指出的是:这个标准需要达到的障碍程度是认知方面的,而不是运动、感觉或语言障碍。

确实,轻度认知障碍也能影响功能活动,尤其是对于脑力工作的个体,但总的来说,这些个体通过使用一些补偿策略,其功能活动仍能接近之前的水平,他们的工具性日常生活活动能力完好无损,仍然保持独立活动的能力。然而,这个标准也有进退两难的地方,即用由认知障碍引起的损害的严重程度来诊断障碍。这与 WHO 的建议——将功能和缺陷的分类与疾病的分类分开——相悖。考虑到这个问题,基于认知测试表现常模设定的阈值被建议作为指南推荐,与功能水平联合使用,并以临床医师的评判为基础。

作为轻度 VCD 的指标,其典型的认知缺陷水平低于相似年龄、性别、教育和社会文化背景人群平均值的 1～2 SD(对于测试分数偏态分布者,在第 3～16 个百分位数之间)。对于痴呆或显著的 VCD,典型的认知缺陷水平低于平均值≥2 SD(或在第 3 百分位数以下)。如果用于认知评估的常模性资料并不真正适用(比如患者受教育水平很高或很低,发病前智力异常,社会文化-语言背景差异),临床医师可能需要从个人史和认知表现联合判断:在轻度 VCD 中,已有明确但轻微的认知功能下降;在痴呆或显著的 VCD 中,有明显的认知水平下降。已得到公认的是,正式的神经心理评估并不适用于所有情况,但是要获得认识缺陷的一些客观证据而不是仅仅依赖临床医师的"大体印象"是很重要的一点。在研究环境中,使用标准化测试时,建议提高推荐阈值。

理想的情况是,当可以进行连续测试时,个体认知水平比之前下降将是认知减退更确切的证据,这个可以代替常模性资料使用。认知下降可能出现在一个或更多的认知域。对于认知下降的评估应将重复实施测试带来的练习效果考虑在内。通常使用的 VaD 的定义,比如 NINCDS‐AIREN、DSM‐Ⅳ 和 ICD‐10 标准,要求损害的认知域≥2 个,记忆是必备的 1 个。然而,有某一个认知域严重损害的个体,比如卒中后严重的失语,在某些病例中有足够的认知障碍来诊断为显著 VCD,即使仅有 1 个认知域的损害更像是轻度 VCD。对在1 个认知域有显著障碍的患者进行详细的评估可能也会揭示其他认知域的损害。轻度认知障碍和显著认知障碍的诊断标准见表 3-3-2。

表3-3-2 轻度认知障碍和痴呆(显著认知障碍)的推荐诊断标准

轻度认知障碍

(A) ≥1个认知域(表3-3-1)较记录或原有认知水平出现获得性下降,证据如下:

 (a) 患者或知情者的担忧,或临床医师发现认知能力较以往水平轻度下降。典型的描述包括在执行任务时更加困难或要使用代偿策略

 (b) ≥1个认知域(见表3-3-1)轻度缺陷的客观评定证据,评定必须基于权威的神经认知功能测试(正式的神经心理测试或同等的临床评估)。当使用正式的神经心理测试或临床医师进行同等水平的评估时,典型的测试结果低于正常值1~2 SD(或在第3~16百分位数)

(B) 认知障碍未严重到妨碍独立性(工具性日常生活活动能力保存),但可能需要更多努力、代偿策略和适应才能保持独立性

痴呆或显著认知障碍

(A) ≥1个认知域(表3-3-1)较记录或原有认知水平出现明显下降的证据。认知下降的证据基于:

 (a) 患者或知情者的担忧,或临床医师发现某种能力显著下降

 (b) ≥1个认知域明显缺陷的客观评定证据,评定必须基于权威的神经认知功能测试(正式的神经心理测试或同等的临床评估)。当使用正式的神经心理测试或临床医师进行同等水平的评估时,典型的测试结果低于相似年龄、性别、教育和社会文化背景人群的平均值>2 SD(或在第3百分位数以下)

(B) 认知缺陷足以妨碍日常生活独立性(至少需要协助进行工具性日常生活活动,即更复杂的任务,如财务和管理药物)

注:在DSM-Ⅳ和ICD-10中,要求痴呆至少有2个认知域的缺陷,其中一个是记忆。

(四) 确定认知障碍的一个主要血管性病因

  血管疾病包括任何管径的血管壁或血管腔的异常。它的病理基础可能多种多样,其中一些常见的之前已经叙述过(表3-3-3)。这些异质性源于血管损害的类型和脑实质损伤的性质、程度和部位。脑实质损害可能是局灶性的、多灶性的、弥漫的或混合的。认知损害的性质和严重度通常基于脑损害的性质(是完全性梗死、非梗死性缺血改变、出血还是硬化)、数量和部位及许多其他因素,比如年龄、性别和脑储备。脑血管病危险因素,如高血压、糖尿病、高同型半胱氨酸血症,都与血管性病因有关,但可能也通过其他机制与认知损害相关。一些VCD的个体,可能也存在关键神经递质系统异常,尤其是基底前脑胆碱能系统。如果患者还存在其他病变,如典型的AD,情况则更加复杂。因为某种程度的脑血管病变在老年个体中十分常见,于是一直存在着一个问题——怎样判定在神经影像学或神经病理学中观察到的某种程度的病变就是足以引起认知缺陷的病因? 正如下文将要讨论的,这个令人困惑的问题并没有一个简单的答案。作为判定常常需要专业的临床"判断",但是当血管性病因和AD病因同时存在时,这可能会有争议。

表 3 - 3 - 3　VCD 的病理基础

血管性实质损害
(1) 大血管或动脉血栓栓塞病
　　(a) 多发性梗死
　　(b) 单个关键部位梗死
(2) 小血管病
　　(a) 白质和深部灰质核团多发腔隙性梗死
　　(b) 白质缺血性改变
　　(c) 血管周隙扩张
　　(d) 皮质微梗死和微出血
(3) 出血
　　(a) 脑出血
　　(b) 多发性皮质和皮质下微出血
　　(c) 蛛网膜下腔出血
(4) 低灌注
　　(a) 海马硬化
　　(b) 层状皮质硬化

血管病变的类型
(1) 动脉粥样硬化
(2) 心源性、动脉粥样硬化性和系统性栓塞
(3) 动脉硬化
(4) 脂质透明变性
(5) 血管淀粉样变
(6) 血管炎——感染性和非感染性
(7) 静脉胶原病
(8) 动静脉瘘——硬脑膜的或实质的
(9) 遗传性血管病——CADASIL、CARASIL 等
(10) 巨细胞动脉炎
(11) 颅内小动脉瘤
(12) 混合血管病——纤维肌型发育不良、火焰状血管瘤
(13) 系统性微血管病无血管炎症细胞浸润
(14) 脑静脉血栓

注：由于病因不同，微梗死可能位于皮质和皮质下结构。CADASIL：常染色体显性遗传脑动脉病伴皮质下梗死和白质脑病；CARASIL：常染色体隐性遗传性脑动脉病伴皮质下梗死和白质脑病。

　　为了在临床上确定认知障碍的一个主要血管病因，必须考虑以下情况。

　　1. 认知综合征的临床特点　VCD 病因的异质性表明了由受影响的大脑区域和病变开始的模式决定的认知缺陷也多种多样，多发梗死性痴呆的典型描述是：急性起病，阶梯式或波动式进展的认知衰退，其间存在稳定期甚至一些改善。这种模式与脑血管事件（梗死、出血或血管炎）呈短暂的相关性，在临床上不难确定这种暂时的联系。卒中后，认知损害迅速到达高峰，在接下来的 3 个月内可能明显地改善；在这段时间之后损害仍持续存在，通常被认为是诊

断认知障碍的必要条件。在 3 个月后,可能还会改善,但是速度非常慢。然而,许多有 VCD 的个体并不呈现出这种情况,而是表现为逐渐起病、缓慢进程,或者快速恶化后相对稳定,或者一些其他的复杂情况。逐渐起病、缓慢进程的 VCD 通常是由于小血管病变引起的白质、基底节和(或)丘脑损害造成的。这些病例的缓慢进程经常被遗留的轻微神经学缺陷(如局部无力、单侧肢体不协调、不对称反射、步态不稳、小步步态或帕金森征象)的急性事件所打断。这些病例的认知缺陷可以归因于皮质-皮质下环路的破坏,可能使信息处理的速度、复杂注意力和额叶执行功能都受影响。早期缺血性脑白质病变往往与额叶执行功能缺陷有关,无论它们在大脑中分布如何。因此与 AD(情景记忆损害,特别是学习和接受新信息的能力损害是显著的早期特征)引起的轻微认知损害相比,轻微 VCD 的病例更可能出现额叶执行功能缺陷。

因为血管病变可能会破坏许多丘脑皮质、纹状体皮质和前额叶-基底节通路,而且可能会影响皮质和脑边缘系统的结构,因此 VCD 常常与行为和情感障碍有关。因为这些神经精神特点不是血管性病因的特异表现,它们并不能作为核心诊断特征,但可能是存在的症状。因此它们的诊断和处理在患者的治疗中是很重要的。

2. 有意义的 CVD 的确切证据　这是诊断过程中的关键步骤,依赖于病史、体格检查和神经影像学检查。神经影像学检查显示异常对于提高诊断的准确性很有意义,缺乏神经影像学数据可能会因为忽略沉默脑梗死和脑白质病变而导致诊断不准确。神经影像学检查对于排除一些不常见的病因,如脑肿瘤或正常压力脑积水也是很重要的。对于从 AD 中辨别出血管病因或由额颞叶退化引起的认知损害也很重要。

(1)神经影像学检查:有意义的脑血管病变的证据通常依赖于 CT 或 MRI 检查,后者敏感性更高,尤其是遵循 2006 年 NINS - CSN 共识小组推荐的标准化协议时。因为阳性发现多种多样,因此 VCD 没有特异性的诊断特征。因此,对神经影像学检查发现必须根据临床表现加以分析,必须考虑到它们的性质、严重度和部位。已有很多努力试图来确定必备的最小放射性证据。加利福尼亚标准要求诊断 VaD 必须有"≥2 次"缺血性卒中,至少有 1 个梗死灶是在小脑以外。NINDS - AIREN 标准要求"多次大血管性卒中"或"一次关键部位的梗死"(角回、丘脑、基底前脑、大脑后动脉或大脑前动脉供血区)或"多发性基底节和白质腔隙"或"大范围脑室周围的白质损害"。皮质下缺血的 VaD 标准要求大范围融合性白质病变和腔隙性梗死。还要说明的是,用来形容神经影像学异常的术语也多种多样，最近也有努力尝试着统一与小血管有关的神经影像学异常报告。

（2）大面积脑梗死：VCD能在没有脑梗死证据的情况下发生，这一观点已被普遍接受，即使通常情况下会有脑梗死的发生。这与传统的观点——多次大血管性脑梗死被认为是支持 VaD 诊断的必要条件——相悖。一次大血管性梗死可能足以造成轻度 VCD，但是它必须发生在关键部位，如前所述，或者非常广泛才能引起显著 VCD（即血管性痴呆）。对于血管性痴呆，通常必须曾发生多次（>1）大血管性梗死，更可能是发生在左侧大脑半球，经常是双侧发生。如果多次大血管性梗死被认为是诊断显著 VCD 的足够条件，至少有一次应该在小脑以外。脑梗死和发生认知损害之间时间上的联系支持其病因学意义，因为认知损害在梗死后 3 个月内很明显，并且持续时间超过 3 个月。

（3）腔隙性脑梗死：VCD 也可能与腔隙性脑梗死有关，即使在诊断 VCD 所需的腔隙性梗死灶的具体数目和部位上还没有统一意见。普遍承认的是，1～2 个腔隙性梗死灶在没有认知损害的老年人中很常见，可能仅是偶然发现。脑干以外 2 个以上的腔隙性梗死灶通常被认为是支持 VCD 诊断所必须的。关键位置的单个腔隙性梗死灶，比如纹状体或丘脑，大于一定的大小阈值，可能也会造成 VCD，但是腔隙性梗死和认知症状必须呈现出时间上的联系才能将 VCD 归因于单个腔隙性梗死灶。单个腔隙性梗死灶当与大面积脑室旁和深部脑白质病变联合时，可能也足以引起 VCD。然而，单个腔隙性梗死灶究竟部位重要还是与轻微白质病变联合才足以导致显著的 VCD，还没有定论。如果要用来支持显著 VCD 的诊断，必须要有多发的腔隙性梗死灶，而且必须与中等范围以上的白质病变联合。纽克斯尔血管性痴呆的神经病理学标准建议将>3 个的腔隙性梗死灶作为充分的证据，但是它必须和其他的血管病变联合，尤其是目前普遍出现的白质病变。

检测腔隙性梗死最好使用 FLAIR 序列的 T1 或 T2 加权像，扫描仪要求为 1.0T 或更好的。在 FLAIR 影像中，它呈现为一个小的低信号区，边缘被高信号包围，而在一些病例中，中央处积液的信号没有被抑制，可能表现为完全的高信号，尽管在其他序列中呈 CSF 样的密度。一个腔隙性梗死灶通常被认为是 3～15 mm 的病灶，这个定义被 VASCOG 和 STRIVE 标准支持，但是对于最大直径 1～2 cm 病灶的定义多种多样。VCD 统一标准建议直径≤1 cm 定义为"小"梗死灶，而且其主要特点是在大脑深部，与之前的急性小而深的脑梗死灶或 1 个深穿支动脉供血区出血一致。考虑到病灶很小，≤4 cm 连续切片的 MRI 序列最可能满意地反映出这些病灶。在 CT 扫描中,腔隙性梗死灶呈现为小的离散的低密度影,但是因为 CT 空间分辨率差,病灶很可能被遗漏。微小的梗死灶,粗略的神经病理学检查不能发现,神经影像学检查也看不到,因此不能作为临床诊断依据,即使它们的病理生理学重要性被确定。梗死应该与扩张的血管周隙相鉴别,经常使用的是脑血管健康研究里采用的神经影像学特点,在 STRIVE 标准里有进一步详细的说明。虽然扩张的血管周围间隙可能代表脑血管疾病的早期阶段,因为有潜在的微血管退化,但是它们并不被认为是支持 VCD 的特征,因此还需要进一步研究。

(4) 脑白质病变:VCD 如果存在大面积白质病变,可能不会出现腔隙性或大面积梗死。在 CT 上,白质病变呈现为低密度或白质疏松。MRI 显示白质病变比 CT 敏感得多,在 MRI 上,白质病变在 T1 加权像呈低信号区,在 T2 加权像呈高密度区。白质病变可能是局灶的或多灶性的,当它们范围扩大的时候,彼此融合,可能累积到大部分或全部白质。基底节和丘脑的白质也会呈现这些病变。病变轻微的时候,在横断面表现为额角和(或)枕角的小"帽子"及沿着侧脑室旁的细"边",或者白质深部的加强点。这些病变的识别,尤其在 T2 加权像上,存在两个与其意义相关的主要的干扰问题:①它们是非特异性的,许多病变包括多发性硬化、脑水肿、神经系统结节病、脑放射损害等,都能引起相似表现的病灶。虽然鉴别诊断很复杂,但有来自临床和病理学数据的证据表明这些病变的大多数起源于脑缺血。它们由动脉硬化、脂质透明变性和小血管纤维素样坏死引起,尤其是长的深穿支动脉,有或没有闭塞。重要的是,白质病变在室周区域更广泛,而且扩展到深部白质,但是备用区受到了来自低灌注的保护,比如皮质下 U 形纤维和外囊-屏状核-最外囊。然而,在 AD、路易体痴呆和额颞叶痴呆的个体中,也经常能检测出白质病变,这些病例中病变的病理生理学机制还不明确,可能与同时存在的小血管疾病、室周静脉纤维化、白质神经胶质增生等有关。②白质病变在老年人甚至中年人的大脑中非常常见,病变必须足够大才有临床意义。如果白质病变是局灶的而且仅在 T2 加权像可见,那么它们不会有足够的病理意义来解释认知障碍的发展。到底在 VCD 之前必须有多少白质发生病变才能将 VCD 归因于它,这很难确定,可能是因为涉及到许多其他的病因,比如年龄、性别、脑储备、病变的位置、同时发生的梗死或萎缩及其他病变。一套皮质下血管性痴呆的诊断标准提出:在 CT 上,病变应该是"大范围的多灶的或弥漫的低衰减区域延伸到半卵圆中心(从脑室边缘),且边缘不清楚";在 MRI 上,"高信号区延伸到脑室旁和深部白质:延伸的帽(>10 mm,与脑室平行)或不规则的光晕(>10 mm,边缘宽而不规则,延伸到深部白质),弥漫性融合的高信号区(>25 mm,形状不规则)或大范围的白质病变(弥漫的高信号区,无局灶性改变)"。这些标准还要求至少应该有 1 个腔隙性梗死灶。一些研究者建议至少有 25% 的白质病变才能支持 VaD 的诊断,一个对于正常老年人的研究指出认知损害的阈值是全部颅内体积的 0.5%。

因此对于足以导致轻度 VCD 或 VaD 的白质病变范围,很难给出一个精确的参考。一般的规定是病变应该是大范围的、融合的,以上的一些描述可以作为参考。如果神经影像学检查提示白质病变,它又与认知损害有时间性联系,也高度支持这一病因。对于轻度 VCD,在缺乏其他血管性病因的情况下,白质病变可能就足够了。对于 VaD,必须同时出现 1 个或更多的腔隙性梗死灶,这在大范围白质病变的个体中是很常见的。

随着新的 MRI 技术的发展,比如 DTI,它已经被证明在 T2 加权像上显示正常的白质可能也有与神经病理学相关的异常的各项异性或扩散率,可能与认知功能有关。然而,DTI 上显示的异常目前还不能被很好地描述,因而不能加入诊断标准。

(5) 出血:认知障碍与硬膜下出血和蛛网膜下腔出血(SAH)有关,两者在 MRI 扫描上出现应该引起诊断医师警觉它们的可能意义。据报道,19%~62%患者的认知缺陷发生在 SAH 之后,它们的严重程度与 SAH 的严重度有关,尽管其他因素,比如高龄、动脉痉挛、迟发性脑梗死、颅内压升高、脑实质和脑室内出血、脑积水、动脉瘤的位置也都很重要。硬膜下出血并不是认知障碍的常见原因,据报道,2 个有硬膜下出血的老年人中有 1 个有认知缺陷,可能是进展性的,手术引流也不可逆。因为硬膜下出血通常是由创伤而不是由血管病变造成的,因此它不应该归为 VCD。SAH 是由血管病变引起的,因此与它相关的认知缺陷被归为 VCD 是很恰当的。多次出血或出血性梗死常常与 VCD 有关,一般的病因是散发性的,或者是与脑淀粉样病变有关的遗传状况和其他基因缺陷,高血压可能也起一定作用。VCD 也与皮质和皮质下微出血有关,皮质和皮质下出血可能与高血压或脑血管淀粉样病变有关。这些病变在 T2 加权像梯度回波序列和磁敏感加权成像上显像最好。因为微出血在认知正常的老年人中很常见,因此 VCD 特别是 VaD 要归因于此应该遵循的详细的排除标准,以排除其他病因,除非存在大量的微出血病灶。与高血压有关的微出血常见于深部核团和脑干,AD 患者的微出血常见于脑叶。

(6) 其他神经影像学证据:CT 和 MRI 结构显像通常被用来研究脑血管

疾病引起的实质性脑损伤,其他影像学检查在判定这样的损伤中可能也有用。对这些影像学技术在诊断脑血管疾病和痴呆中作用的评论近期也有报道。弥漫加权成像被用来评估卒中导致的急性损伤。弥散张量成像(DTI)是一种能够更详细地评估白质完好性的 MRI 技术,常能探测出其他影像学检查显示不出的异常。然而,它在区别 VCD 和其他认知障碍上的使用还有待确定。梯度回波 MRI 和非增强 CT 在评估急性脑内出血上效果一样。其他可用于评估脑血管疾病的技术包括血管造影和 CT、MRI 脑灌注显像,后者现在已可以使用动脉自旋标志物而不需要血管内造影剂。目前主要用于研究的其他技术包括磁化传递率、T1 绘图、磁导率成像、微动脉瘤成像和小动脉成像。MRI 在评估脑血管疾病方面,总体上是优于 CT 的,但是它使用率更低,而且 10% 的患者有使用禁忌。超声技术为血管在颈部和颈内的走行提供了有用的信息,从而补充了脑实质损伤的影像。脑血流灌注也可以用 SPECT 和氙-增强 CT 来评估。PET 使用^{18}F 氟脱氧葡萄糖可以显像局部葡萄糖代谢率,可能有助于不同类型认知障碍的鉴别诊断。PET 也能显像特定的分子异常。最近,使用化合物,比如^{11}C - PiB,进行淀粉样物质成像引起了很多兴趣,并被提议作为 AD 的生物标志物。淀粉样物质成像最近被用来支持单纯皮质下血管性痴呆和卒中后痴呆的诊断,暗示后者通常是 AD 和血管性痴呆的结合。神经影像学是一个快速发展的领域,有可能将来会提高某种认知障碍的诊断准确率。

3. CVD 的临床证据 神经影像学检查,特别是各种 MRI 检查,目前为脑血管疾病提供最敏感的证据,临床病史和神经学检查则提供附加信息。但在没有神经影像学证据的条件下,它们可能是客观证据的唯一来源。

(1)证据充分的卒中病史是脑血管疾病的证据,不管是原发于脑血管的还是继发于栓塞的。认知下降应该发生在卒中后。

(2)揭示一个(通常是轻度 VCD)或多个(通常是 VaD 或显著 VCD)脑梗死征象的神经系统检查也可以提供充分的证据,比如偏瘫、下部面神经无力、感觉缺失包括视野缺损、假性球麻痹(核上性面肌、舌咽肌无力,痉挛性构音障碍,吞咽困难,情绪障碍)。

(3)以下几项支持脑血管疾病的存在,但并不足以确定脑血管病就是 VCD 的原因。然而,在存在典型认知症状的情况下,出现以下表现可突出血管性病因的可能:①早期出现步态障碍(小步步态或磁性步态、共济失调步态或帕金森步态)。②早期出现尿频、尿急和其他不能用泌尿系或其他神经系统疾病解释的泌尿系症状。③人格和情绪改变,意志缺失、抑郁、情绪失控或其他皮质下功能缺陷，包括精神运动性阻滞和执行功能异常。

确定认知障碍血管性病因的标准总结在表 3-3-4 中。

表 3-3-4　血管性病因在认知障碍中占主导的证据

（A）以下临床表现之一
　　（1）认知缺陷的开始与≥1 次脑血管事件时间上相关（常常是急性起病，由于多次脑血管事件而呈阶梯式或波动式病程，认知缺陷持续超过 3 个月。然而，皮质下缺血性病变可能呈现为逐渐起病、缓慢进展的病程）
　　　　脑血管事件的证据为以下之一：
　　　　（a）有记录的一次卒中病史，认知下降与其时间相关
　　　　（b）与卒中一致的体征，如偏瘫、下部面神经无力、Babinski 征阳性、感觉缺失包括视野缺损、假性球麻痹（核上性面肌、舌咽肌无力，痉挛性构音障碍，吞咽困难，情绪障碍）
　　（2）在没有卒中病史或短暂性脑缺血发作的情况下，有信息处理速度、复杂注意力和（或）额叶执行功能显著下降的证据。此外还呈现出以下特点之一：
　　　　（a）早期出现步态障碍（小步步态或磁性步态、共济失调步态或帕金森步态）；也可能表现为步态不稳和频繁的无缘无故的跌倒
　　　　（b）早期出现尿频、尿急和其他不能用泌尿系疾病解释的泌尿系症状
　　　　（c）人格和情绪改变：意志缺失，抑郁或情绪失控
（B）有意义的脑血管病的神经影像学（MRI 或 CT）证据（以下之一）
　　（1）对于轻度 VCD，一次/个大血管性梗死就足够了。对于 VaD（显著的 VCD），通常必须有≥2 个大血管性梗死
　　（2）一个大范围的或重要部位的梗死，特别是在丘脑或基底节，可能足以导致 VaD
　　（3）脑干外的多发性腔隙性梗死灶（＞2）；重要部位的 1～2 个腔隙性梗死灶或联合大范围的白质病变
　　（4）大范围融合性白质病变
　　（5）重要部位的脑内出血或≥2 个脑内出血灶
　　（6）以上表现联合出现
（C）排除标准（轻度和显著 VCD）
　　（1）病史
　　　　（a）早期出现记忆缺陷，记忆力进行性减退和其他认知功能障碍，如语言（经皮质感觉性失语）、运动技能（失用）和感觉（失认），但大脑影像上没有相应的局灶性病变或脑血管事件的病史
　　　　（b）早期出现明显的帕金森综合征特征，暗示路易体痴呆
　　　　（c）病史强烈暗示另一种原发性神经病，如多发性硬化、脑炎、中毒或代谢紊乱等，足以解释认知损害
　　（2）神经影像
　　　　（a）CT 或 MRI 上没有或有很小的脑血管病变
　　（3）有其他严重程度足以解释记忆力损害和相关症状的疾病
　　　　（a）其他严重程度足以解释认知损害的疾病，如脑肿瘤、多发性硬化、脑炎
　　　　（b）有明显的抑郁，抑郁的开始可能与认知损害有时间上的联系
　　　　（c）中毒和代谢异常，但需要专门检查
　　（4）用于研究：出现 AD 的生物标志物（脑脊髓的 Aβ 蛋白和 tau 蛋白水平或淀粉样物质显像在阈值水平）要排除可能的 VCD 的诊断，暗示 AD 伴 VCD

（五）排除标准

因为在老年人脑中，偶然的脑梗死和白质病变是很普遍的，因此当出现认知障碍的时候考虑到其他可能的病因是很重要的。如果病史、体格检查和（或）调查研究显示有别的病因足以导致认知损害，那么就不能诊断为 VCD。然而，在很多病例中，脑血管疾病被认为在认知障碍中起到一定作用，此时辨别是双重还是多重病因就很重要。早期出现记忆缺陷，记忆力、语言（经皮质感觉性失语）、运动技能（失用）和感觉（失认）渐进性恶化的病史，如果在大脑中没有相应的灶性损害，暗示 AD 为首要诊断。如果存在其他疾病，比如脑肿瘤、多发脑梗死、脑炎、中毒或代谢紊乱等，而且其严重度足以解释认知障碍，也不能做出 VCD 的诊断。如果患者主要的痛苦是抑郁，认知损害的开始与抑郁开始的时间相关，也不应该诊断为 VCD。然而，必须说明的是，有些 VCD 患者可以发展为叠加的抑郁，这种情况下两种障碍都应诊断。重要的是，如果 CT 或 MRI 神经影像揭示不存在或存在极小的脑血管疾病的证据，不应诊断为 VCD。如果患者有谵妄的诊断，那么作出 VCD 的诊断也是不恰当的。有时谵妄叠加先前存在的 VCD，这种情况下可以作出两个诊断。

（六）脑血管疾病的危险因素

许多不同的"血管性"危险因素——"心血管"或"脑血管"已经确定会增加认知障碍的风险。包括人口统计因素，如年龄和种族；生活方式因素，如教育、体育锻炼、复杂精神活动、酒精摄入、饮食、肥胖和吸烟；生理性危险因素，如高血压、糖尿病、胰岛素抵抗、代谢综合征、高脂血症、高同型半胱氨酸血症和炎症；以及血管疾病的伴随出现，如冠脉病、心房纤颤、外周动脉病、慢性肾脏病和低心排血量。这些因素和认知损害相关的证据之前已被审核。一些因素，如高血压、糖尿病、吸烟和高脂血症通过增加脑血管事件的风险起作用。其他因素，如教育和复杂心理活动影响大脑的储备量，因此会影响与大脑病变有关的损害。一些因素通过多种途径与认知缺陷相关，但是只有一种途径会加剧脑血管疾病。危险因素，如高血压、糖尿病、高胆固醇和高同型半胱氨酸血症是 AD 的独立危险因素，但是证据还不一致。考虑到这一点，虽然血管性危险因素的出现会增加脑血管疾病和可能 VCD 的可疑风险，但这些危险因素单独出现不能看作是脑血管疾病导致脑实质损伤的证据。危险因素不应该和诊断标准混为一谈。

（七）神经病理学诊断

VCD 的肯定诊断需要根据神经病理学证据。它会证实血管性脑损伤的临床或影像学证据，或者发现脑成像不能发现的损伤，如小的腔隙、微梗死和选择性神经元丧失。它能确定潜在脑血管病变的类型，如动脉硬化、CAA 等。它也能确定与认知缺陷相关的其他大脑病变，比如，如果病理学检查揭示血管壁斑块和神经元纤维缠结的严重程度表明 AD 是认知损害的主要原因，那么 VCD 的诊断就不能成立，但是双重病因仍能诊断。同样，其他的病理学发现也是正确的。血管性病因的异质性使得很难确定 VCD 的确切标准。已有一些努力试图特征化和量化血管性脑病变以及将标准统一，但是要达到普遍共识还差得很远。

（八）确定程度

对于 VCD 的临床诊断，推荐两种确定程度：很可能的（probable）和可能的（possible），与诊断神经退行性变所采用的方式一致。诊断很可能的 VCD，临床和神经影像学标准都要达到。虽然很少见，但是遗传性脑血管病支持很可能的诊断。例如：包括常染色体显性遗传脑动脉病伴皮质下梗死和白质脑病（CADASIL）、常染色体隐性遗传性脑动脉病伴皮质下梗死和白质脑病（CARASIL）、遗传性内皮病、视网膜病、肾病赫尔卒中、HERNS、常染色体显性遗传脑桥微血管病和白质脑病（PADMAL）、常染色体显性遗传伴脑白质病变和 $TRX1$ 突变的视网膜血管病变（RVCL）和Ⅳ型 α_1 胶原相关疾病。如果达到了临床标准，但是没有神经影像学证据，作出的诊断是可能的 VCD。神经病理学检查会大大提高死前诊断的准确性，尽管"确定的"VCD 这一术语并没有被提议作为临床标准。

（九）VCD 的亚型

VCD 的亚型已经陈述过，但是它们并没有被统一使用，因为各亚型之间的重叠很常见。很多 VCD 患者同时有皮质和皮质下损害，因此被称为皮质-皮质下 VCD。这个术语包括皮质 VCD，因为只局限在皮质的血管性损害很少见。它也包括部分"多发脑梗死性痴呆"这一更老的术语，以多发性皮质和皮质下梗死为特征，尽管多发脑梗死也能仅局限在皮质下而导致 VCD。

现在普遍承认的是，VCD 可能仅仅是由皮质下血管性损害导致的，现已作出各种各样的努力来特征化皮质下 VCD。它的病理基础包括多发腔隙性梗死和（或）白质损害。VCD 可能主要与血管来源的白质损害有关，它有时被称为 Binswanger 病。然而，这个术语过去的用法使它很有争议。缓慢进展的单纯皮质下 VCD，其过程类似于 AD，但它并没有 AD 的特征性脑淀粉样物沉积，最近已被文献证明。皮质下 VCD 的特例是丘脑型痴呆，它是由位于丘脑的梗死导致的,其他的大脑结构几乎不受累及。VCD 也能根据病因分类,大致分为缺血性的和出血性的。另一个亚类是卒中后 VCD,尽管它病因复杂,包括各种各样大的和小的血管病的组合以及非血管性病变,比如 AD。

(十) 多因果关系

对生活中有认知障碍的老年人进行死后大脑检测,通常显示为血管性损害和 AD 性病变为主的联合病变,但是其他的病因,比如路易体病也可能会出现。AD 并发脑血管疾病比其他的神经退行性变更常见,现已指出需降低 AD 和 α-共核蛋白病导致的痴呆的诊断阈值。血管性和 AD 性病变的重叠已受到极大关注,它被称为"血管性痴呆伴 AD"或经常被称为"AD 伴脑血管疾病"("混合性痴呆"这个术语模糊不清,不推荐使用)。这个概念覆盖范围很广,从 AD 性病变为主伴大的或小的梗死或白质病变的个体,到血管性改变为主伴大脑小的斑块和神经纤维缠结的个体。显著的或轻微认知障碍的临床表现取决于 AD 性病变的严重程度和血管性损害的位置和类型,常见的包括皮质微梗死和丘脑、基底节腔隙性梗死。然而,临床医师可能发现很难将认知障碍精确地归因于一个或另一个病因,或者判定哪一个占首要地位。现代影像学技术包括各种各样的 MRI 检查,用于检测血管性损害、海马容量和内皮层,以及用于 AD 性病变的淀粉样物质成像,对诊断有所帮助,但并不是决定性的。越来越多的证据证明所谓的血管性危险因素也会加剧大脑 AD 性病变,这说明单纯的 VCD 或 AD 远远少于以前所认为的病变。推荐临床医师使用的诊断方法是,首先根据症状诊断出轻微的或显著的认知障碍,然后判定哪一个是更突出的病变。同时,其他起作用的病变也需要认识到,比如血管性病因和 AD 性病变导致的痴呆或显著的认知障碍(VaD),如果 AD 是更突出的病变,则诊断为 AD 伴 VCD。在这种情况下,第一或初步诊断是 AD 而不是 VCD,其确定程度是"可能的"不是"很可能的"。这个标准系统也允许抑郁、酒精依赖和其他原因被诊断为认知损害的附随原因,也承认它们对认知损害的作用。

(十一) 相关的精神和行为症状

VCD 常常与精神或行为症状联合出现,对于它的治疗是一个特别的挑战。抑郁、精神病性症状、兴奋和冷漠尤为重要。虽然已有努力试图为抑郁、精神错乱等症状联合的认知障碍制定特殊的标准,但没有一个针对 VCD。然而,诊断医师应该注意到这些症状和紊乱的出现,因为它们很可能会影响患者,应该对它们进行有效干预(表 3-3-5)。

表 3 - 3 - 5   血管性认知障碍的诊断标准：多方面

确定程度

(1) 很可能的

 (a) 神经影像学表现支持 VCD 的临床诊断标准

 (b) 脑血管病的临床证据和遗传证据,例如：常染色体显性遗传脑动脉病伴皮质下梗死和白质脑病(CADASIL)；常染色体隐性遗传性脑动脉病伴皮质下梗死和白质脑病(CARASIL)；遗传性内皮病,视网膜病,肾病赫尔卒中(HERNS)；常染色体显性遗传脑桥微血管病和白质脑病(PADMAL)；常染色体显性遗传伴脑白质病变和 *TRX1* 突变的视网膜病变(RVCL)和 IV 型 α_1 胶原相关疾病

 用于研究：出现 AD 的生物标志物(脑脊髓的 Aβ 蛋白和 tau 蛋白水平或淀粉样物质显像在阈值水平)要排除很可能的 VCD 的诊断

(2) 可能的

 达到 VCD 的临床诊断标准,但没有神经影像学检查(如果有适当的神经影像学检查,但不支持 VCD,不能诊断为可能的 VCD)

VCD 的亚型

(1) 出血性或缺血性

(2) 皮质-皮质下或皮质下缺血

多种病因

(1) VCD 伴 AD(显著或轻度)

 ● 达到 VCD 的标准(除外排除标准)

 ● 达到 AD 的标准(可能的)

 说明哪个病因在临床中更加突出：血管性还是 AD 性

(2) VCD 伴其他病变,如路易体痴呆

(3) VCD 伴抑郁原因

 相关的行为或精神症状：精神病症状、抑郁、兴奋、淡漠等

(十二) 生物标志物

 VCD 的异质性使得发现可靠的非影像学生物标志物极具挑战性。一些被建议的脑血管疾病的 CSF 生物标志物是：白蛋白指数作为血脑屏障受损的标志物,硫酸酯作为脱髓鞘的标志物,神经丝作为轴索变性的标志物,基质金属蛋白酶作为血管疾病的标志物。因为没有一个是 VCD 所特有的,故目前它们并不被推荐用于诊断目的。然而,AD 的 CSF 标志物研究更成熟一些,低水平的 Aβ42 和高水平的 tau/磷酸化- tau 是 AD 病变的标志物。它们和用 PET 得到的淀粉样物质显像都有助于判断 AD 是认知障碍的主要病因或促进因素。它们被鼓励应用于 VCD 的临床试验和探索性研究来排除 AD。其他的神经影像学检查(测定大脑萎缩率、海马或中央颞叶萎缩、脑血流和脑代谢率)在一些病例的鉴别诊断中可能是有用的,但是它们作为 AD 生物标志物的地位是不确定的。新兴的标志物包括颈动脉内膜-中膜增厚和动脉硬化,它们与动

脉老化有关,可以作为 VCD 的风险标志物。

四、总结

现提议的诊断标准和指南为诊断临床表现多样的 VCD 提供了合理的临床方法,现在应该测试其可靠性和准确性。提议认识到了 VCD 病理基础的性质、部位及严重性和异质性,承认临床医师使用的临床数据因病例的不同而不同。这个标准与 DSM - 5 标准一致,也考虑到其他认知障碍,如 AD 的发展。希望这个标准作为新知识可以被修改得实用。虽然这个方法的结果有些缺乏与历史数据的对比,但随着知识的发展,这个标准必将不断完善。

解读与评论

本书的其他共识或解读都是采用 VCI(血管性认知损害)的名词,只有这个共识是 VCD(血管性认知障碍)的名词,这两个概念有何差别,共识中已经做了介绍,不再重复。笔者觉得,虽然名称不同,内涵基本相同,没有必要强调用 VCD 取代 VCI,相反,目前国际上仍然是以名词 VCI 为主,采用名词 VCD 的论文非常少。

当然,作为国际血管行为与认知障碍学会(VASCOG)编制的共识,有更多认知心理学家与精神病学家的参与,所以,在认知的界定与判断方面有自己的特色。

首先,倾向于更全面细致的认知评估,对于检测的认知域,在常规的记忆、语言、空间、注意、执行这 5 个领域之外,增加了 2 个认知域,即实践-直觉-身体图式(实践、直觉、右/左定向力、计算能力、身体图式、面孔识别)和社会认知(情绪识别,社会抑制,心理理论、移情)。这两个认知域的范围很广,VCI 中应用的文献却很少,具体应该使用哪些测验? VCI 的特征性表现是什么? 目前不清楚,还需要进一步研究确认。所以,这不是实用的可操作的共识,但指明了我们努力的方向,启发与推动进一步研究。

其次,在本共识 VCI 之轻度认知障碍阶段,1 个认知域较已记录或原有认知水平出现获得性下降,这样,单纯语言障碍也可以作出 VCI 的诊断,以往把失语症排除就显得没有必要。VCI 的语言障碍,可以是皮质的感受性失语与运动性失语,也可以是皮质下的某种程度的语言功能下降。本共识建议,轻度缺陷客观评定证据的操作性标准是正式的神经心理测试结果低于正常值1~2

个标准差。参考轻度认知损害(MCI)的标准,通常采用 1.5 个标准差,而 2 个标准差以下的被认为是明显损害,或者是 1 个标准差,但有 2 个认知域或 2 个指标达到。举例来说,某记忆测验指标在某一组正常老人的平均分是 7 ± 2 分,如果是 1 个标准差,就是$\leqslant5$ 分;1.5 个标准差,就是$\leqslant4$ 分;2 个标准差,就是$\leqslant3$ 分。

本共识认为,虽然血管性危险因素的出现会增加脑血管疾病(CVD)和可能的 VCD 的可疑风险,但这些危险因素单独出现不能看作是 CVD 导致脑实质损伤的证据。危险因素不应该和诊断标准混为一谈。所以,在这方面,VCD 的定义与"美国心脏协会和美国卒中协会针对医疗卫生人员的关于血管性认知障碍和痴呆的科学声明"的表述是一致的。

共识四
血管性认知损害分类共识
（VICCCS）

原载：Alzheimers Dement，2017,13(6)：624 - 633.

英国布里斯托尔大学索米德医院健康科学家 Olivia A Skrobot 组织血管性认知损害分类专家共识研究小组（VICCCS）总结的"VCI 分类共识"已经发表在 2017 年 6 月出版的 *Alzheimer & Dementia* 杂志上,笔者(郭起浩)曾经全程参与调查,调查了 12 次,每次约 10 页,持续了 2 年,对其共识形成过程与结论比较熟悉,现对其共识要点与创新点做一介绍与解读,供国内同道学习参考。

一、导言

微梗死、腔隙性梗死、大范围梗死(栓塞或血栓形成来源的)和脑白质病变等脑血管病变与认知功能下降密切相关。危险因素包括高血压、糖尿病、吸烟、心房纤颤、阳性家族史、年龄和高胆固醇血症等,以及 *ApoE ε4* 等位基因和 *MTHFR* 基因突变引起的风险。自从 Hachinski 等提出了术语"多发脑梗死性痴呆",后续有大量的概念提出,尝试去厘清由异质性的脑血管疾病和病变导致的认知功能损害在临床和病因上的复杂性。这些概念包括：血管性痴呆(VaD)、血管性认知损害(VCI)、皮层质(缺血性)VaD 和血管性认知障碍(VCD),这催生了各种各样的标准和研究指南且不容易相互替代。这些因素导致文献中患病率估计和临床表现的描述参差不齐。然而,VaD 被描述为 VCI 发展进程中的重型,很可能是紧随 AD 第二常见的导致痴呆的病因,尽管随着人群的年龄增加其比例可能更高。然而,在高收入国家痴呆的发病率正在下降,这一定程度上和脑血管疾病治疗的进步有关。脑血管疾病常参与很多类型痴呆的发病过程,包括 AD 作为治疗靶点可能取得了一些成功,虽然仍需要进一步研究它们之间可能的联系和因果关系。对 AD 病因和治疗的研究数量上远远超过 VaD,部分是因为 AD 有着持续完善的广泛使用的诊断标准,部分是因为相对更多的资金资助。

VCI 和 VaD 共识性诊断标准的缺乏阻碍了大规模的数据分享和比较,导致不同的专业人员只能做小范围的研究。VCI 分类共识研究(VICCCS)的目的是在血管性病变导致的认知损害的概念化上达成更加广泛的共识,以方便临床诊断和研究。其目标是为了制订一套可以在这个领域内广泛采用的标准来支持未来的研究。通过来自国际研究群体中广泛参与者的投入,VICCCS 详细阐述了前人的工作以指明未来的方向。

二、方法学

此前建立共识性标准的尝试大部分是基于相对较小范围的专家学者的意见,常在学术会议、报告会、研讨会等进行。VICCCS 的目的在于让尽可能多和来自学科尽可能广的专家参与其中。VICCCS 参与者的寻找,主要是通过对 Pubmed 上截止至 2010 年 8 月发表的关于 VaD/VCI 概念或诊断的期刊文章进行无偏倚的回顾。VICCCS 的目的是总结来自尽可能多学科中尽可能多参与者的专业知识。几个相关的研究组织也被邀请参与研究,包括英国卒中医师协会(BASP)、AD 神经影像计划(ADNI)和欧洲 AD 联盟(EADC)。

VICCCS 应用了德尔菲法,是通过迭代结构的研究过程,包括一系列的问卷,其问题逐步精炼、细化,以在调查对象中达成共识。只有独立的仲裁人(其本身不参与调查)能够获得调查对象的身份信息。调查对象的匿名性促进了整个研究中观点的自由表达。每轮调查后对答复的结构化反馈决定了随后问题的性质,使得小组的判断能够无偏倚地推进,这在面对面的讨论中是很难做到的。为了在多轮调查中不断精炼、细化问题,VICCCS 选择达到三分之二同意表示达成共识。研究执行了 6 轮以互联网为基础的调查,每轮大约 2 个月。最初的两轮主要对已发表的标准及它们的实用性和不足征求意见。余下 4 轮的重点则在于不足之处的解决和术语的标准化。每一轮主题的总结作为补充资料提供。

三、结果

(一) VICCCS 第 1、2 轮:严格评价现有概念标准

首轮调查对最重要的待解决问题征求观点,评估在文献中找到的现存标准和指南的使用范围。我们把调查问题区分为关于"概念"文章($n=12$)的(如

那些涉及范围和定义的文章)和关于提出诊断标准的文章($n=15$)的。其中有4篇文章覆盖两个方面内容,所以同时包含于两部分问题中。第1轮收集参与者对这些文章的范围和定义的看法,也邀请其提出额外相关的应该纳入考虑范围的文章。参与者被要求指出他们对文章的熟悉程度,并对文献的有用性从"完全不适用(no longer relevant)"到"任何情况下都有用(useful in all cases)"进行评分,同时选择3个概念作为能被更广泛接受的概念的基础。为了减少由于定义较早提出而可能更为人熟悉所带来的选择偏倚,我们对那些选择"大多数情况下有用(useful in most)"或"任何情况下都有用(useful in all cases)"的选项进行排序,代表"认为有用的投票(consider useful vote)"。排序结果显示越新近发表的概念,尽管没有众所周知,却更加被认可作为未来应用的基础。整理后的评分结果在第2轮中反馈给参与者。然后他们被要求重新考虑所有的文章,这包括了那些可能并不那么为人熟悉的,之后对所有的标准进行再次排序,排名低的标准将会排除于进一步的考虑之外。

接近60%的参与者把O'Brien和其同事2003年提出的VCI概念模型作为首选的概念基础,其概念覆盖了由轻度认知损害到痴呆整个连续变化过程。排在第二和第三的定义分别有11%和7%的参与者作为首选,其也包含了VCI和相关的概念。

框3-4-1　VCI概念精炼的VICCCS共识指导原则

1. 广泛确定可能参与到认知损害或痴呆的血管性或脑血管性相关损害的类型。

2. 处理轻型和重型VCI概念的缺陷,以及评估患者从一个阶段发展到另一个阶段过程的方法。

3. 认识到处于VCI风险中人的重要性,然而,他们对此的考虑在某种程度上必须依据已发生的一定水平的损伤。

4. 承认当患者的分型为轻型VCI(即非痴呆)不一定预示着其损伤会进展到更加严重类型的VCI(即痴呆)。

5. 承认当患者的分型为轻型VCI(即非痴呆)不一定预示着其最终的痴呆类型。

此外,78%的参与者认为VCI定义的范围应该比目前的更广。因此,VICCCS余下各轮重点是在修订的VCI概念模型上获得共识。随后几轮调查

的内容建立在参与者对前几轮中关于定义、范围、VCI 亚型的灵敏度及临床效用等问题的回答上。

（二）第 3～6 轮：修订的 VCI 概念构成

在第 3 轮，VICCCS 要求参与者对被提议的 VCI 概念精炼的指导原则（框 3-4-1）表明同意或反对的态度。对此有超过 94％的参与者表示同意；一些参与者提出的修正方案在第 4 轮报道，以供评论。

第 3 轮处理第 2 轮发现值得澄清或修改 3 个方面。虽然 29％的参与者认为 O'Brien 的概念构架不需要任何大的改进，不过也有一定比例的参与者认为需要修改它的范围（13％）、亚型灵敏度（31％）和描述（39％）。随后的几轮主要工作是改进发现的这些局限性。所提出的改进意见的概要将在下文说明。42％的参与者也认为 O'Brien 的概念不是很符合临床操作标准。这些局限性随后在更加专向的后续德尔菲研究（VICCCS 诊断）中解决，以建立操作性标准。

大约三分之一（34％）的第 3 轮参与者建议在修订的概念中应包含 VCI 其他潜在的机制。在第 4 轮参与者被要求对哪些建议的机制应该被纳入进行投票。参与者对把表 3-4-1 中列出的补充的发病机制包含在 VCI 修订的概念中并达成了共识。第 4～6 轮，在动脉病亚组（由 O'Brien 概念构架中提出）应该由什么组成上达成一致；然而在 VICCCS 中，特定的动脉病是病因的描述性术语而非 VCI 的一种亚型（表 3-4-2）。

框 3-4-2　VICCCS 提出重型 VCI(VaD)亚型的定义

卒中后痴呆：被描述成患有卒中后痴呆（PSD）的患者可能有或没有证据表明 MCI 发生于卒中之前。患者可能表现出即刻和（或）延迟的认知功能减退，这发生在卒中发生后 6 个月内，且卒中尚未康复。PSD 是由不同的大脑血管性病因和改变导致的。这包括发生在卒中后 6 个月内的多发皮质-皮质下梗死、关键部位梗死、皮质下缺血性血管性痴呆和多种形式的神经退行性病变，包括 AD 的案例。这个卒中后认知功能减退的时间基础使 PSD 和其他形式重型 VCI(VaD) 区分开来。

混合性痴呆：一个单独的总括性亚组称为"混合性痴呆"，包括所有对应每一种组合的表型，即 VCI-AD、VCI-DLB（路易体痴呆）等。应该根据患者出现的表型把患者称为患有"VCI-AD"而不是不够具体的"混合性痴呆"。在可能进行区分的时候，术语的顺序应该反映这些基础病变的相对影响程度，即 AD-VCI 或 VCI-AD。

　　皮质下缺血性血管性痴呆(SIVaD)：小血管病是 SIVaD 的主要血管性原因。腔隙性梗死和缺血性白质损伤是大脑损伤的主要形式,这主要发生在皮质下。它包含了 Binswanger 病和腔隙状态临床表现的重叠部分。

　　多发脑梗死性痴呆(MID)：MID 指的是多发广泛皮质梗死,更可能参与到痴呆的发展中。

表 3-4-1　散发性或遗传性 VCI 可能的发病机制

VICCCS 参与者建议的发病机制	支持率
淀粉样脑血管病	93%
混合类型;任何伴有 CVD 的神经退行性疾病(如伴有 CVD 的 LBD)	93%
白质高信号	93%
微出血	89%
微小梗死	89%
动脉炎/血管炎,包括局部和全身炎症反应综合征	82%
硬膜下或蛛网膜下腔出血	70%
待未来研究的"其他"选项	67%
静脉血栓/梗死	63%
感染性血管炎	53%
海马硬化	42%
血管瘤性病变/血管瘤伴局部窃血现象	33%
慢性偏头痛	9%

表 3-4-2　VICCCS 推荐的亚型和描述性术语

VICCCS 的亚型	VICCCS 的描述性用语	O'Brien 概念分型和散发性 VCI 的病因
卒中后痴呆		卒中后痴呆 VaD
多发梗死性(皮质) 皮质下缺血性		多发脑梗死性痴呆(皮质 VaD) 皮质下缺血性 VaD
	关键部位梗死 低灌注 出血性 特定动脉病	关键部位梗死性痴呆 低灌注性痴呆 出血性痴呆 特定动脉病导致的痴呆
混合性痴呆 轻度 VCI		合并 AD 和 VaD 血管性轻度认知功能损害
	血管炎	

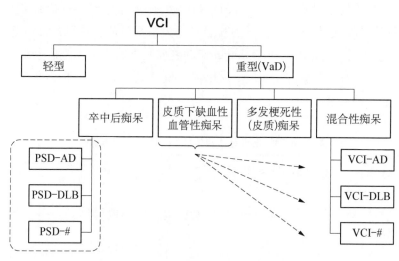

图 3-4-1 VICCCS 修订的 VCI 概念模型

四、亚型的灵敏度

31％的参与者认为 O'brien 的概念对 VCI 亚型的区分存在局限性。虽然它认可罕见遗传性疾病会导致 VCI，其概念的重点主要集中在散发性 VCI。78％的 VICCCS 的参与者建议遗传型(也就是"Ⅰ型"或"家族性"VCI)和散发性(也就是"Ⅱ型")都应该包含于 VCI。在第 4 轮，大部分(85％)参与者更倾向于术语散发性和家族性应该被用作各个类型 VCI 的描述性信息，而不是定义为独立的分类。

五、轻型和重型 VCI(VaD)

在 O'Brien 的概念中，VaD 被用作重型 VCI 亚组的总称。在第 3 轮我们询问术语 VaD 是否仍然有用，对此虽然有过半(56％)的参与者同意继续沿用，但是并没有形成明确的共识。然而，这一轮 VICCCS 调查进行的时间恰逢全世界临床医师广泛应用的 DSM-5 起草。DSM-5 草案的提议是 VaD 或重型 VCD，即"血管性疾病导致的严重神经认知功能损害"，作为在此之前称为 VaD 的重型功能损害的一个分组。因此我们征求 VICCCS 参与者对在 VCI 概念上使用术语"轻型"和"重型"的意见。虽然仅 39％的第 4 轮参与者知道 DSM-5 草案，但有 71％的参与者同意 VCI 修订概念中应该使用术语"轻型"

和"重型",使 VICCCS 的推荐和 DSM-5 草案一致。在第 5 轮调查,占 71% 的大多数人支持术语"轻型 VCI"和"重型 VCI(VaD)"的使用。

六、轻型 VCI 的进一步分型

轻型 VCI 的亚型区分在第 3~6 轮调查中得以解决。大部分参与者(68%)支持特定的亚型。然而,在回应另一个独立的问题时 63% 的参与者认为这样的分类缺乏支持的证据,仍然是不成熟的,没有哪种亚型分类的选择获得同意。VICCCS 提议目前尚且不对轻型 VCI 进行分型,直到研究能提供更好的理由。笔者认为这是国内同道可以有所作为的主题。

七、重型 VCI(VaD)亚组的进一步分型

在第 3 轮参与者被要求决定 O'Brien 及其同事提出的痴呆亚型中的哪一个应该在 VICCCS 中被认可,结果得到了不同水平的支持率(50%~81%)。在第 4 轮大多数参与者(94%)同意如果可能避免混淆 VCI 亚型的部位、严重程度和发病机制时,才可能解决缺乏共识的问题。96% 的参与者支持建立一个更加系统、分步进行的方法进行亚型区分,其建立在 VICCCS 提出的定位(location)、病因学(etiology)、认知领域(domains)和严重程度(severity)的分类,暂时命名为"LEDS"标准。认识到这一点后,参与者被问到在 O'Brien 提出的亚型中哪一个包含更多相互排斥的患者组,或者可能被认为更加适合作为损伤的"机制"或"定位"的描述性术语。结果这些亚型中"特定的动脉病(specific arteriopathies)","出血性(hemorrhagic)"和"低灌注(hypoperfusion)"并不被支持作为独立亚型(18%),于是它们被推荐作为 VCI 成因机制的描述性术语。余下的亚型术语在各轮调查中获得不等的支持率。第 6 轮调查征集参与者的最终决定,支持率没有达到多数(67%)的术语则作为描述性术语。"皮质下缺血性"(83%)和"多发脑梗死性(皮质性)"(74%)被支持作为重型 VCI(VaD)的亚型。在较早几轮调查中,卒中后痴呆(PSD)被支持(73%)作为一个亚组,86% 的参与者认为它能够帮助临床诊断。相反,尽管已接近达到共识的支持率,但为了保持研究的一致性,"关键部位梗死性痴呆"(66%)也将被提议作为 VCI 的描述性术语。其他补充的 VCI 独立亚型的建议也参与到投票中。这其中没有一个被支持作为一种亚型,不过"血管炎"(69%)被支持作为对描述病因有用的术语。VICCCS 所推荐的亚型和描述性术语的最终结果在表 3-4-2 中列出。

八、混合性痴呆

混合性痴呆以及其在临床实践和研究中的定义是最初几轮调查认为需要阐明的问题,97%的参与者支持将其改变为传统模糊性的用法。"混合型痴呆"应该仅仅作为重型 VCI(VaD)亚型的总称术语,患者出现的所有表型都将详细说明。比如患者可能被称为患有 VCI - AD、VCI - DLB,此模式用于命名任何类型合并的痴呆。大部分的参与者(81%)赞同在研究和临床应用中使用这个方法,同时对缩写词的顺序应该尽可能反映合并症的相对影响程度达成共识(68%)。

九、卒中后痴呆

参与者对在研究(73%)和临床(86%)语境中使用术语"卒中后痴呆"(PSD)达成共识,但是对其 PSD 以前是如何描述的并没有达成一致意见(63%)。阐明 PSD 所必须解决的相关问题包括在卒中之前发生认知功能损害的证据及 PSD 出现的时间窗。VICCCS 在 PSD 的定义上达成的共识意见(78%)在框 3 - 4 - 2 和图 3 - 4 - 1 中详细说明。值得注意的是认知功能减退和卒中发生的时间关系可将 PSD 和其他类型的重型 VCI(VaD)区分开来,也就是说在卒中后 6 个月内发生的认知功能损害将会成为 PSD 诊断的决定性因素。

十、讨论

VICCCS 在大多数要解决的问题上提供了 VCI 概念的修订及以共识为基础的详细阐述。在某些方面缺乏共识主要是因为当时缺乏可用的研究数据,比如,轻型 VCI 的亚型区分。虽然半数的参与者希望削弱在 VCI 概念模型中对记忆受损的过分强调,但是三分之二的参与者承认根据记忆缺失来分类的优点是可以使之和当前运用于 AD 和 MCI 的表述形式保持一致的。因此,VCI 的亚型还需要更多以研究为基础的理由来支持。

而更多同类分组的定义作为重型 VCI 得到支持,这些定义对于临床试验的设计也很重要。对于合并病变的临床诊断仍然是一个挑战。此前混合型痴呆的定义在 VICCCS 中并没有得到很多支持,部分是因为对过分强调 AD 不满意。在本研究进行总结期间,获得最多支持的定义(25%支持)的一个修订概念"混合性 AD(Mixed AD)"发表了,其的确给共患的脑血管疾病和路易体病变提供了独立的标准,然而并没在术语上对它们进行区别。VICCCS 提出在混合性痴呆和 PSD 中所有识别的表型都应详细说明,这主要取决于出现的合并症,其中缩写词的顺序反映其相对影响程度。其实践性和准确性的提升将会是任何未来操作性诊断协议的重要层面,同时正在进行的生物标志物研究可能会对此有所帮助。最近的证据的确支持这种分类方式,显示皮质下 VaD 在记忆门诊通过神经心理学特征和脑脊液生物化学标志物就能够发现,其和 AD 有所区别。框 3-4-3 总结了这一点及其他 VICCCS 中所提议或在答复中反映的未来研究领域。

VICCCS 在 2010—2013 年进行调查,与此同时,血管性认知障碍(VCD)的 DSM-5 和 VASCOG 标准正在草拟。VICCCS 参与者有机会在 DSM-5 最终定稿前对其草案提出共同的反馈。这通过一个和代表 DSM-5 神经认知障碍工作组协商之后专门设计的调查来实现,以和 DSM-5 神经认知障碍工作组 Sachdev 教授协商的形式实现,应 DSM-5 工作组对把临床研究群体的经验纳入标准修订过程的在线请求而发起。VICCCS 的参与者对此次意见征求的知晓度相对比较低,这说明对于这类协商在未来可能需要更广泛的宣传。VICCCS 参与者同意并认为 DSM-5 草案中提出的术语轻型(minor)和重型(major)是有帮助的,而在 VICCCS 中同样应该被采用。

方框 3-4-3　在 VICCCS 回复中直接提出或识别的未来潜在研究领域

1. 支持进一步轻型 VCI 亚型区分的循证研究。

2. 在 VICCCS 新提出的定位、病因学、认知领域(影响的)和严重程度分类的基础上发展更加系统、分步进行的方式对患者进行分型。

3. 调查决定 PSD 患者 VCI 即刻还是延迟发生的因素。

4. 调查能更好地描述伴有其他 VCI 病因或非血管性痴呆的 PSD 伴随疾病的因素(如发病时间、生物标志物、认知评估参数)。

5. 对于同时发生的病变,需要对它们的相对影响程度的表型进一步阐释,如混合性痴呆中 AD-VCI 或 VCI-AD 或其他神经退行性疾病(如帕金森病)或和 CVD 同时出现的精神障碍。

6. 对传统术语多发脑梗死性痴呆的实用性和有效性进一步探究,是作为 VaD 的一种特定亚型或作为伴随新提出的 VaD 亚型而补充的描述性术语。

随后发表了血管性认知障碍(VCD)标准(2014年),但是这个概念以及术语"血管性认知障碍(VCD)"的使用并没有得到支持。

十一、结论

VICCCS呈现了由大规模的国际研究者群体支持的一套以共识为基础的新指南。这个指南利用、扩展并精练了前人的工作来改进和阐明VCI的概念模型。可以预计VICCCS指南将会在研究群体中被广泛采用,以提高VCI研究工作的一致性和标准化水平。这能够大大提高对不同研究小组发现的解读和比较,并支持更大规模协作性研究的可能性,对于打破由于VCI概念不一致带来的历史性壁垒极其重要。

解读与评论

笔者(郭起浩)参与VICCCS的调查,得到许多有益的启发和思考,为此,写了一篇"血管性认知障碍临床诊断中的若干基本概念问题",发表在"内科学理论与实践"杂志上[2012,7(7):1-3]。本解读主要参考了这篇评论的内容。

脑血管疾病(CVD)是我国最常见的神经系统疾病,脑血管疾病的诊治历来是我国大部分神经内科医师的首要任务。从国际范围看,VCI是认知障碍疾病中常见的类型,日益得到国内外学者的重视与关注。现将VCI概念与诊断中3个常用的、重要的但又众说纷纭的基本概念予以介绍评价,希冀我国同道在积累VCI临床资料时考虑到这些分歧与争议,从而积极探索并取得与国际接轨的创新性成果。

一、血管性轻度认知损害(VaMCI)的亚型划分

VCI概念的提出,主要目的是为了早期识别、早期干预VaD患者,所以,VaMCI或非痴呆的血管性认知损害(VCIND)应该是我们今后相当长时期的一个研究热点。认知损害的界定是套用MCI的方法,MCI的诊断标准与亚型划分经过10多年的发展已经比较成熟,是基于认知受损领域数、受损领域严重度及工具性日常生活能力状况这3个维度表现作出的判断,但是,VaMCI的分类是否沿用MCI的亚型划分还有争议。

根据受损的认知领域,VaMCI可以有以下分类方法:

(1) 4个亚型:包括2个遗忘型:①单纯记忆受损;②多认知领域受损(记忆加1个或多个其他认知领域,如语言、执行、视觉空间领域),以及2个非遗

忘型：①单一非记忆领域受损；②多个非记忆领域受损。

(2) 4 个亚型：①单纯执行功能受损；②包括执行功能的多个领域受损；③单一的非执行功能受损；④不包括执行功能的多个认知领域受损(也就是用执行功能取代记忆功能作为分类主要坐标)。

(3) 3 个亚型：①遗忘型；②非遗忘型；③记忆与非记忆认知功能同时受损。

(4) 3 个亚型：①执行功能受损；②非执行功能受损；③执行与非执行功能同时受损。

(5) 2 个亚型：①单一认知领域受损；②多个认知领域受损。

(6) 2 个亚型：①遗忘型；②非遗忘型。

(7) 2 个亚型：①执行功能受损；②非执行功能受损。

(8) 2 个亚型：①1~2 个领域受损；②>3 个领域受损。

在 VICCCS 调查中，大部分专家认为前 2 种 4 个亚型的分类方法比较符合研究需要，但采用这两种方法中的哪一种都难以决定，因为支持与反对的声音势均力敌。笔者分析，如果按照第 1 种以记忆受损与否划分，首要好处是可以与原因不明(主要由神经退行性原因引起)的 MCI 的分类直接比较，其次是记忆的评定方法与分析指标已经比较普及。第 2 种分类是按照执行功能受损与否划分，执行功能(executive function)是为实现一项特殊目标而将不同的认知加工过程灵活地整合、协同操作的功能，包括定势转移、优势抑制、概念形成、工作记忆等成分。这种方法更有可能找到 VaD 的预测因素或危险人群，对 VCI 的早期诊断与临床试验入组标准的制订、治疗效果评价可能更有利。进一步的分析是基于海马的情景记忆表现[通常采用 COWT、逻辑记忆测验(LM)、RCFT]作为区分 MCI 亚型的主要指标，而 VCI 的记忆损害更有可能是语义记忆、前瞻性记忆、元记忆等记忆成分。这样，按照第 1 种分类方法量化的遗忘程度就有可能不是原发性记忆损害，而是其他认知功能领域损害或其他记忆类型损害引起的继发性情景记忆损害。一般评估人员难以明确区分这两类不同的记忆损害。从临床实践看，执行功能或思维能力的下降更隐蔽，不容易在门诊简易检测中被发现，但是，复杂的社会功能，如决策与估测、处事计划性、思路灵活性、解决问题能力等与患者的生活质量密切相关，可能超过健忘对社交和日常生活的影响。所以，笔者倾向于采用第 2 种分类方法。

VCI 的疾病谱里，VaD 仍然是一个必不可少的概念。迄今我们还不知道在社区或医院背景下临床检测的不同亚型 VaMCI 向 VaD 的年转化率和逆转率分别是多少,与遗忘型 MCI 向 AD 的转化率相比,VaMCI 向 VaD 转化的文献非常少,有限的文献表明转化率比较低。目前也不知道转化的影响因素有哪些,所以难以借此建立 VaD 的预测模型。

二、混合性痴呆的定义

AD 和 CVD 都是老年人的常见病,有许多共同的临床特征与共同的危险因素(如高血压、糖尿病、动脉粥样硬化、高同型半胱氨酸、心肌梗死、冠心病、心搏暂停、吸烟、饮酒、高饱和脂肪酸摄入,ApoE4 等位基因等是 CVD 的危险因素,也是 AD 的危险因素),病理检查常常是"你中有我、我中有你"。对于 AD 伴随 CVD 或 VaD 的病例,在 O'Brien 等 2003 年制订的诊断标准中没有严格定义,但是,阐明混合性痴呆的定义非常重要。以下是在文献中曾出现、列出供参与共识编写的学者讨论的定义。

定义一:混合性痴呆是以记忆障碍为主、病程不典型、比 VCI 或 AD 的认知障碍进程更快的痴呆。

定义二:有 AD 的其他典型临床表现及下列表现之一:过去或近期卒中史,步态障碍,幻觉/妄想,认知波动和小血管缺血性改变的有效水平的证据,脑成像显示要害部位的腔隙性梗死灶或大血管梗死。临床特征和诊断标志物都必须明显。脑脊液 Aβ 蛋白含量低或 PET 影像示淀粉样蛋白配体阳性的证据能够支持混合性痴呆的诊断。

定义三:痴呆病程提示 AD 和局灶的神经学症状或脑成像提示局部缺血性改变。有其他典型临床表现的 AD 患者存在的单一血管危险因素还不够支持混合性痴呆的诊断。

定义四:卒中前已存在的、因卒中而恶化的 AD。

定义五:伴随 CVD 临床及影像学证据的可能 AD 痴呆的临床标准。

定义六:如果一个患者被证实有 AD 影像学和(或)生物标志物支持证据的典型临床病史,又有 CVD 的证据,其痴呆分类属于合并不同严重程度的 CVD 的内涵适当或范畴明确的 AD 的诊断。

之所以列举这些定义,说明混合性痴呆是错综复杂且以往未形成共识的概念。这可能与 AD 诊断标准的更新、影像学技术的采纳程度有关,比如,AD 的生物学指标(如脑脊液 Aβ 蛋白和 tau 蛋白的检测)、PET 和 MRI 弥散张量成像等新技术不断应用于临床诊断,可能使混合性痴呆的内涵更明确,但是,准确诊断所依赖的技术水平也更高。

混合性痴呆局限在"AD+VCI"吗?有些学者认为其他混合形式(如路易

体痴呆＋CVD,额颞叶痴呆＋CVD)也应该归纳于混合性痴呆的范围;还有些学者提出可以根据哪种表现占优势,将混合性痴呆区分为"混合性痴呆－AD型""混合性痴呆－VCI 型"等,这与多系统萎缩的分类形式(MSA－P、MSA－C 等)颇为相似。以往有研究认为混合性痴呆是多种病因的叠加,所以它发展得更快速、更严重,目前认为,这种判断还需要进一步调查研究。

就像 AD 的诊断仍然是多种标准共存一样,混合性痴呆也还没有确定那种定义最后被采纳,在新的共识颁布之前,建议国内同道在写混合性痴呆的研究论文时,请给出自己研究中采用的操作性定义。

三、卒中后痴呆的界定

卒中后痴呆(PSD)是隶属于 VaD 但又独立的一个概念。目前,国际上比较公认的是对于临床的研究,PSD 这个概念是有用的,不应该被取代或剔除,在 VCI 范畴里,它是独立的疾病,而不仅仅是认知损害的一个病因学描述。但是,有关 PSD 的界定还有一些不确定的描述。

首先,在 O'Brien 对 PSD 的经典描述中,PSD 不仅包括多发皮质-皮质下梗死、脑关键部位梗死,甚至包括皮质下缺血性血管性痴呆(SIVD)以及卒中前已经有认知损害的具有退行性病理改变的病例(可以归纳到混合性痴呆范围)。目前比较一致的意见是新的 PSD 标准应该把后两种类型的痴呆排除在PSD 之外。

其次,不可逆转的认知损害在卒中后多长时间出现可以归为 PSD? 1 个月或 3 个月或 6 个月或 12 个月? 约一半的学者倾向于 3 个月,但也有 1/3 左右的学者倾向于 1 年。其他学者有提议 6 个月的,也有建议直接采用 VaD 诊断标准的,等等。比较一致的意见是卒中与认知损害之间的时间间隔不能超过 12 个月。

再次,PSD 的病程框架:卒中后可以即刻出现认知损害,也可以过一段时间出现延迟性认知损害,这个即刻 PSD 和延迟 PSD 如何界定? 是否需要一个人为的时间点进行区分? 更进一步说,如果这两种情况存在不一样的临床特征、发病机制、治疗方案和预后,那么,即刻 PSD 和延迟 PSD 进行鉴别诊断是有必要的,值得临床医师们给予关注。鉴于我国卒中病例非常丰富,建议同道定期随访患者,调查观察不同的卒中类型在不同时间节点 PSD 的发生率与诊断稳定性。

共识五
血管性认知损害标准化诊断
新进展（VICCCS）

原载：Alzheimers Dement，2018,14(3)：280－292.

一、背景

自从 Hachinski 等提出了用多发脑梗死性痴呆这一术语来描述并发缺血性血管疾病的痴呆，许多其他的描述性术语被用于涵盖由脑血管疾病（CVD）引起的认知损害的异质临床和病理谱。这些表述包括血管性痴呆（VaD）、血管性认知损害（VCI）、皮质下（缺血性）血管性痴呆（SIVD）和根据不同的指南或方案诊断变化性的血管性认知障碍（VCD）。国家机构或研究网络就部分表述达成了一致，例如，美国加利福尼亚 AD 诊断治疗中心（ADDTC）、第 10 修订版"国际疾病统计分类"（ICD－10）、美国国立神经疾病和卒中研究院/瑞士神经科学研究国际协会（NINDS－AIREN），以及精神障碍诊断和统计手册第四版和第五版（DSM－4 和 DSM－5）。比较这些方案的研究表明这些方案之间很难互相转换。

血管性认知损害分类一致性研究（VICCCS）的第 1 篇总结（VICCCS－1）就 VCI 的概念达成广泛一致。它支持根据认知损害的严重程度使用"轻型"和"重型"作为亚型，这与 DSM－5 中修订的术语一致。VICCCS－1 参与者认为，根据受影响的认知领域将轻度 VCI 分为更多亚型的尝试目前尚不成熟，但可能会是未来的一个研究领域。VICCCS－1 支持将 VCI(VaD)的主要形式分为 4 个主要亚型：①PSD；②SIVaD；③多发脑梗死（皮质）性痴呆（MID）；④混合性痴呆（根据更多的神经退行性病理再进一步细分，如 VCI－AD、VCI－DLB)(图 3－5－1)。在这些概念的框架下，VICCCS－2 使用相同的德尔菲方法确定 VCI 的严重程度和亚型的区分，从而达成一致的诊断指南。

二、方法

VICCCS-1的参与者被邀请参加 VICCCS-2。虽然最初有 149 人同意参加,但只有大约一半的受邀者在 3 轮或 3 轮以上调查中积极参与,6 轮调查的参与者几乎没有变化(每轮 65～79 人,平均 72 人)。在活跃的受邀者中,63%～75%(平均 68%)是直接参与临床评估或患者护理卫生服务的临床医师,其余的是非临床人员(例如,在技术上或其他方面支持临床工作,但不参与临床决策,或者主要参与研究工作)。参与研究的大致代表比例是:欧洲 65%,北美 16%,南美 5%,亚洲 10%,非洲 4%,澳大利亚 0。

我们使用德尔菲法,一种迭代的、多阶段的结构化问卷,它具有匿名反馈及为达共识不断对问题进行改进的优点。该过程需要非参与研究人员协助完成。匿名反馈可以促进调查过程中不同观点的自由表达。每轮调查之后的总结反馈可以对后续问题进行预告并有助于团体判断的无偏化发展。和 VICCCS-1相同,在各轮调查中就重复改进的问题有 2/3 参与者同意,即表示达成共识;对未能达成共识的问题,我们将给出包括最多人支持的观点在内的总结数据。最初的两轮调查以之前发表的被认为是最有价值的诊断标准作为进一步探讨的基础,这也为接下来的 4 轮调查(2012.11—2013.9)提供了主题。讨论也会使用 VICCCS-1 达成的一致观点。

三、结果

1. VICCCS 基础轮次及 VICCCS-2 的第 1 轮和第 2 轮　在 VICCCS 的两轮基础调查中,达成一致(94%的受试者同意)的观点是:目前的诊断方案都不完全适用,生成完善的 VCI 评估标准是重中之重。

参与者在现有 6 个标准(VICCCS 基础轮中的 4 个标准被选做最佳起点,2 个是在 VICCCS-1 期间发表的,因此也适用于 VICCCS-2)中挑选他们支持的标准。这些标准被公认为是达成一致性 VCI 诊断指南的最好起点。六个标准中,AHA/ASA 的科学表述:血管性因素所致的认知障碍和痴呆(以下简称为 AHA/ASA)是获得最多参与者(41%)支持的标准,其次是 NINDS-CSN。AHA/ASA 本身并未提供评估方案,但其参考了 NINDS-CSN 的建议。这些指南为进一步讨论和阐述提供了基础。

与大部分参与者(65%)的观点一致,VICCCS-2 旨在达成一套供临床及研究使用的简单的诊断指南。一致的目标就是研发出一套清晰有效的、适用于 VCI 不同亚型或严重程度的、简单易用、能产生易于解释的结果的方案。

2. VICCCS-2 第 3~6 轮

(1) 严重程度的测量(轻型和重型 VCI 的区别):在 VICCCS-1 第 4 轮中参与者认为测量 VCI 的严重程度需要评估认知领域。VICCCS-2 第 3 轮也提到了,94%的参与者认为评估的核心区域包括执行功能、注意、记忆、语言和视空间功能。除非有更有力的结论证据,否则除了核心评估以外,学习功能、神经精神症状、社会认知功能应当作为可选项,其他认知域(包括抽象、失认症、情绪、实践、加工处理或精神运动速度)均不作为核心认知域。部分参与者认为对有些认知域进行评估的工具不足,例如,在 NINDS-CSN 占据重要位置的失用症,80%参与者对此观点表示同意。

81%的 VICCCS-1 参与者认为应当基于受影响区域的数量来区分轻型 VCI 和重型 VCI,并且 IADL 和 ADL 均是必要的决定因素。在 VICCCS-2 第 3 轮,就轻度 VCI 的定义达成了一致(85%):至少一个认知域受损,并且 IADL/ADL 评估显示轻度受损或没有受损(与血管事件所致的运动/感觉后遗症无关)。在第 3 轮和第 4 轮就重型 VCI(VaD)提出了几个定义,但没有任何一个达成一致。对多种选择的进一步审视,71%的参与者选择了带有"严重"这一词语的定义并且 73%的参与者选择了带有"至少一个认知域"(而不是"至少两个认知域")的定义。这些定义在第 5 轮呈现给参与者,并且要求参与者在之前的调查轮次中获得最多支持的三个定义中作出选择。60%的参与者选择了这一定义:至少一个认知域严重受损(其他受损可能存在于多域)并且 IADL/ADL 评估显示严重受损(与血管事件所致的运动/感觉后遗症无关)。参与者就定义需要满足的条件达成共识(67%):一个而不是两个认知域受损并且要包含"严重"这一描述性术语。不支持必须包含"严重"这一描述性术语的参与者强调了中度认知损害患者的重要问题,并且建议使用"显著"这一描述性术语以考虑到临床慎重性和灵活性。

在第 5 轮结果的反馈中,要求参与者考虑修订重型 VCI 的定义,将"严重"一词替换为"显著",例如,临床上出现至少一个认知域(其他受损可能存在于多域)显著受损并且 IADL/ADL 评估显示严重受损(与血管事件所致的运动/感觉后遗症无关)。52%的参与者支持此定义,而第 5 轮中获得最多支持的定义——至少一个认知域(其他受损可能存在于多域)严重受损并且 IADL/ADL 评估为严重受损(与血管事件所致的运动/感觉后遗症无关)——支持者下降到了 34%。尽管任何一轮都没有达到我们预设的共识水平(67%),但显而易见至少一个认知域严重受损的相关条件获得青睐。因此建议的重型 VCI 的定义(代表大多数参与者观点)是：临床上出现至少一个认知域(其他受损可能存在于多域)显著受损并且 IADL/ADL 评估为严重受损(与血管事件所致的运动/感觉后遗症无关)。

(2) 临床评估及评估耗时限制：在第 3 轮调查中,86％参与者强烈支持 NINDS - CSN 简化 VCI 临床评估的建议。然而 NINDS - CSN 对研究和临床背景有不同的建议,第 2 轮中 77％参与者认为应当优先达成一套既适用于研究又适用于临床使用的核心评估,可选择额外评估作为临床或研究局部使用。

在典型临床诊断中,尽管可选评估会占用额外时间,但考虑到时间压力和患者能力,神经心理学评估最多应在 60 分钟内完成。第 3 轮调查中大多数参与者都支持包括所有核心条目在内的 NINDS - CSN 60 分钟方案。补充测验中,只有 MMSE 获得 71％参与者支持而纳入其中。NINDS - CSN 30 分钟方案中所有的核心和补充项目都得到了支持(表 3 - 5 - 1)。

表 3 - 5 - 1　VICCCS 指南支持使用 NINDS - CSN 神经心理学评估 30 或 60 分钟测试方案的支持度

测验	60 分钟	30 分钟
动物流畅性测验(AFT)	100％	100％
音韵流畅性(phonemic fluency)	86％	83％
数字符号替换测验(DSST)	85％	82％
连线测验 A & 连线测验 B(TMT A & TMT B)	95％	88％
听觉词语学习测验(AVLT)	75％	79％
Rey-Osterrieth 复杂图形测验(RCFT)-模仿	80％	
Boston 命名测验(BNT)	93％	
简单和选择反应时测验	96％	
神经精神症状问卷(NPI)	86％	84％
流行病学研究中心-抑郁量表(CES - D)	71％	71％
简易智能状态检查(MMSE)	71％	75％

（3）失语症在 VCI 诊断中的作用：VICCCS-2 第 2 轮中 72%参与者同意 AHA/ASA 对失语症的描述："严重的失语症无法进行适当的认知评估。"然而，患者如果有在导致失语症的临床事件发生之前证明其认知功能正常的文件证据（如每年的认知评估），则认为很可能患有 VaD/VaMCI。在第 4 轮中，96%参与者同意"应尽可能对患者进行 IADL/ADL 评估"，68%的参与者认为完成影像学检查的失语症患者应当被分类为"很可能的轻度 VCI 或很可能的重度 VCI"，而无法完成影像学检查的失语症患者只能使用"有可能"。

（4）VCI 风险人群：VICCCS-1 达成一致的一条"原则"是："新的 VCI 概念认可了 VCI 风险人群的重要性，然而不同于短暂的或可以转变为正常水平的认知损害，即便是极轻度的形式，也应当考虑损害的持续水平。"96%参与者赞成"VCI 风险人群如果出现至少 6 个月的持续认知功能障碍，则更应该考虑作出诊断"的建议。88%参与者赞成对于 VCI 风险人群，除了已达成共识的排除诊断（如首次出现认知功能障碍或谵妄的 3 个月内有药物/酒精的滥用/依赖），其他可造成持续认知功能障碍的潜在原因（如抑郁症或维生素 D 缺乏）也应当被排除。88%照料者报告和 73%临床观察作为收集此类信息的机制获得了支持。筛查性评估的支持率为 49%，更加详细的正式评估的支持率为 43%，未获大多数支持。

（5）在 VCI 及"混合性痴呆"亚组中"有可能的"和"很可能的"词语的使用：在作为 VCI"有可能的"和"很可能的"术语使用的起点讨论的 AHA/ASA 中，只有"有可能的"VaD 或 VaMCI 这一类别允许其他表型（如其他的神经退行性疾病的证据）纳入。AHA/ASA 并未提供单独的诊断，也未允许进一步将患者分组（如混合性痴呆的并发症）。VICCCS-1 达成的共识是 VCI 应当包含一个名为"混合性痴呆"的独立伞形亚组。VICCCS-1 的参与者也认为这个亚组应当涵盖进一步的分型，包括具有特异性表型组合的患者，其中的每个都应该尽可能地被具体命名（例如，如果有 VCI 和 AD 两者都存在的证据则命名为 VCI-AD）。此外，与患者相关的描述性表型术语的顺序应尝试反映其与现存表型的相对关系，例如，AD-VCI 或 VCI-AD 应尽可能区分开。

考虑把 AHA/ASA 和 VICCCS-1 区分开，VICCCS-2 第 2 轮中 92%参与者同意诊断指南应该尝试将 VICCCS 提出的"混合性痴呆"作为 VCI 一个独立清晰的诊断亚组包含在内，对于重型 VCI（VaD）亚组（81%）和轻型 VCI（70%）来说，"很可能的"或"有可能的"应当被用于区分诊断证据的等级以帮助患者分类。

(6) VCI 诊断中的时间关系：AHA/ASA 认为，在血管事件和认知损害开始之间清晰的时间关系是诊断为"很可能的"VCI 的必要条件。在 VICCCS-1，PSD 的定义——重型 VCI(VaD)的亚组——必要条件是卒中发生后 6 个月内出现的认知下降。而对于其他的 VCI 亚型则不讨论时间关系。在 VICCCS-2 中，参与者认为在血管事件和认知损害开始之间清晰的时间关系不应该作为轻型 VCI(77%)、SIVaD(88%)、混合性痴呆(85%)，或者 MID(74%)诊断的必要条件。

(7) 诊断中成像的作用：VICCCS-2 第 3 轮中达成共识：CVD 的成像证据是诊断为重型 VCI(VaD)(86%)和轻型 VCI(79%)的必要条件。在第 4 轮，尽管大部分参与者认为在参与者的临床环境中 NINDS-CSN 的建议是可能/合适的(75% MRI vs. 81% CT)，而 93%的参与者认为 NINDS-CSN 提出的"可接受的 MRI 测量"(表 3-5-2、表 3-5-3)应当作为临床成像的核心建议，在临床或研究调查中支持把"推荐的 MRI 测量"作为补充测量。多名参与者表示，CT 可能不敏感或不足以检测小血管疾病或评估血管状态。NINDS-CSN 也强调了 CT 在 VCI 诊断中的局限性。在第 4 轮，93%参与者同意在 VCI 诊断中 MRI 应当作为成像的金标准，90%的参与者认为只有当没有 MRI 或无法承受其高昂费用时才考虑使用 CT。这也适用于 MRI 的禁忌。如果 MRI 或 CT 成像均不能实施，那么 68%参与者一致认为可使用"有可能的"轻型 VCI 或重型 VCI 术语。然而，89%的参与者认为在仅 CT 成像可实施时，"很可能的"是合适的诊断分类。

表 3-5-2　NINDS-CSN 推荐的 MRI 和 CT 成像建议

病种	MRI 核心标准	MRI 附加标准	CT 标准
脑萎缩	• 使用 CHS 标准评估脑萎缩和脑室尺寸 • 使用 Scheltens 量表评估内侧颞叶萎缩	• 对头颅尺寸的标准化脑容量的定量测量	• 脑室尺寸 • 海马：内侧颞叶萎缩
白质高信号(WMH)	• 推荐使用：ARWMC 标准 • 可使用：CHS WMH 标准	• 头颅 WMH 容量定量测试 • 推荐解剖映射	• 弥漫性白质：ARWMC

续表

病种	MRI 核心标准	MRI 附加标准	CT 标准
脑梗死	• 特定位置的编号和大小 -尺寸(最大直径): 较大: >10 mm,较小: 3~10 mm • 定位(推荐使用 Talairach 地图集进行精确化) • 解剖定位 -幕上 -大脑半球 -皮质(可能包括皮质下) -仅皮质下白质 -仅皮质下灰质 -幕下	• 所有梗死定位使用标准方法来进行体积和位置的定量测量。理想情况下,识别的梗死也将映射到一个共同的立体定位空间 • 所有梗死应按照 CHS 标准独立进行区分	• 分散超声 • 脑脊液密度符合梗死或陈旧性出血: -较小: >3~10 mm -较大: >10 mm • 急性脑出血 • 编号,体积,位置 -如 MRI 核心标准
脑出血	• 每个部位的编号和尺寸 • 尺寸(最大直径) -较大: >10 mm 纸巾 -微小出血: <10 mm 梯度回波敏感性 • 必须报告较小尺寸限制截止值,场强 • 定位 -参见脑梗死	• 所有损伤定位使用标准方法来进行体积和位置的定量测量。理想情况下,识别的梗死也将映射到一个共同的立体定位空间	
其他		• 大面积损伤、AVM、异位流体收集,畸形、发育不良或可能使脑血管疾病评估复杂化的任何其他病变	

表 3-5-3 血管周围空间和梗死的信号特征

项目	T1	流体/质子密度	T2
血管周围的空间	减小	等同强度	增加
缺血性改变	等同强度 (灰质 N/A)	增加 (灰质 N/A)	增加 (灰质 N/A)
梗死	减小 (灰质减小或等同强度)	增加	增加

注:据 NINDS-CSN,灰质可见差异而白质未提及。

67%的参与者不支持 NINDS–CSN 中描述的其他"未来"成像的方法，且参与者一致认为这些方法都不足以被纳入临床诊断。

四、小结

1. VCI 的定义及诊断　NINDS–CSN 指南中提供的临床评估和神经心理学方案得到支持（表3-5-1）。评估的核心领域应包括执行功能、注意和记忆以及语言和视空间能力。

(1) 轻型 VCI：至少一个认知区域受损，ADL（与血管事件所致的运动/感觉后遗症无关）可不受损。

(2) 重型 VCI(VaD)：足够严重时临床上出现显著的认知损害，至少一个认知区域受损（其他损害可出现在多区域）且 ADL 严重受损（与血管事件所致的运动/感觉后遗症无关）。

被诊断为重度 VCI(VaD) 的患者根据适当的潜在病理学进行亚型分类（图3-5-1）。血管事件和认知损害发生之间的明确时间关系（6个月内）仅用于卒中后痴呆的诊断。

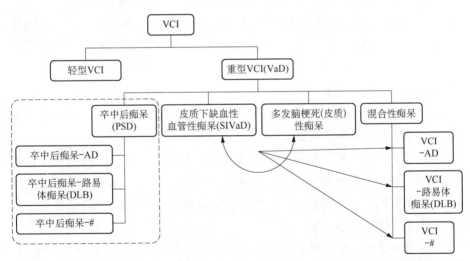

图3-5-1　VICCCS 中 VCI 的概念修订。根据 VCI 损伤水平 VCI 的亚型分为轻型 VCI 和重型 VCI(VaD)。目前轻型 VCI 尚未进一步细分。如图所示，重型 VCI(VaD) 分为4个主要亚型。卒中后认知衰退的6个月时间基础（由散列框表示）将卒中后痴呆(PSD)与其他形式的主要 VCI(VaD) 区分开。PSD 和混合性痴呆如果存在共同的神经病理学[AD 和路易体痴呆(DLB)作为例子，其中#表示其他可能的组合]，则需进行进一步描述。皮质下缺血性血管性痴呆(SIVaD)或具有这些特定类型痴呆的多发脑梗死性(皮质)痴呆亚型病例独立存在，而存在任何其他神经退行性病理的病例应根据存在的合并症分类为混合性痴呆（虚线箭头）。

(3) 重型 VCI(VaD)的亚型

1) PSD：PSD 患者可能存在也可能不存在卒中前轻度认知损害的证据。患者在卒中后 6 个月内出现即刻和（或）延迟的认知减退，并且不可逆。不同的血管原因和大脑变化导致 PSD。PSD 包括多发皮质-皮质下脑梗死、关键部位脑梗死、SIVaD 和各种形式的神经退行性病变，包括在卒中后 6 个月内出现的 AD。认知减退与卒中的时间关系使 PSD 与其他形式的重度 VCI(VaD)区分开来。

2) 混合性痴呆：作为一个独立的涵盖性术语，"混合性痴呆"包括代表血管和神经退行性疾病之间每种组合的表型（如 VCI‐AD、VCI‐DLB 等）。建议根据临床上可能的表型而不是"混合型痴呆"这种不具体的表述来定义患者，如更应该称为"VCI‐AD"。术语的顺序应反映潜在病理学可能的相对贡献，应尽可能进行区分，如 AD‐VCI 或 VCI‐AD。

3) SIVaD：小血管疾病是 SIVaD 发生的主要血管因素。腔隙性梗死和缺血性白质损伤是脑损伤的主要类型，主要分布在皮质下。这个诊断合并了 Binswanger 疾病和腔隙状态。

4) MID：是指存在多个大的皮质梗死和它们可能对痴呆的贡献。

2. "很可能的"和"有可能的"术语的使用　MRI 是 VCI 临床诊断的"金标准"。在 VCI 诊断中，在针对临床血管事件所致认知损害的完整临床评估若因失语症而无法进行时，若患者有在导致失语症的血管事件之前认知功能正常的文本证据（如每年的认知评估），可在成像可得的情况及尽可能进行 ADL 评估下分类为"很可能的"轻型 VCI 或重型 VCI(VaD)。成像不可得时，应诊断为"有可能的"轻型 VCI 或重型 VCI(VaD)。

3. VCI 风险人群　如果 VCI 风险人群出现至少 6 个月的持续认知损害（由照料者报告或临床观察确定），建议更应该考虑 VCI 的诊断。除了已经达成一致的排除诊断，其他所有可致持续认知损害的潜在因素（如抑郁症或维生素 D 缺乏）都应被排除在外。

4. 排除诊断　在出现认知损害或谵妄的 3 个月内，有药物/酒精的滥用/依赖。

解读与评论

这是 2018 年发表的、最新的有关 VCI 诊断标准的共识，是不是本书的总结性陈词呢？

其实，有关 VCI 诊断标准的具体条目，与本书介绍的第 1 个共识(NINDS-CSN 共识)与第 2 个共识(AHA/ASA 共识)是相似的，只是全球专家进一步确认了这些诊断标准。所以，这本书，好像兜了一圈又回到原点。其实，每个 VCI 共识的发布，是 VCI 概念与内涵的深化，而不是脱胎换骨、另起炉灶。

VCI 的诊断在国内是非常混乱的，所以患病率与危险因素的报道也是见仁见智。就此看来，本书提供不同共识的关于 VCI 诊断标准的描述是有必要的。

VICCCS 共识比较有新意的是 VCI 的分类，在大脑责任病灶部位、时间关联、病因学这些错综复杂的三维关系中，整理出一个简明扼要的分类是非常不容易的。目前的分类，皮质、皮质下是脑结构分类，卒中后痴呆是时间维度的分类，而混合性痴呆是病因维度的分类，所以，VICCCS 分类还不是一个维度的分类，这是不是容易导致许多患者无法分类，期待国内外从事卒中单元的专家们进行大样本数据收集验证。比如，一个患者，既有皮质梗死灶，又有皮质下梗死灶，或者既有弥漫性的脑白质改变，又有急性脑梗死，依照哪种情况占主导地位进行诊断，毕竟还是受到医师主观判断的影响，诊断上是否能够获得高度的一致性需要实践检验。

VCI 分为"mild"与"major"，这两个单词的翻译也颇费思量，我们目前是采用轻型与重型，而不是轻度与重度，因为，major 有更典型的意思，而不单纯是严重度的意思，比如，major depression，翻译为抑郁症，而不是重度抑郁症，重度的对应单词是 severe。VaD 本身是分轻度、中度、重度的，一个轻度 VaD，称为轻度的重型 VCI，比称为轻度的重度 VCI 要流利一些。当然，这是我们的一家之言，供同道参考。

共识六
卒中后或血管性认知损害中疾病调节概念的共识报告（第九届世界血管性痴呆大会）

原载：Bordet et al. BMC Medicine，2017,15：107.

一、背景

随着人口老龄化,未来几十年认知损害和痴呆的发病率将犹如海啸般增长,这会造成一系列社会经济上的后果。脑或系统性血管疾病在这场海啸中起到了相关作用。VCI 导致的血管性痴呆是一个关联着如卒中此类急性事件（如卒中后认知损害）或关联着小血管疾病进展性血管损害（脑白质疏松症、Binswanger 脑白质病、白质损伤、小出血）的临床疾病谱。卒中后血管性痴呆和血管性痴呆本身是可以识别的首要表现。尽管概念扩展到 SIVaD、重要部位梗死性痴呆、低灌注性痴呆、出血性痴呆,血管性痴呆最初表现为 MID,其次出现的是 AD 和血管性痴呆的混合存在。最近证实了认知能力下降出现在明显的痴呆阶段之前,为了延缓或阻止认知能力下降,治疗的早期目标应该是针对血管性损伤相关的 MCI,应该避免痴呆进展造成相关的日常生活自主性缺失。

VCI 与血管风险因子或系统性血管疾病紧密联系,这导致了倾向于产生大动脉或小动脉的重塑,进而产生脑血管病灶。当考虑到与认知有关的血管或代谢风险因子的潜在直接影响,以及血管负荷和 AD 相关病理的神经退行性损害的关联时,情况更加复杂。衰弱综合征可以是这种复杂性的促成因素。认知损害和痴呆在急性卒中后依次出现,它们是卒中相关病态的重要因素。痴呆可以与单纯的血管性痴呆或混合性痴呆有关,可以在卒中后出现或呈现为卒中前血管性或衰退性认知损害。在血管方面认知下降的表现有很大的变异性,当没有可以观察到的急性症状和证据时诊断会被延迟。卒中的急性事件提供了一个可以从预防及治疗的角度随访认知功能和早期探查 VCI 的独特机会。确实,卒中后认知损害和 VCI 的预防和治疗是临床和科研的重点。卒中后认知损害和 VCI 带来越来越沉重的健康、社会和经济负担使得评估药物及非药物干预措施的收益及风险的需求越来越大。更好地了解风险因素及评估卒中后认知损害和 VCI 的风险分数在筛选患者和设计预防性临床试验中非常重要。

尽管初始的急性事件仍然存在,由于血管及退行性病灶进展导致认知能力下降,VCI 和卒中后认知损害同神经退行性疾病一样保持着疾病进展状态。有段前驱时相存在导致轻微脑损害或相关症状的血管或代谢风险因素,这个时间段最近被考虑为 VCI 的前驱期。在治疗上,研究很大程度上关注的是血管性损害的急性期而不是进展期,然而,尽管呈现出与众不同的病理生理学机制,关键问题依然有关于同时存在的血管和退行性因素。目前阶段,有充足的证据可以提出 VCI 疾病谱中的疾病调节概念。然而,涉及到演变过程(或者非急性事件)、认知亚型、损害负担、病理生理学(单纯或混合性损害),为了完整该疾病谱,应提出一些问题使得这个概念在特定领域中具有可操作性。疾病调节策略被定义为慢性疾病中改变一种疾病自然病程的治疗策略。在神经病学领域,这种概念被用于神经退行性病变和神经免疫性疾病。包括了这些情况的机制是多样的,选择治疗不应仅仅限于单一的神经保护而应整合在包括抗免疫、抗氧化、血管机制、蛋白质调节、染色体及神经元可塑性的多模式方式中。同神经退行性病变一样,卒中后认知损害和 VCI 在首发症状后的进行性症状或急性事件如卒中前均有一个临床前阶段。类似于神经免疫性疾病,卒中后认知损害和 VCI 在间歇性形式中显示出特征性,其特征性在于急性期伴随着有关运动和认知表现功能障碍的逐渐进展。所以,自然临床病程提示疾病调节概念可以同在神经退行性或神经炎性病变中一样,应用于卒中后认知损害和 VCI 中。此外,特别是在老年患者中,很少有单纯的 VCI 和卒中后认知损害,而是更多地混合有 AD 性的病变,这就需要改善调整疾病调节策略。

对 VCI 潜在疾病调节策略开始试验时,推荐借鉴相邻的 AD 研究领域中疾病调节和预防的试验。假设病理上 β-淀粉样(Aβ)蛋白是导致 AD 类痴呆的原因,抗淀粉样蛋白(如 γ 淀粉酶抑制剂、单克隆抗体)则被视为疾病调节策略中的标准手段(尽管淀粉样蛋白和认知之间的进一步联系尚未建立)。经过了一系列失败的临床试验,淀粉酶所处的角色正在被重新考虑,淀粉酶作为治疗目标的可行性遭到质疑。虽然抑制 γ 淀粉酶后加快了认知和功能的下降,但这可能是由于这种酶参与了其他的生化途径如 notch 信号通路。抗 Aβ 蛋白的免疫治疗仍然被用于减缓 AD 进程。可是,PET 扫描的研究中显示淀粉样蛋白的沉积主要发生在 AD 的痴呆阶段之前,在痴呆最严重阶段上升至平台,因为考虑到这些所以 Aβ 蛋白依然被认为是正确的目标,但是疾病的痴呆阶段可能已经超出了机会的范围。此外,两个 bapineuzumab 试验第 3 期的淀粉样蛋白成像的子试验发现,在 6.5％阿朴 ApoE ε4 载体携带者和在 36％的非载体携带者中,皮质下淀粉蛋白的沉积不能被试验测出为阳性(这样的话,这个治疗目标就不复存在了)。在一次有初步诊断为 AD 的 200 名患者的尸检中,和上述相同比例的患者被发现有疏松的或缺乏淀粉样蛋白的斑块。在许多检测治疗方法具有改善病情潜力的试验中,进展为痴呆被选作主要终点。目前,决定病程进展时间点的确立仍然是个问题。

在对目标在细胞及分子通路的选择性配体的研究中,卒中后认知损害和 VCI 的多种病因机制使得需要考虑运用药物综合治疗手段或多种措施来改变疾病病程。除药理措施外,非药理措施可能也被包括其中。不过这需要考虑潜在的风险,包括:①实现目标错误;②干扰病理学目标以至于错过最佳时机;③患者缺乏主要的病理学特点;④选择了不敏感的结果。

本文的主要目标是论证基于已知的病理生理学机制的多种疾病调节策略及提出临床前和临床发展模型的关系。尽管卒中后认知损害是 VCI 疾病谱的一部分,但是两者临床情况不同的起病方式能够造成它们疾病调节策略评估有所不同,这两者的疾病调节策略就完全不相同了。

二、方法学

2015 年 10 月在斯洛文尼亚的比亚纳举办了"第九届世界血管性痴呆大会",关于 VCI 的疾病调节会议是此次大会的一部分,参加会议的此领域专家回顾了目前的证据和既往的文献资料。对这个主题回顾的目的在于使在 2016 年 4 月 30 日之前在 Medline、Pubmed 和 Embase 数据库发表的研究论文可被览。在目前研究中运用的关键词有疾病调节、疾病调节治疗、疾病调节策略、卒中后认知损害、卒中后痴呆、VCI 和血管性痴呆。在所有相关摘要的回顾中只有少数文献与这篇文章的主题相关,这促使专家组成员自己去定义、加入概念及突出主题来丰富原有的概念,也就是病理学和药理学的目标:现存药物的潜在作用、非药物治疗手段的收益和在未来临床试验中对特定方法的需求。专家小组起草及回顾了卒中后认知损害和 VCI 的疾病调节策略的目标,这个起草方案在成型之前得到了反复讨论。

(一) 从病理生理机制到药理学目标上来形成策略

卒中和痴呆联系紧密,这一点可以从就诊于记忆门诊的患者中和卒中患者的随访过程中看出。缺血性和出血性卒中有较高导致认知损害和痴呆的风险。大约 1/10 的患者在第一次卒中前有痴呆症状,1/10 的患者在第一次卒中后新发痴呆,超过 1/3 的患者在短暂多次脑缺血发作后出现痴呆。在与卒中后认知损害和 VCI 发生相关联的几个基因多态性中(特别是在 ApoE 的多态性中)发现了一个特定的痴呆易感基因。

有关卒中后痴呆的机制及预测的动物实验可能会提供预防和疾病调节治疗的关键点。已经有很多建立的动物模型用来探究一些行为的机制,包括:①大脑中动脉闭塞的长期随访模型;②关联着卒中和认知损害特定基因的转基因老鼠,如皮质下缺血和脑白质病的皮质染色体相关动脉病;③风险因子或两侧动脉硬化的长期模型;④血管和退行性病灶的转基因老鼠。对这些模型的测试包括了对行为风险因素、神经影像和细胞及分子层面的探索。最近的一篇文献强调了 VCI 中不同动物模型的重要性,提到了没有可以完全复制 VCI 病理及临床方面特点的模型,最起码从一定程度上,试验结果和运用到临床实际有鸿沟。此外,模型只是建立病灶而不是认知力减退,这会使得在持续的随访中有所受限。将动物实验应用到实际中的长期动物模型应该被首要地发展起来。此外,在应用到临床之前,对一些想带来更多让人确信结果的模型的新方式应该进行药理学测试。

国际上基于队列的数据库(Strokog 或者 Metacohort)共享生物标志物的数据资源(基因数据、生物数据、神经影像学数据)来源于长期随访评估认知功能的卒中患者。比如,STROKDEM 研究(影响卒中后痴呆因子的研究 NTC01330160)及 DEDEMAS 研究(卒中后痴呆标志物),针对强调影响二级预防的生物标志物(神经影像学的、生物学的或基因的标志物、内皮功能因子)和血管及神经退行性病变机制有关联性。在 Tel-Aviv 急性卒中近十年的卒中后随访队列研究中,重点关注了在急性期测量的诊断前人群的心理学指标、免疫学指标、生物化学指标、神经影像学指标和基因标志物。

鉴于卒中导致认知功能损害的几个机制是协同和彼此促进的,卒中和认知功能障碍的关系依然复杂。比如:①脑内与认知功能相关不同区域的缺血性或出血性病灶引起的症状是不同的；②先前稳定的血管性病灶（脑白质缺血、Binswanger 白质脑病、小出血、稳定出血灶、稳定缺血灶、脑萎缩）通过单独或协同的方式导致了认知损害；③先前存在的退行性病灶通过缺氧机制进展；④与卒中认知功能有关的血管或代谢性影响因素的直接影响；⑤有关全部及部分脑萎缩神经退行性病变的直接影响因素；⑥内皮功能和血脑屏障的损害；⑦神经免疫因素。

在细胞及分子层面对神经血管功能失调的更好理解可以提高对卒中后认知损害和 VCI 的治疗水平。对于抗免疫措施的关注在逐渐提升，同样关注度提升的是卒中后神经免疫的加重和持续，这可能与先前存在的 AD 病理有关并导致神经退行性病变加快。氧化应激在神经元和内皮损害中依然是一条重要的途径。神经和血管之间损害程度的不匹配与神经元代谢过程中脑供氧及血管反应性有关。神经内分泌通路在脑重塑和神经萎缩因素中被改变，离子通道和线粒体功能损害在卒中后认知损害中被观察到。同血管或代谢性因素调节 AD 中淀粉样物质及 tau 蛋白沉积一样，卒中也与特定的神经退行性病变的病理有关（淀粉样物质或 tau 蛋白沉积）。相反地，VCI 中存在的淀粉样病灶与更严重的认知障碍有关。认知功能的退化也与神经传导通路特别是类胆碱能和谷氨酸酯转运的损害有关。需要进行更多的动物实验及临床试验来更好地描述在卒中后认知损害和 VCI 中神经元损害的分子机制，同旨在发展有多效性物质或多种模式的疾病调节策略的药理学一样，其目标在于：①内皮功能和血脑屏障障碍；②神经元死亡；③大脑重塑和综合机制；④与退行性病变有关的蛋白错误折叠。

（二）现存药物是否有一席之地

卒中神经保护策略运用和 AD 新药开发的长期经验证明，新药开发仍充满挑战。通过研究找到药物新成分，并且研究新成分与卒中后认知损害和 VCI 相关管理目标的符合度。如果测试的药物已经用在某种疾病或与卒中后认知损害和 VCI 密切相关危险因子的控制中，旧药新用的策略会更加成功。本文关注了针对认知或行为症状的药物可以通过其他机制带来收益。如果靶向目标有一至多条通路，如 ω-3 脂肪酸，那么除了药理学手段，也可以考虑饮食控制。

临床试验证明胆碱酯酶抑制剂和美金刚的使用对提高一些患者的认知、行为和日常活动表现有收益，也就是说使用现存的对症药物是有收益的。相比于安慰剂，较少的证据表明，美金刚可以提高患者功能，减少照料依赖。一些指南并没有推荐这个药作为常规用药,其降低患者攻击或冷漠症状的效果不佳,但其作用不可忽视。除了没被患者和照顾者及时发现而导致病情延误外,与运用对症药物作为疾病调节药物并不矛盾,这可以提高患者的整体表现。胆碱酯酶抑制剂和美金刚的运用应被加入到多模式策略中,特别是试验证明了其在卒中后认知损害和 VCI 中细胞和分子机制层面特有的药理学作用后。此外,抗抑郁药物和 ω - 3 脂肪酸也应被加入到多模式策略中,这两种药可以作用于情绪、大脑塑造、神经萎缩。

减少血管危险因素可以明显阻止和影响疾病进展。血管危险因素包括肥胖、代谢综合征、缺乏体育锻炼、高血压和高胆固醇血症等。广为人知的是糖尿病、卒中和痴呆之间的关系。与大众人群相比,2 型糖尿病患者有 1.5～2.5 倍以上的痴呆风险,据有关文献,10～15 个痴呆病例中有 1 个为糖尿病患者。在细胞水平上,2 型糖尿病与线粒体功能障碍、内质网紧张、炎症进展和能量代谢转变有关。糖尿病药物可以作用于高血糖症、高脂血症、胰岛素抵抗,可以消除相关组织炎症。糖尿病药物如二甲双胍、噻唑烷二酮类可以通过作用于胰高血糖素样缩氨酸-1 受体的复合物来影响脑代谢、神经免疫和神经再生。不论有无糖尿病,这些药物都可以用在脑疾病相关调节策略中。降血脂药物的运用目前有争议,尽管他汀类和贝特类药物被证实可以通过动员内皮干细胞和调节 AD 相关淀粉样沉积,具有抗炎、抗氧化和内皮保护功能。在分子和细胞途径中所有种类的抗高血压药被证实有相似作用。Pharmaco 的流行病学调查数据建议使用预防或延缓痴呆发生的抗高血压药物(尽管只局限在少数旧的临床试验上)。最近有 meta 分析指出调节策略中血管紧张素转化酶抑制剂和血管紧张素 2 受体拮抗剂可获益。一些类别药物的联合使用可以有更好的效果,可以改变对卒中或血管病灶病因的疗效。可以用药物作用于细胞核受体家族的机制来解释这种潜在有利的影响,这种受体又称为过氧化物酶激活受体,已被证明在脑内有多种作用。针对血管和分子危险因素的药物可能对于筛选更多卒中后二级预防的标志物有帮助。

越来越多关于脑萎缩的证据表明,脑源性神经萎缩因子和神经生长因子的表达和信号传导可能导致了神经退行性病变。的确,同抗抑郁剂或 ω - 3 脂肪酸的调节一样,有前景的疾病调节策略可能作用于特定的神经萎缩因子。例如,缩氨素的前体-细胞溶解酶,在不同的实验模型中被证明参与神经萎缩过程,其机制可能是参与调节 NGF 前体/NGF 平衡及保护类胆碱能神经。大型、多中心、双盲、设有安慰剂的有关血管性痴呆的研究结果很好地表明了针对此病的药物可以明显改善血管性痴呆患者的临床结局。文献表明在轻度血管性痴呆的老年患者中，细胞溶解酶对认知和全脑功能有积极的调节作用。艾维治（乳牛血清制剂），这种原血浆的脱蛋白超滤液包含了 200 多种生物活性物质，有多种神经保护作用和代谢效果。在对短暂性脑缺血发作鼠模型的研究中发现这种药物可以提高空间学习和记忆能力。最近 ARTEMIND 研究表明：相比于安慰剂组，艾维治可提高卒中后认知损害患者认知能力的预后（用法：起始 20 天每天静滴 2 000 mg，之后 6 个月每天口服 1 200 mg）。最近 Ginkgo biloba 的临床前研究运用 EGb761 来证明它可以提高线粒体功能和能量代谢，促进海马趾的神经形成和塑造，通过降低血黏稠度来增加脑血流量。需要在未来临床试验中进一步探索的是与这种多重药效有关的有安全性、在痴呆临床试验中有症状学获益的、在疾病调节中有潜在前景的信号标志物。

（三）有证据表明非药物疾病调节策略的效果吗

重复经颅磁刺激（rTMS）和经颅直接电刺激（tDCS）是非侵入无痛脑刺激技术。不仅可以探索皮质电路和痴呆相关神经化学通路，而且可以通过诱导皮质塑造来治疗的潜在价值。在研究上尽管方法具有多样性，但是多数在设计上采用的是非盲法，并且显示特定的刺激模式可能提高认知表现，这导致其可能成为针对痴呆精神症状的可替代的常规、安全的治疗策略。在 AD 有多种机制调节这种效果，并且可以通过常规神经心理标志物的筛选达到最大化效果。尽管所知道的很少，但是在血管性痴呆中也有着相似的塑造现象。高频率重复经颅刺激作用于左背外侧前额叶皮质，可提高有皮质下缺血性疾病患者的执行功能。我们猜想这种效果可能是由中脑多巴胺能神经元和脑干去甲肾上腺素和血清素激活神经元的间接活动引起的。此外，高频率重复经颅刺激可能也在减轻血管性抑郁症状方面有效果。最近，有研究在血管性痴呆的老鼠模型上观察到了这些技术可以改善认知功能。这种效果可能是通过神经递质（如 BDNF）的释放和海马趾 NMDA 调节的染色体重塑引起的。总而言之，虽然数据有限，并且需要进一步验证，初步结果显示重复经颅磁刺激和经颅直接电刺激可以提高认知和神经心理表现。目前主要的挑战存在于筛选患者和优化刺激草案上。

应该考虑传统医学中的可替代非药物策略。一个系统性回顾测试了中药作为替代策略的收益，其中一些数据发现此策略可减缓认知损害、加强即刻回忆能力、提高 VCI 患者的生活质量，但是该临床试验中的设计方法质量欠佳。

最近的一个 meta 分析也提示了针灸的潜在效果,但还必须有更好设计的试验来论证。

因为血管性痴呆可能与有运动障碍、知觉及认知缺损的卒中病史有关,所以患者应该接受多学科的神经恢复治疗。进一步地说,物理疗法和工作疗法应该有与时俱进的证据基础,并且考虑到对于行走、坐下等日常功能中认知的影响。锻炼可能在老年人包括有退行性和血管性痴呆的患者中对认知功能和日常行为表现具有显著积极的影响。用如步行、步态和平衡性锻炼、耐受力训练、有氧运动等锻炼措施干预不同的个人及群体,有希望延缓认知能力下降和提高身心健康,其中日常锻炼应该基于患者表现设立,并且根据他们的能力进行调整。在神经机器人及体感电子游戏技术中新出现的证据也提示有关锻炼可收益的积极结论,原因主要在于锻炼加强了抗干扰能力。在真实生活场景中,加速跑是物理测量中的一个重要方法。

最近在帕金森病和健康老年人群中的研究证据显示参加非锻炼活动(包括加入任何有意义的工作)可能在功能表现上产生独立影响。工作治疗干预过程中聚焦血管性痴呆患者的日常工作表现损害,所以对血管性痴呆患者经常采用工作治疗。在工作治疗的过程中进一步探索日常生活活动、患者生活角色、在爱好中的参与性、社会及娱乐休闲活动等。基于个人-环境-工作模型及其符合度,血管性痴呆患者出现相应的治疗效果。当个人能力、工作的需求度和环境支持与患者本身不匹配时,会出现工作挑战。比起单独测试患者疾病损害程度,观察结果基于实际工作的表现,可以更好地测试患者独立生活的能力(如执行功能、失用症、淡漠和其他)。虽然患者的学习能力有限,但是工作训练可以提高痴呆患者日常能力,并且减轻照料者负担。此外据报道,痴呆患者和照顾者的关系质量是痴呆患者可以继续留在社区还是进入相应机构进行后续治疗的一个重要预测指标。鼓励患者作出选择以及给患者介绍新爱好可以提升健康状态。娱乐活动包括有园艺、规律的社会和娱乐活动、太极拳、音乐疗法和艺术疗法。不过还需要更多相关证据来证明。

总而言之,卒中后认知损害和 VCI 患者可能从药物和非药物的联合治疗中获益,包括重复经颅磁刺激、经颅直接电刺激、认知训练、锻炼和非锻炼性活动。可以根据功能需求和减少血管危险因素来建议合适的支持方法。一个高效多模式的干预措施使得卒中后认知损害和 VCI 患者的整体功能表现得到提高、维持或延缓下降。进一步加入日常工作的评估可以提供更多有关日常活动的详细信息,同时也可以提高治疗干预的效果。

（四）应该提出什么发展进程

在不久的将来，最大的挑战是在卒中后认知损害和 VCI 治疗中提出发展新药或旧药新用的方法、单独运用药物或与其他药物或非药物手段相结合的方法。这个挑战的关键一步是在临床前或决定是否进入时相 3 的临床早期阶段。在这个阶段会应用到矩阵模式，包括多种动物模型、健康志愿者、分层患者群体，包括不同临床评估、神经心理或影像学标志物。在国际痴呆治疗生物精神病学社会联盟指南上有一篇综述是关于临床试验失败类型的，文中强调了失败是可以被避免的。在这篇文章中有关于研究设计的指南，他们找到了一些需要被解决的问题，也就是说归类研究问题：对退组和幸存者进行描述、挑选合适的研究参与者、评价练习效果、评估可靠程度、设立不等的时间间隔、指定时间范围、认知症状严重度的非线性发展、不同时间的暴露参与及混淆因素和错误的发现和过度拟合。

应该依据病理生理学目标和其相关因素综合设计试验策略，从而产生多种模式的效果。还应该结合文献系统性检索及临床前和临床研究设计的定义来选择试验策略。当进行文献检索时，需要注意避免得出错误结论。Rosenthal 和 De Matteo 指出了在 meta 分析及回顾中的长处和短处。此外，需要注意的是，同类文章检索并不总是能保证可以得到优异的科研成果。此外，综述和 meta 分析并不总是能在提高研究的细节方面有用。

通过定义基本方法比如测量最终变化的工具、参与调查者人数、采用的测试、包含及除外的定义标准，可以对卒中后认知损害或 VCI 的药理和非药理治疗进行有效的设计。此外也应该注意试验的设计，因为疾病有其特定的自然病程或病因，所以一个标准的试验设计应该是随机、双盲、设有安慰剂对照的，以改善至少一个症状为目标（尽管这并不是总是被认为是最好的方案）。通过计算需要治疗人数或结果的真实可能性就可能从数据中得到答案。这就强调了在实验设计的准备阶段有必要包含足够多的数据，此外还应该纳入别的内容，比如：血管性痴呆疾病谱中不同可能的诊断定义、相同病态疾病和可能发生变异的频率。这里有一篇综述概括了当建立已有的及改善的研究设计时可能出现的错误。因为血管性痴呆在病因和病程上具有多样性，所以血管性痴呆比其他大多数痴呆研究方法失败的可能性更大，在大多数情况下这种失败是不可预测的，这就导致了该领域的研究具有很高的变异性。这种变异性意味着需要通过在包括和排除试验中更准确的预测性诊断和分层来发展临床的、生物的、功能的、病灶的标志物来鉴别，而且只有一个模型不能模仿整个临床疾病谱,所以需要运用多种模型。在模型中应将特定脑部病灶和系统性血管或代谢性疾病相结合。

也要根据想得出的结论来设计临床前和临床试验。试验中结合MRI(结构性和功能性、扩散张量成像)、脑电图、神经生理学标志物是提高早期阶段药物发展评估的最好办法。总而言之,这些生物标志物在血管退化进程中是敏感的,并且可以更加精确地评估脑功能,相比用认知测试进行评估却有许多不确定性。因此,在动物模型和患者中,脑电图、多模式分析和脑节律记录可能是研究缺氧和血管性病灶的可行方法。在时相2中应用这些方法可能会更快速地选择出在时相3中成功应用的治疗措施,对生物标志物几乎没有影响的药物在药物试验过程中应有一个停顿。

三、结论

这是第一次从科学及方法学角度强调对VCI和卒中后认知损害运用疾病调节策略的收益,是基于病理生理学基础和临床角度观察提出的,是调节疾病需求的动态过程。二是采用多模式策略可以达到成功的可能性最大。的确,复杂的病理生理学基础导致了有必要通过多效药物或与旧药新用相结合的手段调节治疗目标。这种多模式的方式应该基于药理学或非药理学的策略上。最后,发展此模式的特定方法,特别是在早期阶段应该与如下内容关联:①对患者更好地分层(基于可模仿完整疾病谱的几个动物模型);②用解释相关生物标志物的方法来改善相关疾病调节策略评估。

解读与评论

这是VCI治疗领域中有关疾病调节策略的第一篇共识。

尽管VCI带来越来越严重的健康、社会和经济负担,但是据文献检索依然没有具体的治疗措施可用来完善有关此疾病调节的概念。与由于退行性病变进展导致认知减退的神经退行性疾病一样,VCI及卒中后认知损害处于进展状态。疾病调节策略应该将药理和非药理的多种方式整合,针对以下几方面的多重效果:①内皮和血脑屏障障碍;②神经元坏死和轴突脱失;③脑重塑和补偿机制;④退行相关蛋白的错折叠。此外,在设计临床试验的时候,入组标准与排除标准是什么?样本量多大?观察时间多久?主要与次要终点指标是什么?所有这些基本问题,目前并没有准确的答案。目前有限的药物临床试验,其样本量与治疗效果判断标准是比照 AD 的药物临床试验设计的,所以,在充分的药理与非药理研究的基础上提出卒中后认知损害及 VCI 疾病调节策略的评估模式是非常重要的。

共识七
卒中后认知损害管理专家共识
(中国卒中协会)

原载：中国卒中杂志,2017,12(6):519—531.

2016 年《中国脑卒中防治报告》报道：我国现有卒中患者 7 000 万人,不同地区卒中年龄标准化患病率为(260～719)/10 万人,每年新发卒中 200 万人,即每 12 秒新发一例卒中;而每年因卒中致死达 165 万人,即每 21 秒就有一人死于卒中,每年因卒中致死者占所有死亡原因的 22.45%。2016 年 5 月"中国脑卒中大会"的报告显示：卒中导致我国人群的残疾率高达 75%,且目前我国卒中的发病率正以每年 8.7% 的速度上升。卒中不仅具有发病率高、死亡率高、致残率高等特点,卒中后认知功能障碍还是严重影响患者生活质量及生存时间的重要因素。随着卒中及其相关认知障碍研究结果的陆续发表,卒中后认知损害(PSCI)已成为当前国际卒中研究和干预的热点,因此,"2015 世界卒中日宣言"明确提出："卒中后痴呆是卒中医疗不可或缺的一部分。"2016 年 2 月的国际卒中会议也提出了"需将认知障碍和卒中干预策略进行整合"的理念。2016 年 5 月,AHA 联合 ASA 发布了首部《成人卒中康复指南》,该指南更加强调了记忆与认知评估在卒中康复中的重要性,且Ⅰa 级推荐卒中患者应进行认知功能训练。

为进一步提升临床中对 PSCI 的重视,更有效地指导医师对 PSCI 进行规范管理,强调卒中患者的早期筛查评估、规范诊治用药或及时转诊管理、综合管理,从而提高患者的生活质量和生存时间,中国卒中学会组织多位中国卒中和认知领域专家多次讨论并共同撰写专家共识。通过 PubMed、Cochrane Library、Scientific Index 等国际资源及万方、维普、北大医学图书馆等国内资源索引查询了近十年发表的与 PSCI 相关的文献共 423 篇,包括 81 篇论著和 5 篇 meta 分析等,并参照中国卒中学会指南制订的标准与规范撰写,旨在通过对当前国内外 PSCI 相关的研究进行汇总分析,进一步推动 PSCI 的规范评估与管理,为广大医师在临床实践中对于 PSCI 管理提供参考和指导。

一、定义和概念

(一) PSCI 的概念

我国第 3 次死因抽样调查的结果表明,2004—2005 年,卒中成为我国国民第一位死亡病因,截至目前,卒中已成为中国首位致残和(或)致死性疾病。认知障碍是卒中后常见表现,给患者、家庭、社会均带来沉重负担,但长期以来却未得到足够重视。PSCI 是指在卒中这一临床事件以后 6 个月内出现达到认知损害诊断标准的一系列综合征,强调了卒中与认知损害之间潜在的因果关系及两者之间临床管理的相关性,包括了多发脑梗死、关键部位梗死、皮质下缺血性梗死和脑出血等卒中事件引起的认知损害,同时也包括脑退行性病变如 AD 在卒中后 6 个月内进展引起的认知损害。它包括了从卒中后认知损害非痴呆(PSCIND)至卒中后痴呆(PSD)的不同程度的认知损害。既往研究多集中在 PSD,然而国际新的观点和热点开始关注和识别认知损害程度尚未达到痴呆程度的早期 PSCI,更有助于实现症状的早期干预和预后改善。

(二) 与 VCI 概念的比较

VCI 是与 PSCI 最相关的概念。1993 年,Hachinski 教授首次提出了 VCI 的概念,VCI 是指由血管危险因素(血管病变,如动脉粥样硬化、脑淀粉样血管病、免疫等血管炎病变;既往卒中事件;卒中危险因素,如高血压、糖尿病、高脂血症等)导致或(和)血管因素相关的认知损害,包括从轻度认知损害到痴呆的整个过程。VCI 涵盖所有与血管因素相关的认知损害,可单独发生或与 AD 合并存在(图 3 - 7 - 1)。

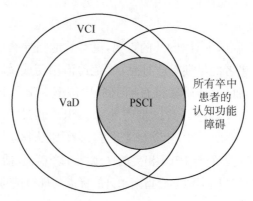

图 3 - 7 - 1 VCI 和 PSCI 及常见定义的关系图

VCI 概念的提出强调了血管因素在认知损害发生中的重要作用,而这些病因是可预防和可治疗的。但该概念过于宽泛,几乎包括了所有与脑血管病(CVD)相关的病因和认知损害类型。PSCI 将卒中事件后 6 个月内发生的各种类型认知功能障碍明确地区分出来,是 VCI 的一种亚型。VCI 诊断标准中要求有明确的 CVD 证据,但不一定要求有卒中病史;而 PSCI 则特指卒中事件后 6 个月内出现的认知损害,后者的病因可以是血管性、退变性或两者兼而有之的混合型。与 VCI 相比,它强调要重视卒中人群中常见的认知功能障碍,并对其进行早期识别和管理,因此临床的操作性和识别度更高,方便医师的实际诊断及管理。

二、危险因素和流行病学

(一) PSCI 的危险因素

年龄和教育水平是 PSCI 的相关影响因素。高龄不仅是卒中发生的危险因素,亦是导致发生认知功能障碍的危险因素之一,有研究显示 65 岁以上患者 PSCI 的发生率显著增加。Elbaz 等对 4 010 例 65～85 岁老年人进行的研究结果提示,教育水平越高,其认知功能储备越好。

卒中类型、病变部位、病灶特点及卒中次数等亦是 PSCI 的相关因素。有研究显示,脑梗死患者与脑出血患者相比,其发生认知功能障碍的概率更高,但结果无统计学差异($P > 0.05$);而病变部位在左半球、病灶为多部位/大面积及再发/复发/多发患者,其 PSCI 的发生率则显著升高($P < 0.01$)。此外,近期的一项研究提示,卒中反复发作或存在脑部损害时将增加认知损害的发生风险。

除上述相关因素外,其他如性别与种族、遗传因素、脂代谢紊乱、发热与炎症、生活方式(吸烟、饮酒、饮食结构、体力活动)等亦与 PSCI 显著相关(表 3 - 7 - 1)。

表 3 - 7 - 1　卒中后认知功能障碍危险因素

不可干预的因素	可干预的因素
• 年龄 • 性别与种族 • 遗传因素 • 教育水平	• 高血压 • 2 型糖尿病 • 心肌梗死 • 充血性心力衰竭 • 心房纤颤 • 卒中病史 • 肥胖、代谢综合征 • 生活方式:吸烟、饮酒、饮食结构、体力活动等

（二）PSCI 的流行病学

国外有研究显示，大约 1/6 的成人在其一生中会发生卒中事件。卒中不仅易导致患者发生认知功能障碍，同时易加速患者认知功能障碍进展为痴呆。有研究提示，卒中使患者发生痴呆的概率增加 4～12 倍。

在英国和瑞士等欧洲国家，依据 MMSE 标准评估，卒中后 3 个月发生认知功能障碍的比例为 24%～39%；而若依据综合神经心理测试评估，同类人群中 PSCI 的发病率则高达 96%。一项韩国的大规模、多中心、队列研究纳入 620 例缺血性卒中患者，采用 MMSE 评估，结果显示卒中后 3 个月患者 PSCI 的患病率高达 69.8%。一项包括了 73 项 PSD 研究的汇总分析共纳入 7 511 例患者（平均年龄为 59～80 岁），将其划分为以医院为基础的研究（5 097 例）和以社区为基础的研究（2 414 例），结果显示，与以社区为基础的研究相比，住院患者中 PSD 的发病率更高（14.4% vs. 9.1%）。该研究表明：10% 的患者在卒中前存在痴呆，10% 的患者在首次卒中后发生痴呆，且超过 1/3 的患者为卒中再发后出现痴呆。2014 年贾建平教授团队主持的"MCI 诊断与干预研究"报告了中国北京、上海、广州、长春、贵阳等 7 个地区城乡 MCI 患病率和病因分型，结果发现目前我国 65 岁以上老年人群中 MCI 患病率为 20.8%，其中，血管因素相关 MCI 最多，占所有 MCI 的 42.0%。另外，我国最新发表的一篇以社区人群为基础的研究共纳入 599 例卒中患者，依据 MoCA、MMSE、HIS 等评分量表对患者的认知功能进行评估，结果显示 PSCI 的总体发病率高达 80.97%，其中 PSCIND 患者占 48.91%，PSD 患者占 32.05%。总之，PSCI 研究报道的发生率因患者所处区域、人种、诊断标准等不同而存在较大差异，也与评估距卒中的时间、卒中次数、评估方法相关。

（三）PSCI 的危害

有研究报道，PSD 患者的病死率较非痴呆的卒中患者显著增高。以 5 年生存率为例，PSD 患者仅为 39%，而同年龄未出现痴呆的卒中患者的生存率为 75%。2013 年发表的一篇关于我国 PSCI 流行病学的汇总分析，共纳入 35 篇文献，结果显示我国 PSCIND 患者 1.5 年的病死率为 8%，而 PSD 患者 1.5 年的病死率则高达 50%。

PSCI 不仅增加患者病死率，亦严重影响患者的日常生活能力和社会功能。在 Nys 等的研究结果中，早期执行功能障碍、视觉记忆障碍、主观单侧忽略的患者在卒中后 6 个月，无论是在躯体功能还是在心理健康和社会功能等方面生活质量都有明显下降，且随着认知功能的降低，患者的功能独立性减弱,社会参与能力变差,生活满意度降低。此外,PSCI还将加重患者的失功、残疾情况。我国一项针对50例急性PSCI患者进行的观察性研究的结果提示,PSCI与患者偏瘫呈显著正相关,且认知功能障碍较重的急性卒中患者偏瘫程度较重。

总体而言,PSCI相关危险因素多,发生率高,危害严重。中国是卒中大国,PSCI人群如何被早期发现和管理,是目前需要解决的重要课题。

三、PSCI 的筛查和诊断

(一) PSCI 筛查和评估

1. 筛查原则　随着对PSCI障碍的重视,推荐对PSCI高危人群进行标准化的筛查和评估(图3-7-2)。卒中事件后,在病史和体检过程中关注相应的认知相关主诉,及时识别PSCI高危人群,即那些在采集病史(患者或家属报告)或临床检查过程中(有经验的医师)发现存在显著认知、感知或日常生活能力下降的卒中患者(Ⅰ级推荐,B级证据)。

就目前而言,尚不推荐任何一个评估测验作为通用的工具,而应根据患者人群、康复阶段、个体或家庭的实际需求以及相应的医疗资源来作个体化的选择。本共识推荐了一些在认知障碍患者中常用及其卒中人群中有证据的认知量表并简述其优势和局限性,便于医务人员在临床实际工作中选用,并鼓励总结更多的应用经验和数据。

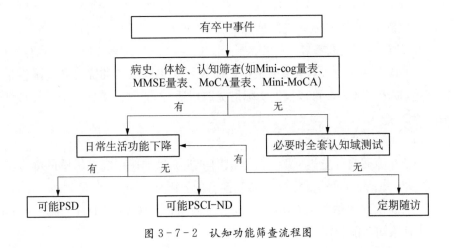

图 3-7-2　认知功能筛查流程图

2. 临床分型和影像学特征

(1) PSCI 的临床表现异质性高,不仅与卒中大小和部位相关,也受到患者年龄、教育、遗传背景及 AD 等共病的影响,大致可以分为以下几种类型:①多发梗死型:皮质和皮质下多发大小不一的梗死灶,主要由大-中等管径的动脉粥样硬化导致的血栓-栓塞或心源性栓塞造成,是 PSCI 最经典的一种类型。以突然起病、波动或阶梯样病程、局灶神经功能缺失(运动、感觉、视觉缺损和皮质高级功能损害)为主,认知损害常表现为斑片状(某一种功能明显受累而另一种功能相对保留)。②关键部位梗死型:以重要功能脑区的单发或多发梗死为特点,如丘脑、额叶皮质、基底前脑、内侧颞叶和海马、尾状核和角回的梗死。临床表现与损害的功能区有关,大小血管均可受累。③脑小动脉闭塞型(脑小血管病):卒中以急性腔隙综合征为表现,有穿支动脉供血区域近期梗死的神经影像证据,常伴有多发的陈旧性梗死灶和不同程度的白质病变。认知表现以注意执行功能的突出受损为特点。④脑出血:认知损害与脑实质出血的部位和血肿大小相关,也与发病年龄有关。此外,脑小血管病变导致的多发微出血灶也可能与认知损害相关;⑤混合型:以上几种血管病变的混合。此外,如果患者伴有 AD 等退行病变,也可合并相应的影像学表现。

(2) 新近发表的"血管性认知损害分类共识研究(VICCCS)"则依据卒中后认知功能减退的时间基础将其分为 PSD 及其他重型 VCI(VaD)。PSD 包括发生在卒中后 6 个月内的多发皮质-皮质下梗死、关键部位梗死、皮质下缺血性血管性痴呆(SIVaD)和多种形式的神经退行性病变;其他重型 VCI 则包括混合性痴呆、SIVaD 及多发脑梗死性痴呆(MID)。

3. 神经心理量表推荐

(1) 认知评估量表:本指南根据耗时长短对不同量表的优势和局限性进行阐述,临床医务人员可以根据实际情况选用适合的筛查、单项或全认知域评估测验。

1) 3～5 分钟评估

• 记忆障碍自评量表(AD-8)是识别早期痴呆的一项简单敏感的筛查工具,常发给知情者自评。以≥2 为认知损害的界限分值。

• 简易认知评估量表(Mini-Cog)是极简短的认知筛查工具,满分 5 分,≤3 分有认知功能受损。

• Kennedy(2014)、中国香港 Wong 和中国内地 Chen 等在卒中患者中进行了 NINDS-CSN 5 分钟测验,分别为 12 分制和 30 分制。研究显示该测验可以鉴别受试者有无卒中史。

2) 5~20 分钟评估

• 简易精神状态检查量表（MMSE）是国内外应用最广的认知筛查量表。总分 30 分，识别痴呆的划界分为文盲组≤17 分、小学组≤20 分、中学或以上组≤24 分。优点是标准化、简单易行、便于大型筛查、对记忆和语言（左侧半球卒中）敏感、对痴呆诊断的敏感度和特异度较高，但缺乏执行功能的评估，可能对皮质下型痴呆（脑小血管病导致）敏感性差，对中等教育程度以上的对象来说较简单，对 MCI 敏感度相对差。

• 蒙特利尔认知评估量表（MoCA）对识别 MCI 及痴呆的敏感性和特异性较高，耗时约 15 分钟。总分 30 分，在不同地区、不同版本的 MoCA 的划界分有差别，在 22~26 分。缺点是文盲与低教育老人的适用性较差。Lees（2014）的 meta 分析显示，针对 PSCI 的识别，MoCA 划界分<26 分时敏感性 0.95，特异性 0.45；划界分<22 分时敏感性 0.84，特异性 0.78，后者更合理，故推荐划界分为<22 分。Emilia Salvadori（2013）报道在卒中后 5~9 天采用 MoCA 评估，半年（6~9 个月）后采用标准化全套神经心理测验再次评估，作为确诊是否为 PSCI 的金标准；以 21 为分界值，采用 ROC 分析，MoCA 预测 PSCI 的敏感性 91.4%，特异性 75.8%，说明 MoCA 可以用于急性期卒中患者的认知评估。为了适应低教育老人编制的 MoCA 基础量表（MoCA-B）尽可能不选择执笔项目，使偏瘫者依然可以使用，可以部分弥补 MoCA 的不足。

3) 20~60 分钟评估：国际上最常用的是 NINDS-CSN 关于 VCI 标准化神经心理测验的建议（60 分钟版），包括 ANF、COWAT-音韵流畅性、DSST、简单和选择反应时测验、TMT、HVLT-R、RCFT、BNT、NPI-Q、CES-D、MMSE。由于文化差异，国内并无音韵流畅性测验对应版本，简单和选择反应时测验也罕有使用，删除这 2 个分测验，该套测验组合约 40 分钟可以完成。

（2）其他相关评估

• 日常生活能力量表（ADL）共有 14 项，包括两部分内容。一是躯体生活自理量表，共 6 项：上厕所、进食、穿衣、梳洗、行走和洗澡；二是工具性日常生活能力量表，共 8 项：打电话、购物、备餐、做家务、洗衣、使用交通工具、服药和自理经济。每项 4 分，满分 56 分。<16 分，为完全正常；>16 分有不同程度的功能下降。

• 神经精神症状问卷（NPI）是评估患者行为障碍的知情者问卷，对痴呆患者常见的 10 种异常行为的严重程度和频率进行评估。有 10 个项目,每个项目的得分分为发生频率×严重度。

• Hamilton 抑郁量表(HAMD)是临床上评定抑郁状态时应用最为普遍的量表。共有 17 项,划界分分别为重度 24 分、中度 17 分和轻度 7 分。

4. 语言评估方法推荐 针对卒中后语言障碍常用的检查方法包括 BNT、VFT、Token 测验。更详细全面的测验包括各种版本的失语症检查法等,如北京大学第一医院汉语失语成套测验(ABC)和北京医院汉语失语症检查法等,涵盖语言表达、理解、复述、命名、阅读和书写等 6 项功能,可对失语进行系统评价,根据表现可以确定失语类型,有助于医师进行定位和定性诊断,该检查法在国内失语症的临床和研究中被广泛应用。反映失语症治疗效果的量表通常增加功能沟通能力评估。

5. 评估注意事项

(1)评估人员:需接受该量表专业培训。

(2)评估共病:认知评估需考虑卒中导致的感觉运动、视听和语言等功能障碍以及谵妄、淡漠等神经精神症状对认知和日常生活能力的影响,要鉴别认知成分对功能障碍的贡献。

(3)评估时机:PSCI 的认知功能改变是一个动态过程,目前 PSCI 研究通常采用卒中后 3 个月作为认知评估时间,因该时期肢体运动、语言等神经功能缺损症状恢复达到平台期,而认知功能障碍开始突显。但卒中后 3 个月是否为认知评估最佳时间点的观点尚未统一。有研究采用卒中后 1 个月、6 个月或 1 年作为评估时间点,也有研究关注卒中患者急性期的认知损害。2016 年 AHA/ASA 成人卒中康复指南推荐临床对所有卒中患者出院时均应筛查认知状态(Ⅰ级推荐)。目前的共识认为,需对 PSCI 高危个体或 PSCI 患者早期进行认知功能评估,建议在急性卒中事件发生后的住院期间对患者有条件进行认知评估的应当尽早评估,同时进行阶段性的认知评定;推荐卒中发生后每 3 个月进行认知评估随访,以明确 PSCI 的发生及演变;对一个患者进行多次评定随访是合理的,但需防止间隔过近的评定,以避免练习效应(可以采用同一量表的不同版本)和测试疲劳(Ⅰ级推荐,B 级证据)。

(二) PSCI 诊断

1. PSD 的诊断 痴呆的诊断必须建立在基于基线的认知功能减退,≥1 个认知域受损,严重程度影响日常生活能力。痴呆诊断必须依据认知测验,至少评估 4 项认知域:执行功能/注意力、记忆、语言能力、视空间能力。日常生活能力受损应独立于继发血管事件的运动/感觉功能缺损。

2. PSCI - ND 的诊断　PSCI - ND 的分类必须依据认知测验,至少应评估 4 个认知域:执行功能/注意力、记忆、语言能力、视空间能力。诊断必须依据基于基线的认知功能减退的假设和至少 1 个认知域受损。工具性日常生活能力可正常或轻度受损,但应独立于运动/感觉症状。

四、PSCI 的综合干预

对于 PSCI 提倡"及早筛查发现、及时综合干预"的原则。综合干预包括了对已知危险因素的干预和预防、药物治疗和康复治疗。

由于 PSCI 目前尚缺少针对性的大型研究,故药物干预参考了 VAD/VCI/AD 相关的研究和证据,根据《中国卒中学会指南制定标准与规范》推荐。

(一) PSCI 的预防

PSCI 的主要影响因素包括卒中的危险因素(如高血压病、糖尿病、高脂血症等)及卒中本身。因此,控制卒中的危险因素、减少卒中的发生发展,是 PSCI 预防的根本方式。

1. 高血压　高血压和认知功能障碍及痴呆的相关性得到诸多研究证实。一项以人群为基础的前瞻性队列研究(Rotterdam)共纳入 6 416 例 55 岁以上的受试者,结果发现高血压治疗组相对于安慰剂组,血管性痴呆发生的相对风险性下降了 1/3。一项欧洲来自 19 个国家 106 个研究中心的 Syst-Eur 研究,纳入 3 162 例 60 岁以上的高血压患者,随访 2 年后发现尼群地平治疗组痴呆的发生率下降了 55%。一项 HYVET - COG 研究纳入 3 336 例老年高血压患者和一项包括了 4 项随机对照试验的 meta 分析纳入 15 936 例高血压患者,两项研究均证实:降压治疗可预防血管性痴呆,主要原因是其预防了卒中的发生。虽然高血压控制在预防血管性痴呆方面的研究是有前途的,但仍存在着很多争议。如 HYVET 研究虽然尚未得出降压治疗可降低痴呆发生率的结论,但是反映了一定的趋势。SPS3 研究采用了 2×2 析因设计,比较了 3 200 例腔隙性脑梗死患者(平均年龄 63 岁)强效降压和普通降压、双联抗血小板聚集和单用阿司匹林抗血小板聚集的预后,在随访 3 年中,主要终点事件(认知功能和工具性生活能力)各组之间均未发现显著性差异。分析这些研究不难发现其中主要的缺点是很多研究往往过早地停止了,从而错过得出有关认知功能方面结论的机会,因为他们大部分的主要终点事件多是心脑血管事件,而这些主要终点事件一般均早于认知损害的出现。所以需要更多研究去证实。

2. 高脂血症 降低胆固醇能否预防 PSCI 的发生近些年来也受到了广泛的关注。Vliet 等研究发现中年高胆固醇血症与认知功能下降有关,降脂治疗可以通过减少卒中发生而预防认知功能下降,但是不能肯定降脂治疗是否也可以预防老年患者认知功能下降。PROSPER 研究纳入 6 000 例受试者,随机分为 2 组,分别为普伐他汀治疗组和安慰剂对照组,随访 6 年,并未发现两组在认知功能方面存在明显差异。Heart Protection 研究纳入 20 537 例存在血管性疾病或糖尿病的受试者,年龄为 40~80 岁,随机分为 2 组,分为辛伐他汀治疗组和安慰剂对照组,随访 5 年,发现两组认知损害的发生率几乎相同,均在 0.3% 左右。但是这些研究未能证实降脂治疗对 PSCI 的预防作用,可能是由于这些研究无法对受试者的认知功能作出准确评估,还可能是因为研究包括了一些相对健康的人群,但其原本认知功能下降率极低。

3. 糖尿病 糖尿病是精神症状和痴呆的重要危险因素,但是关于控制血糖可以预防认知损害发生的证据级别是比较低的。一项随机对照研究纳入 294 例 3~19 岁的 1 型糖尿病患者,并随访 12 年,结果表明有效控制血糖水平可避免认知损害。一项随机对照研究(ADVANCE)纳入 11 140 例 2 型糖尿病患者,结果发现联合降糖及降压可有效地降低大血管终点事件及死亡率,并证实认知功能障碍是 2 型糖尿病患者临床预后的独立预测因素。虽然目前尚无控制血糖是否可以预防 PSCI 的双盲随机对照研究,但是基于以往研究的发现,控制血糖可以减少卒中事件的发生,由此可推测控制血糖可能对预防 PSCI 有益。

推荐: 积极控制高血压可减轻认知功能下降,推荐存在高血压病的患者积极控制血压(Ⅰ级推荐,A 级证据);积极控制高血糖对于预防 PSCI 可能是合理的(Ⅱa 级推荐,B 级证据);积极控制高脂血症对于预防 PSCI 可能有益(Ⅱb 级推荐,C 级推荐)。

(二) PSCI 的药物治疗

1. 胆碱酯酶抑制剂和非竞争性 N-甲基-D-天冬氨酸受体拮抗剂 相对于 AD,PSCI 缺乏各国指南一致推荐的治疗药物。胆碱酯酶抑制剂(多奈哌齐、加兰他敏、卡巴拉汀等)和非竞争性 N-甲基-D-天冬氨酸受体拮抗剂(美金刚)是已经批准治疗 AD 的两类药物,而这类药物能够应用于 PSCI 的治疗,主要基于血管性痴呆和 AD 在神经病理和神经化学机制方面存在一定重叠性,特别是胆碱能缺失方面。

(1) 胆碱酯酶抑制剂

1) 多奈哌齐(donepezil):一项随机、多中心、双盲、安慰剂平行对照研究纳入根据 NINDS‐AIREN 的诊断标准,判断可能的及很可能的血管性痴呆 603 例患者,评估多奈哌齐治疗血管性痴呆的有效性和安全性。将研究对象随机分为 5 mg/d 多奈哌齐组($n=198$)、10 mg/d 多奈哌齐组(开始 28 天用多奈哌齐 5 mg/d,随后增加为 10 mg/d,$n=206$)、安慰剂组($n=199$),进行为期 24 周的治疗,结果发现其认知功能、日常生活能力均明显改善。一项随机双盲安慰剂对照研究纳入 616 例 NINDS‐AIREN 可能的及很可能的血管性痴呆患者,平均年龄为 75 岁,旨在评估多奈哌齐治疗 VaD 的疗效及耐受性;结果同样证实多奈哌齐可以改善血管性痴呆患者认知功能,且存在剂量-效应关系,10 mg/d 疗效优于 5 mg/d。一项包括了两项大型、随机、双盲平行对照试验的 meta 分析纳入 1 219 例轻、中度根据 NINDS‐AIREN 标准判断可能的及很可能的血管性痴呆患者,旨在评估多奈哌治疗轻、中度 VaD 患者的临床疗效和耐受性以及对认知功能、临床整体功能和日常生活能力的影响。结果发现:多奈哌齐在治疗 12 周和 24 周后可显著改善患者的 ADAS-cog、MMSE、ADL、基于临床医生访视的改变印象和 AD 功能评定和变化量表评分;经多奈哌齐治疗 6 个月可有效改善 VaD 患者的认知功能、临床整体功能和日常生活能力。

2) 加兰他敏(galantamine):一项为期 6 个月的多中心、双盲、随机研究纳入 592 例单纯血管性痴呆患者和伴有脑血管病的 AD 患者,对单纯血管性痴呆亚组进行分析,其中 396 例患者接受加兰他敏 24 mg/d 治疗,196 例患者接受安慰剂进行对照,结果发现加兰他敏相对于安慰剂并不能显著改善患者的 ADAS-cog 评分。但对所有患者(包括单纯血管性痴呆和伴有脑血管病的 AD 患者)进行全组分析,发现加兰他敏可改善患者认知功能、精神行为症状和日常生活能力。另一项用加兰他敏治疗血管性痴呆的大型临床研究纳入 786 例血管性痴呆患者,研究表明加兰他敏并不能改善患者总体认知能力、精神行为症状和日常生活能力,但执行功能得到了显著改善。

3) 卡巴拉汀(rivastigmine):有关卡巴拉汀是否对血管性痴呆治疗有效,目前尚未有明确结论。一项为期 22 个月的随机、双盲开放性研究纳入 16 例血管性痴呆患者,结果发现卡巴拉汀对其执行功能和日常生活能力改善有着一定作用。一项香港的随机对照研究共纳入 40 例 Willes 亲王医院的皮质下血管性痴呆患者,旨在评估卡巴拉汀对于中国人群皮质下血管性痴呆患者的有效性和安全性,但是由于高脱落率,研究并未得出任何阳性结果。一项为期 24 周的多中心、双盲研究(VantagE)纳入 710 例根据 NINDS‐AIREN 标准判断可能的血管性痴呆患者,结果发现相对于对照组,卡巴拉汀治疗组的认知损害得到显著改善,但日常生活能力及精神行为异常没有明显改善。

(2) 非竞争性 N-甲基-D-天冬氨酸受体拮抗剂:美金刚(Memantine),一项包括了两项随机对照试验的 meta 分析纳入 815 例不同程度的血管性痴呆患者,应用美金刚 20 mg/d 治疗血管性痴呆,结果显示血管性痴呆患者 ADAS-cog 评分明显改善,基于护士观察的异常行为评分有轻微改善,而在临床总体评分、基于护士观察的自我照料能力评分方面并未明显改善。Cochrane 等回顾分析了 8 项美金刚对 VaD 的随机、双盲、安慰剂对照研究,发现美金刚可轻微改善认知功能,疗效尚不明确。

推荐:胆碱酯酶抑制剂多奈哌齐、加兰他敏可用于 PSCI 的治疗,改善患者的认知功能和日常生活能力(Ⅰ级推荐,A 级证据);美金刚的安全性和耐受性好,但认知及总体改善不显著(Ⅱa 级推荐,B 级证据);卡巴拉汀的作用尚需进一步证实(Ⅱb 级推荐,B 级证据)。

2. 其他药物

(1) 尼麦角林(nicergoline):尼麦角林是一种被广泛用于治疗认知、情感及行为异常等疾病的麦角衍化类药物,它可作用于多种神经递质通路,包括乙酰胆碱、去甲肾上腺素和多巴胺等。一项包括了 11 项尼麦角林临床试验的 meta 分析纳入了近 1 300 例受试者,其中有两项临床试验关注"MID"患者,一项关注"MID 及 AD"患者。对这 3 项临床试验的 meta 分析发现,261 名患者随访 3~12 个月,相对于安慰剂,尼麦角林可显著改善 MMSE 评分及临床总体评分,而在 ADAS-cog 评分方面并未发现显著性差异。基于以上临床研究,尼麦角林对于 PSCI 患者可能有效。

(2) 尼莫地平(nimodipine):2002 年,一项包括了 15 项尼莫地平治疗认知损害的随机、双盲临床试验的 meta 分析证实尼莫地平对不同类型的认知损害均可能收益。另一项尼莫地平治疗皮质下血管性痴呆的研究虽然在主要指标方面并未得出阳性结果,但是发现尼莫地平在血管性痴呆患者某些预后评估量表和记忆能力指标方面却有着一定的改善作用。

(3) 双氢麦角毒碱(hydergine):两项有关双氢麦角毒碱治疗血管性痴呆的小样本临床研究,虽然在总体认知方面有一定改善趋势,但并未得到显著性差异。

(4) 胞磷胆碱(CDP-choline):一项包括了 14 项随机、双盲、安慰剂对照试验的 meta 分析证实了胞磷胆碱可以改善血管性痴呆患者记忆、行为和整体认知功能。但由于这些研究在受试者、诊断标准及预后判断方法方面的差异性,我们目前仍无法评估胞磷胆碱是否可用于治疗 PSCI。

(5) 丁苯酞(*dl*-3-*n*-butylphthalide):*Alzheimer's & Dementia* 发表了一项贾建平教授等人主持进行的丁苯酞治疗 PSCIND 的临床研究,该研究是全球第一项针对 PSCIND 的大规模临床试验。该项全国多中心、随机、双盲、安慰剂对照研究纳入了 281 例 50~70 岁的患者,旨在评估丁苯酞治疗皮质下非痴呆性血管性认知损害的有效性和安全性,结果发现丁苯酞能够改善皮质下非痴呆性血管性认知损害患者的认知功能和整体功能,并具有良好的安全性和耐受性。

(6) 其他:一些脑活素(cerebrolysin)的研究得出了阳性结果,认为其可以改善血管性痴呆患者的认知功能。同时,有报道采用中成药(如银杏制剂)、针灸、理疗等中医方法治疗 PSCI。但是基于这些研究的样本量少、未进行长时间随访及研究之间的异质性,故不能作出评估及推荐。

推荐:尼麦角林、尼莫地平、丁苯酞对改善 PSCI 可能有效(Ⅱb 级推荐,B 级证据)。双氢麦角毒碱、胞磷胆碱、脑活素及某些中成药对于卒中后认知损害的疗效不确切(Ⅲ级推荐,C 级证据)。

(三) PSCI 精神行为症状治疗

PSCI 亦可以出现精神行为症状,如抑郁、焦虑、妄想、幻觉、睡眠倒错、激越、冲动攻击行为等。早期症状多轻微,首选非药物治疗。虽然一些对于卒中后抑郁的干预试验并未得到心理治疗卒中后抑郁的充分证据,但一项包括了 1993—2008 年发表的 15 项研究的系统性综述的 meta 研究发现,积极的护理干预(包括交谈、护理支持、体育锻炼等)对改善卒中后抑郁有积极作用。

若患者因症状加重而痛苦或出现激越、冲动、攻击行为使患者或他人处于危险之中,则需要药物治疗。抑郁是 PSCI 的常见症状,对出现卒中后抑郁或情绪不稳的患者推荐使用选择性 5 -羟色胺再摄取抑制剂等抗抑郁治疗或心理治疗。抗精神病药物常用于妄想、幻觉、激越、冲动攻击行为等症状的治疗,建议首选非典型抗精神病药物。用药前应明确告知患者及家属潜在的收益及风险,特别是死亡的风险。应遵循谨慎使用、个体化用药、低剂量起始、缓慢加量、非典型首选的原则,尽可能选用心血管不良反应小、锥体外系反应少、镇静作用弱和无肝肾毒性的药物。

推荐:治疗轻微精神行为症状应首选非药物治疗方式(Ⅱb 级推荐,B 级证据);对于抑郁推荐使用选择性 5 -羟色胺再摄取抑制剂(Ⅱb 级推荐,C 级证据);抗精神病药物首选非典型抗精神病药物,需充分考虑患者的临床收益和潜在风险（Ⅱb级推荐，C级证据）。

（四）PSCI 的康复训练

PSCI的康复训练亦十分重要。卒中后认知功能的恢复有赖于受损神经细胞的修复和皮质重建，而强化功能训练可加速皮质重建过程。对患者的康复训练大致可分为补偿训练策略和直接修复认知训练。

1. 补偿训练策略　应重点关注如何教育患者针对特定的活动能力损害去管理自身的认知损害，促进其恢复独立的生活，包括生活环境的改变或改变做某件事情的方式，如记忆障碍可以通过某些外在方法（一些辅助电子或非电子设备）和内在方法（编码和检索策略、自我记忆训练）进行补偿。

2. 直接修复认知训练　应重点关注如何通过某种训练方法直接改善患者损害的认知域。它包括实践练习、记忆训练（缩略词、歌曲）或基于计算机的针对特定认知域的训练方法等。

推荐：康复训练应该个体化，并需要一个长期的目标，以尽可能地使患者能够恢复一些生活能力（自我照料、家庭和经济管理、休闲、驾车及重归工作岗位等）（Ⅱa级推荐，C级证据）。

总而言之，PSCI对卒中的康复带来不利影响，应当纳入卒中后综合管理体系中。对患者进行及时的认知损害评估并及早采取综合的干预措施是提高卒中患者康复管理质量的重要环节。

本PSCI管理共识旨在推动神经科、精神科、老年科等相关临床医师高度重视卒中患者的综合管理和早期认知障碍症状的识别及干预，强调卒中患者正确的双向转诊和评估流程，全面加强规范化的卒中后认知障碍管理与用药，提高卒中患者的临床康复效果。

解读与评论

这是本书主审董强教授汇集国内专家，几经讨论形成的共识。2017年6月发表后，颇受青睐，短时间内就被大量引用（第1年被引用50次左右）。

如本书所呈现的，国际上有关VCI的研究百花齐放、百家争鸣，各具特色的共识也是一个接一个，而国内有最多的病例，却缺乏总结和提高，所以，本共识的出现正当其时，有力推动了VCI知识的普及与发展。

有关认知评估，笔者有两点补充。首先，在时间非常有限的情况下，认知评估可以从MoCA-B开始，而不是从MMSE开始，因为前者完成后就可以初步区分认知正常、轻度损害与痴呆,而后者完成后只是协助判断是否痴呆。其次,应该增加认知功能衰退老人的知情者问卷(IQCODE)调查(表3-7-2),有助于发现卒中前认知损害。提问时,注意每个问题的时间点,如10年前与卒中前比较、10年前与目前(如卒中后3个月)比较、卒中前后比较。

表3-7-2　认知功能衰退老人的知情者问卷(IQCODE)-简式

项目	明显好	好一点	无变化	差一点	明显差
1. 记得家庭成员和朋友的信息,如职业、生日和地址					
2. 记得最近发生的事情(近1周发生的个人、家庭或社会上的重要事件)					
3. 记得近几天的谈话主要内容					
4. 记得自己的地址和电话号码					
5. 记得现在是几月几日					
6. 记得家里东西通常存放在哪里					
7. 能够找到放在不同地方的东西					
8. 记得家里熟悉的电器是如何运转的					
9. 能够学习使用近来新添置的家庭用品					
10. 能够学习各种非专业的新知识					
11. 能够复述近几天看的书或电视里的故事(如主要人物的姓名、主要情节)					
12. 能对每天的事情做出决定					
13. 购物时账目清楚					
14. 处理财务,如退休金、在银行存取款项					
15. 能够处理日常计算问题,如购买食品、计算日期等					
16. 能够理解事情发生的前因后果					